インフォームド・コンセント
その理論と書式実例
ハイブリッドCD-ROM付

編集　前田正一　東京大学大学院准教授・医療安全管理学

医学書院

インフォームド・コンセント
―その理論と書式実例〔ハイブリッド CD-ROM 付〕

発　行	2005年8月15日　第1版第1刷©
	2007年10月15日　第1版第2刷
編集者	前田正一
発行者	株式会社　医学書院
	代表取締役　金原　優
	〒113-8719　東京都文京区本郷1-28-23
	電話 03-3817-5600（社内案内）
印刷・製本	三美印刷

本書の複製権・翻訳権・上映権・譲渡権・公衆送信権（送信可能化権を含む）
は㈱医学書院が保有します．

ISBN 978-4-260-00069-7　　¥4600

JCLS 〈㈱日本著作出版権管理システム委託出版物〉
本書の無断複写は著作権法上での例外を除き，禁じられています．
複写される場合は，そのつど事前に㈱日本著作出版権管理システム
（電話 03-3817-5670，FAX 03-3815-8199）の許諾を得てください．

執筆者一覧

前田正一	東京大学大学院准教授・医療安全管理学
瀧本禎之	東京大学医学部附属病院，生命・医療倫理人材養成ユニット
今村博司	市立堺病院外科・化学療法部長
古河　洋	市立堺病院院長
高野　定	熊本中央病院診療部長
池田正孝	大阪大学大学院助手・消化器外科
関本貢嗣	大阪大学大学院准教授・消化器外科
門田守人	大阪大学大学院教授・消化器外科
富野哲夫	とみの心臓血管クリニック院長
長嶋光樹	愛媛県立中央病院心臓血管外科部長
客野宮治	大阪船員保険病院泌尿器科部長
喜多伸幸	滋賀医科大学講師・産科婦人科
髙橋健太郎	滋賀医科大学准教授・産科婦人科
野田洋一	滋賀医科大学教授・産科婦人科
大島佑介	大阪大学大学院講師・眼科
田野保雄	大阪大学大学院教授・眼科
渡邊雄介	国際医療福祉大学准教授，同大学三田病院耳鼻咽喉科部長
安部喜八郎	九州大学病院特殊歯科総合治療部部長
小森博達	横浜市立みなと赤十字病院副院長
安部剛志	大阪大学大学院・麻酔・集中治療医学
木内淳子	大阪船員保険病院麻酔科部長
野坂修一	滋賀医科大学教授・麻酔科
原田賢治	東京大学医学部附属病院医療安全対策センター長
永井良三	東京大学大学院教授・循環器内科学
井上徹也	社会保険滋賀病院血液内科部長
藤山佳秀	滋賀医科大学教授・内科学
金倉　譲	大阪大学大学院教授・血液・腫瘍内科学
水木満佐央	大阪大学医学部附属病院准教授・化学療法部
占部和敬	国立病院機構九州医療センター皮膚科医長
古江増隆	九州大学大学院教授・皮膚科
中村和正	福岡大学講師・放射線医学
本田　浩	九州大学大学院教授・臨床放射線科学
松村陽了	大阪大学医学部附属病院麻酔科
吉満研吾	九州大学大学院准教授，臨床放射線科学
田嶋　強	九州大学大学院・臨床放射線科学
坂本典子	シーサイド病院内科
渋谷恒文	福岡逓信病院副院長

（次頁につづく）

執筆者一覧

本田邦臣	麻生飯塚病院消化器内科
森山智彦	九州大学病院光学医療診療部
清水周次	九州大学病院光学医療診療部副部長
石橋大海	国立病院機構長崎医療センター臨床研究センター長
田中雅夫	九州大学大学院教授・臨床・腫瘍外科
久松憲明	おぐらリハビリテーション病院院長
大谷康清	帆秋病院精神神経科
中野重行	国際医療福祉大学大学院教授・創薬育薬医療分野
上白木悦子	九州大学大学院・環境社会医学
坂口美佐	滋賀医科大学医学部附属病院医療安全管理部副部長

（執筆順）

はじめに

　近年，わが国においては，医療事故訴訟が著しく増加している。こうした裁判の中では，医療技術上の過失とともに，しばしばインフォームド・コンセントの適否が争われる。
　インフォームド・コンセント（Informed Consent）とは，Information（説明）に基づくConsent（同意）である。これは，人に対して何らかの行為をする際には，その行為についてあらかじめ説明し，相手からその実施について同意を得ていなければならないということを意味する。このことは医療に限らずその他の領域においても重視されるが，医療の領域においては医療行為が人の身体に対する侵襲行為であるだけにいっそう重視される。
　このインフォームド・コンセントについては，"何を，どこまで説明すべきなのか"という「説明」に関係することをはじめ，患者の「理解」に関係すること，同意に関係することなど，法的にも倫理的にも数々の論点がある。ただ，それらのうちの「説明」を取り上げてみても，日本の医療現場においては，現在，裁判所が求めるような説明はなされていないというのが実状である。これまでにも医療関係者は，多かれ少なかれインフォームド・コンセントに配慮し，医療を行う際には，患者へその副作用や合併症について説明をしてきた。しかし，少なくとも裁判所が示すところによれば，これだけでは不十分なのである。予定している医療についてばかりではなく，代替可能な医療があれば，その医療とそれに伴うリスクについても説明しなければならない。裁判所は，説明すべき事項として，一般に，①患者の病名・病態，②これから行おうとしている医療の目的・必要性・有効性，③その医療の内容・性格，④医療に伴うリスクとその発生率，⑤代替可能な医療とそれに伴うリスクおよびその発生率，⑥何も医療を施さなかった場合に考えられる結果，を挙げている。

　こうした説明については，法的には十分な説明がなされたかどうかのみが問題となり，説明内容が，例えば説明文書といった形で，書面に反映される必要はない。ただ，そうは言っても，医療に素人の患者は，説明されただけでは，その内容を十分には理解することができない。このことからも，患者は，インフォームド・コンセントを問題にする裁判の中では，しばしば「説明を受けていない」と言う。これに対して，一方の医師は「十分な説明を行った」と言って，患者と争うのである。この場合，医師が説明をしていなかったのか，説明をしていてもそれを患者が忘れていたのかはわからない。しかし，少なくとも，説明内容が文書に示されていれば，こうした不毛な争いはせずにすむ。また，あらかじめ十分な説明文書が作成されていれば，たとえば検査の際の注意事項等，医師の説明に漏れがなくなる。さらには，先に示したように検査や治療に対する患者の理解もいっそう深まる。患者は，時間的余裕があるような場合には，その文書を家に持ち帰ってもう一度読み直すこともできるのである。

　ただ，十分な説明文書といっても，保険の約款のようなものが良いと言っているわけではない。そのようになれば，自らの生命・身体に関係することだと言っても，患者は説明文書を読む気になれず，いくら十分な説明文書が作成されてもその意味はなくなってしまう。言うまでもないが，説明文書は，読みやすく，しかも医療に素人の患者にとってわかりやすい

ものである必要がある．このような意味で，今回の書籍の作成においては，少なくとも編者は「医療におけるパンフレットを作ることができたら」という思いで取り組んだ．例えば，冷蔵庫を買う際にも，多くの人は店頭ですぐに購入するのではなく，一度パンフレットを持ち帰って自宅でその内容を検討し，購入するかどうかを決める．このような過程を経ておけば，たとえ購入後冷蔵庫に不具合が生じても，「自分が検討して買ったのだから」と，その結果に納得できるのではないだろうか．医療となれば，その特殊性から，必ずしもこのようにはいかない場合があるかもしれないが，とは言ってもできる場合も少なからずあると思われる．

　すでに示したことからわかるように，十分な文書は，患者にとっても医療関係者にとっても重要な意味がある．しかし，わが国では，文書の作成については，これまで本格的な取り組みは行われてこなかった．その結果，現在，先に示したように多くの紛争が発生するに至っている．こうした中で，本書は，インフォームド・コンセントとその法原則について，わかりやすく解説するとともに，指示に従って必要事項を記入すれば裁判所が求める内容を満たした文書が完成する「説明・同意文書の作成方法」を示している．また，主要な医療行為についても実例を示している．ただ，われわれは取り組みを開始したばかりであり，まだ手直しが必要な部分も多くあるのではないかと思われる．その意味で，読者の医療機関におかれては，本書の実例を議論のたたき台として，第2章のひな型や第10章の裁判例を参考に，より充実した文章を作成していただきたい．さらに本書においては，関連事項として，その他の診療記録の充実化やその開示の問題などについても触れている．ぜひ手にとってご一読いただきたい．

　ところで，本書の完成にあたっては，諸先生方から多くのご協力とご支援を頂いた．執筆者の先生方は，第一線の医療現場で多忙な日々を過ごされているにもかかわらず，編者からの執筆依頼に対し，「患者さんのためになるのであれば」と，それを快く受諾してくださった．特に大阪船員保険病院麻酔科部長　木内淳子先生，同泌尿器科部長　客野宮治先生は，それとともに，数か月間にわたり，手術後の貴重な時間を割いて，編者とともに原稿の校正をしてくださった．また，上司の東京大学・赤林朗教授は，完成途中，多くの示唆を与えてくださった．偶然にも本書の作成に着手した直後から，東京大学病院において永井良三病院長のもとでインフォームド・コンセントについての取り組みが開始された．この作業に関係した赤林教授と編者は，多くの時間，議論を繰り返したのである．この内容は，本書，特に編者の執筆部分へ少なからず反映されている．
　そして，医学書院　医学書籍編集部の西村僚一さん，制作部の和田耕作さんには，当初から万端の配慮を示していただいた．以上の方々に深くお礼を申し上げる．

　編者はこれまで，主として医療紛争についての研究を進めてきた．あらためてその理由を示すことはしないが，編者は，わが国において，真にインフォームド・コンセントに関する取り組みが開始されることを願っている．患者にとっても医療関係者にとっても納得できる方向に向かってである．本書が，それにわずかながらでも寄与できれば，若輩の編者にとっては望外の喜びである．

2005年8月1日

前田正一

■ CD-ROM 使用上のご注意（必ずお読みください）

- 本製品は書籍の付録として添付されている CD-ROM のため，ユーザー登録・ユーザーサポートの対象外とさせていただいております。ご了承ください。
- 本製品は，Windows, Macintosh のハイブリッド版です。
- 本製品の著作権は，(株)医学書院または著者，あるいはこの双方が有しており，著作権法，関連諸法規，関連国際条約等で保護されています。
- 本製品の内容は，著作権により保護されており，一部または全部を無断転載することは禁止されています。
- 本 CD-ROM に収載されている説明文書に関しては，出版時点における最新の情報に基づき，正確を期すよう，著者，編集者ならびに出版社は，それぞれ最善の努力を払っています。しかし，医学，医療の進歩，判例の動向からみて，収載された内容があらゆる点において正確かつ完全であると保証するものではありません。
- 説明・同意文書の作成にあたっては，読者ご自身で常に最新の情報に当たり，本 CD-ROM に収載された内容が正確であるか，細心の注意を払われることを要望いたします。本 CD-ROM に収載されている説明文書による不測の事故に対して，著者，編集者ならびに出版社はその責を負いかねます。
- Microsoft, Windows, Microsoft Internet Explorer, Word は米国 Microsoft Corporation の米国およびその他の国における商標または，登録商標です。
- Netscape および Netscape Navigator, Netscape Communicator は，Netscape Communications Corporation の米国およびその他の国における商標または，登録商標です。
- Macintosh は，米国および他の国々で登録された，Apple Computer, Inc.の商標です。
- Adobe，Adobe Acrobat Reader は Adobe Systems Incorporated（アドビシステムズ社）の商標です。
- その他の社名および製品名は一般に各社の商標および登録商標です。
- ユーザーはこの「ご注意」の内容をご承諾の上，ご利用になるものとします。

■ CD-ROM のご使用にあたって

　添付 CD-ROM をご使用になるには，WWW ブラウザが必要になります。Internet Explorer 5.x 以上または Netscape Navigator 4.x 以上がコンピュータにインストールされている必要があります。

　PDF で文例を表示する場合には，コンピュータに Adobe Acrobat Reader 等の PDF 閲覧ソフトがインストールされている必要があります。

Wordで文例をご使用になる場合は，コンピュータにWordがインストールされている必要があります。WindowsではWord 2000以上，MacintoshではWord 2002以上を推奨いたします。

　本文中のコラム「Box」に関して，冊子体ではこの部分を罫線で囲んでおりますが，CD-ROM版では表示の都合上，罫線を省略しております。ご了承ください。

【CD-ROMの使い方について】

　以下に記載されている使用方法は，Windowsの用語を使用してあります。Windows, Macintosh共に共通の操作方法ですので，Macintoshユーザの方はMacOSの用語に置き換えてご理解ください。

【CD-ROMの起動方法】

『Windowsをご使用の方』

　本CD-ROMをCD-ROMドライブにセットすると自動的に起動します。
　また，一度終了し再起動する場合は，デスクトップ上の「マイコンピュータ」のCD-ROMドライブをダブルクリックすると起動します。
　※自動的に起動しない場合は，「マイコンピュータ」のCD-ROMドライブ内の「index.html」をダブルクリックしてください。

『Macintoshをご使用の方』

　本CD-ROMをCD-ROMドライブにセットすると，デスクトップ上に「インフォームドコンセント」が表示されます。次にウィンドウ内の「index.html」をダブルクリックすると起動します。

　　すべての文例ファイルはCD-ROM内にあります。上書き保存できませんので，保存して，ご利用になる場合は，ハードディスク上にコピーしてご利用ください。

【書式実例の表示方法】

『目次から選択して書式実例を表示』

　画面上の「書式実例一覧を表示」ボタンをクリックすると，画面上に書式実例一覧が表示されます。

　各書式実例の「PDF」ボタンをクリックすると，新規ウィンドウにて書式実例 PDF が表示されます。

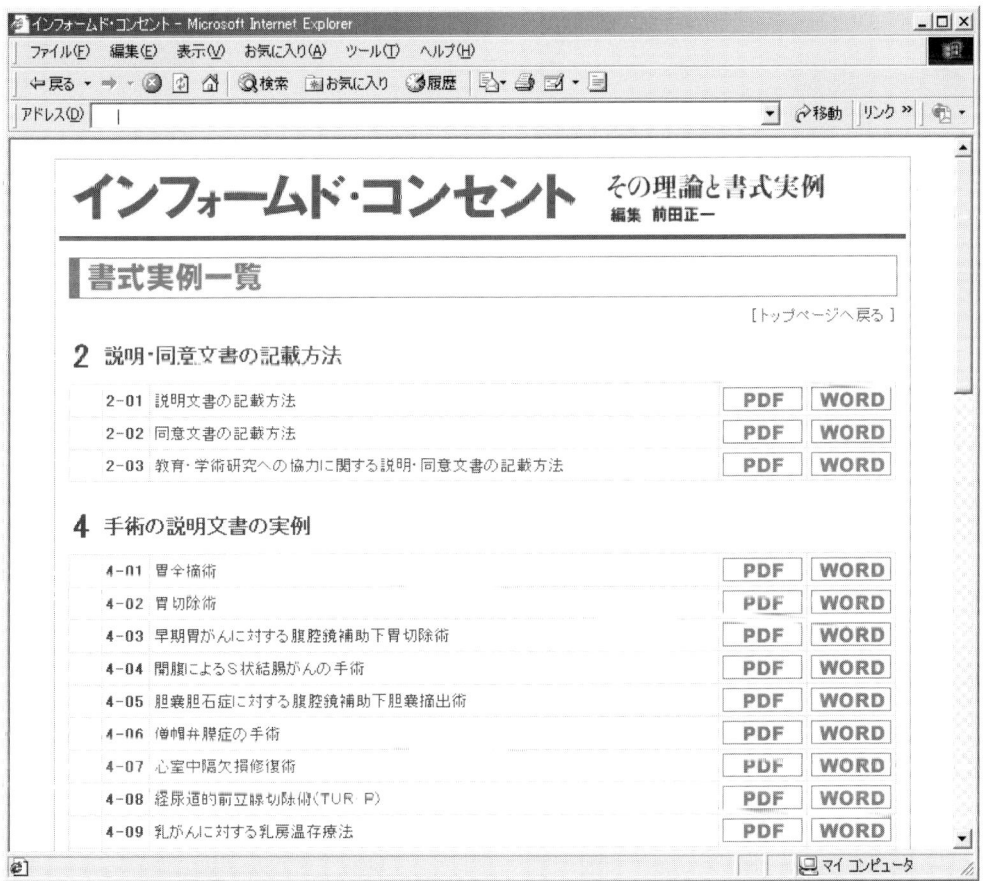

【書式実例 PDF について】

※書式実例 PDF を表示するには，コンピュータに Adobe Acrobat Reader 等の PDF 閲覧ソフトがインストールされている必要があります。

x　　CD-ROM の使い方について

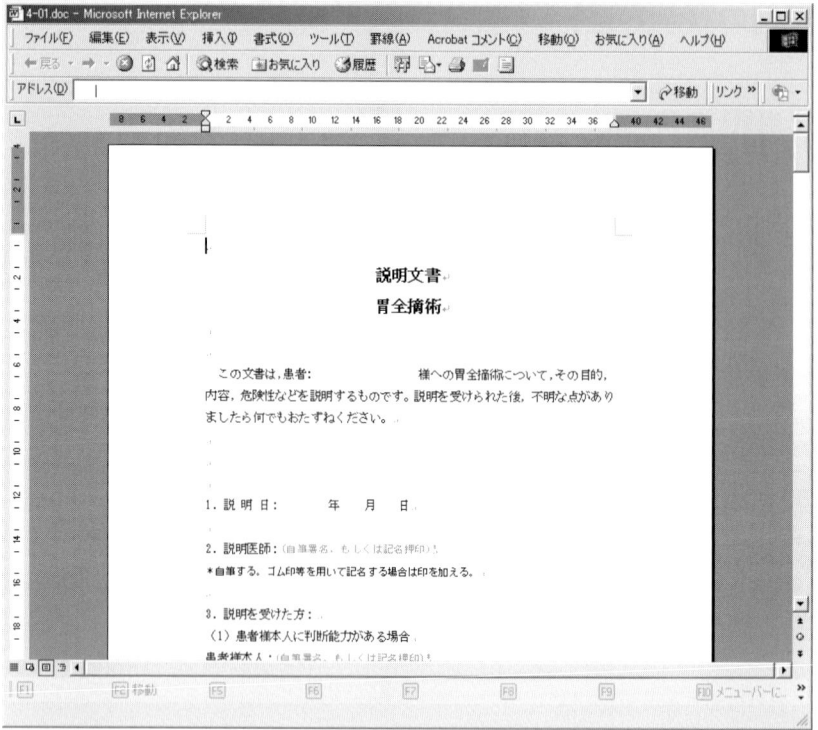

【Word で使用する】

　※ Word で文例をご使用になる場合は，コンピュータに Word がインストールされている必要があります。
　文例一覧を表示すると，各文例に「Word」ボタンが表示されます。

『Word で文例を使用する』

　「Word」ボタンをマウスで左クリックすると，その文例ファイルを表示したり，編集することができます。
　Internet Explorer 5.x 以上をご使用の場合は，新規ウィンドウが開き，Word ファイルが読み込まれます。ディスク上へ保存する場合は，「Word」ボタンをマウスで右クリックし，ポップアップメニューから「対象をファイルに保存」を選択してください。
　Netscape 4.x 以上をご使用の場合も同様に，その文例ファイルを開くか保存するかのダイアログが表示されます。

　※ご使用のブラウザによっては操作方法が異なる場合があります。保存または編集は，ご使用のブラウザの操作方法にしたがってください。

目 次

1 医療におけるインフォームド・コンセントとその法律上の原則　1

1. インフォームド・コンセントとその法律上の原則 ――――（前田正一）―― 1
2. インフォームド・コンセントの法原則の確立経過 ―――――――――― 2
　　a．アメリカにおける発展 ……………………………………………………… 2
　　b．わが国の状況 ………………………………………………………………… 3
3. インフォームド・コンセントを得なければならない行為と
　インフォームド・コンセントの成立要件 ――――――――――――― 4
　　a．患者の同意能力 ……………………………………………………………… 4
　　b．患者への説明 ………………………………………………………………… 5
　　　　1）説明事項 ………… 6
　　　　2）説明の適否を問題にする訴訟 ………… 6
　　　　3）説明義務の内容 ………… 7
　　　　4）リスクの説明 ………… 8
　　　　5）代替可能な医療の説明 ………… 10
　　　　6）医療従事者の技術力の説明 ………… 10
　　　　7）因果関係 ………… 11
　　c．患者による説明の理解 ……………………………………………………… 11
　　d．患者の同意 …………………………………………………………………… 12
4. インフォームド・コンセントの要件を満たすことが免除される場合 ――― 13
　　a．患者自身の拒否 ……………………………………………………………… 13
　　b．緊急事態 ……………………………………………………………………… 13
　　c．強制措置 ……………………………………………………………………… 14
　　d．患者に同意能力がない場合 ………………………………………………… 14

2 説明・同意文書の記載方法　16

説明文書作成のポイント ――――（前田正一・瀧本禎之）―― 16

2-01	説明文書の記載方法	18
2-02	同意文書の記載方法	22
2-03	教育・学術研究への協力に関する説明・同意文書の記載方法	23

3 要件を満たさない文書の実例——ここをこう変えれば良くなる　24

1. 医療現場でよくみる説明文書　　　　　　　　　　　　　　（瀧本禎之）── 24
2. 説明文書に必要な項目 ── 26
3. 「現在の病名・病態」の記載がない ── 27
4. 「現在の病態」の記載がない ── 28
5. 検査（治療）の内容と性格および注意事項 ── 29
6. 「検査（治療）に伴う危険性とその発生率」と「偶発症発生時の対応」── 31
7. 「まれ」より具体的な数字を ── 32
8. 患者の立場にたった説明文書 ── 34

4 手術の説明文書の実例　41

4-01	胃全摘術	（今村博司・古河　洋）── 42
4-02	胃切除術	（今村博司・古河　洋）── 49
4-03	早期胃がんに対する腹腔鏡補助下胃切除術	（高野　定）── 55
4-04	開腹によるS状結腸がんの手術	（池田正孝・関本貢嗣・門田守人）── 64
4-05	胆嚢胆石症に対する腹腔鏡補助下胆嚢摘出術	（高野　定）── 69
4-06	僧帽弁膜症の手術	（富野哲夫）── 76

◎	4-07	心室中隔欠損修復術	（長嶋光樹）	80
◎	4-08	経尿道的前立腺切除術（ＴＵＲ–Ｐ）	（客野宮治）	86
◎	4-09	乳がんに対する乳房温存療法	（髙野　定）	92
◎	4-10	子宮筋腫に対する開腹式の単純子宮全摘出術	（喜多伸幸・髙橋健太郎・野田洋一）	99
◎	4-11	児頭骨盤不均衡に対する帝王切開術	（喜多伸幸・髙橋健太郎・野田洋一）	106
◎	4-12	白内障手術	（大島佑介・田野保雄）	110
◎	4-13	喉頭微細手術（ラリンゴマイクロサージェリー）	（渡邊雄介）	114
◎	4-14	下顎骨インプラント手術	（安部喜八郎）	118
◎	4-15	腰椎椎間板ヘルニア手術（後方椎間板切除術）	（小森博達）	121
◎	4-16	全身麻酔	（安部剛志・木内淳子）	126
◎	4-17	脊髄くも膜下麻酔	（野坂修一）	131
◎	4-18	硬膜外麻酔	（野坂修一）	136
◎	4-19	下顎神経への伝達麻酔	（安部喜八郎）	141
◎	4-20	輸血	（原田賢治・永井良三）	144

5 治療の説明文書の実例　　　147

- **5-01** 未分化型急性骨髄性白血病に対する化学療法 ——（井上徹也・藤山佳秀）—— 148
- **5-02** 悪性リンパ腫に対する化学療法 ——（金倉　譲・水木満佐央）—— 152
- **5-03** レーザー治療（頬部の太田母斑を例として） ——（占部和敬・古江増隆）—— 159
- **5-04** 脳腫瘍に対する放射線治療 ——（中村和正・本田　浩）—— 162
- **5-05** 硬膜外ブロック（腰痛症を例として） ——（松村陽子・木内淳子）—— 166
- **5-06** 肝動注リザーバー留置術（リザーバーからの反復肝動注化学療法）——（吉満研吾・田嶋　強・本田　浩）—— 171
- **5-07** 中心静脈カテーテルの挿入 ——（坂本典子・渋谷恒文）—— 176

6 検査の説明文書の実例　　　180

- **6-01** 上部消化管内視鏡検査 ——（本田邦臣・森山智彦・清水周次）—— 181
- **6-02** 下部消化管内視鏡検査 ——（本田邦臣・森山智彦・清水周次）—— 184
- **6-03** 超音波ガイド下で行う肝生検・腫瘍生検 ——（坂本典子・石橋大海）—— 187
- **6-04** 内視鏡的逆行性膵管胆道造影検査（ＥＲＣＰ）——（前田正一・田中雅夫）—— 190
- **6-05** 内視鏡的乳頭括約筋切開術（ＥＳＴ）——（田中雅夫）—— 193

目次　xv

6-06	血管造影検査（肝がんの手術前の検査を前提に）
	———（吉満研吾・田嶋　強・本田　浩）—— 196

| 6-07 | 冠動脈造影検査 ———————（原田賢治・永井良三）—— 200 |

| 6-08 | 造影剤を用いたＣＴ検査 ————（吉満研吾・本田　浩）—— 205 |

7　看護に関する説明文書の実例　　208

| 7-01 | 高齢者に対する緊急やむを得ない身体拘束 ———（久松憲明）—— 209 |

8　治験および臨床研究におけるインフォームド・コンセント　　212

1. 臨床研究，臨床試験，治験の関係 ———————（大谷康清・中野重行）—— 212
   a．臨床研究 …………………………………………………… 212
   b．臨床試験 …………………………………………………… 212
   c．治験 ………………………………………………………… 212
2. 臨床研究における人権の保護 ——————————————————— 213
3. わが国における臨床研究と治験領域における指針および法律などの現状 —— 214
4. 治験とインフォームド・コンセント ————————————————— 215
   a．インフォームド・コンセントの定義 ……………………… 215
   b．GCPの変遷 ………………………………………………… 215
   c．インフォームド・コンセントに焦点を当てた治験の流れ … 216
      1）企業主導型治験 ………… 216
      2）医師主導型治験 ………… 216
   d．被験者の同意 ……………………………………………… 217
   e．説明が困難な事項への対応 ……………………………… 217
5. 臨床研究とインフォームド・コンセント —————————————— 219
   a．インフォームド・コンセントの定義 ……………………… 219
   b．説明事項 …………………………………………………… 219
   c．被験者からインフォームド・コンセントを受ける手続き … 219
   d．代諾者等からインフォームド・コンセントを受ける手続き … 220

9 治験の説明文書の一例　　222

9-01 治験の説明文書・同意書 ──────（大谷康清・中野重行）── 223

10 医師の説明義務が問題とされた裁判例　　232

1．補綴療法 ───────────────（前田正一・上白木悦子）── 232
　a．事案の概要 ───────────────────────── 232
　b．原告および被告の主張 ─────────────────── 233
　　1）原告の主張 ·· 233
　　2）被告の主張 ·· 233
　c．判旨 ───────────────────────────── 233

2．子宮摘出術 ──────────────────────────── 234
　a．事案の概要 ───────────────────────── 234
　b．原告および被告の主張 ─────────────────── 235
　　1）原告の主張 ·· 235
　　2）被告の主張 ·· 235
　c．判旨 ───────────────────────────── 235

3．下部胸部腹部大動脈瘤の手術 ─────────────────── 236
　a．事案の概要 ───────────────────────── 236
　b．控訴人および被控訴人の主張 ──────────────── 236
　　1）控訴人の主張 ·· 236
　　2）被控訴人の主張 ······································ 236
　c．判旨 ───────────────────────────── 236

4．美容整形外科手術 ──────────────────────── 237
　a．事案の概要 ───────────────────────── 237
　b．原告および被告の主張 ─────────────────── 238
　　1）原告の主張 ·· 238
　　2）被告の主張 ·· 238
　c．判旨 ───────────────────────────── 238

5．胸筋温存乳房切除術 ─────────────────────── 239
　a．事案の概要 ───────────────────────── 239
　b．患者および医師の主張 ─────────────────── 240
　　1）患者の主張 ·· 240
　　2）医師の主張 ·· 240
　c．判旨 ───────────────────────────── 240

6. 経皮的冠動脈形成術（PTCA） ——— 242
　a．事案の概要 ——— 242
　b．説明義務違反についての原告および被告の主張 ——— 242
　　1）原告の主張 ——— 242
　　2）被告の主張 ——— 243
　c．判旨 ——— 244
　　1）適応と同意の関係について ——— 244
　　2）本件PTCAの適応 ——— 246
　　3）患者の同意について ——— 246

11　インフォームド・コンセントの今後のあり方を考えるために　248

1．アメリカにおける自己決定権の勝利と危機 ———（坂口美佐）——— 248
2．情報希求度と自己決定希求度 ——— 249
3．情報希求度と自己決定希求度に影響を与える要因 ——— 249
4．患者への説明とその理解度 ——— 250
5．個々の患者の要求度に応じたきめ細やかな対応を ——— 250

12　診療記録の開示と十分な記録　252

1．診療記録の開示に関わる日本の動向 ———（上白木悦子）——— 252
　a．旧厚生省・厚生労働省 ——— 252
　b．日本医師会の「診療情報の提供に関する指針」 ——— 255
2．「診療記録」に関わる用語の定義 ——— 255
3．個人情報の保護に関する法律と厚生労働省のガイドライン ——— 257
　a．厚生労働省の「医療・介護関係事業者における個人情報の適切な取扱いのためのガイドライン」 ——— 257
　b．ガイドラインにおける診療記録の開示 ——— 257
　c．ガイドラインと「診療情報の提供等に関する指針」 ——— 260

索　引 ——— 263

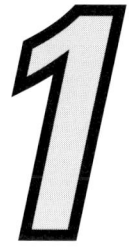

医療における インフォームド・コンセントと その法律上の原則

　医療を実施する際になぜインフォームド・コンセントが必要であり，また，本書の取り組みがなぜ意義を有するかについては，本書の「はじめに」において示したが，このインフォームド・コンセントについては，わが国においてもその法律上の原則がすでに確立している。そこで，本章では，このインフォームド・コンセントの法原則について，その確立経過，具体的な内容等について示す。

1　インフォームド・コンセントとその法律上の原則

　インフォームド・コンセント（Informed Consent）とは，Information（説明）に基づくConsent（同意）である。これは，人に対して何らかの行為をする際には，その行為についてあらかじめ説明し，相手からその実施について同意を得ることを意味する。このことは医療に限らずその他の領域においても重視されるが，医療の領域においては医療行為が人の身体に対する侵襲行為であるだけにいっそう重視される。

　医療におけるこのインフォームド・コンセントを支える基本的理念は，患者の，自らの身体についての自己決定ないしは自律性の尊重である。患者がなされた説明を理解し理性的に決定できる能力をもつ以上，その決定は尊重されなければならず，そうでなければ患者は独立した人格的存在として扱われていないことになる。言い換えれば，患者はモノとして扱われていることになるという考え方である。この考え方を，終末期のがん患者の治療に適用すれば，1分1秒でも長生きするために副作用の強い抗がん剤治療を受け続けるか，あるいは生命は短縮するけれども高い生命の質を維持して人生の最期を過ごすためにそのような治療を受けないかは，患者自身が自らの価値観に照らして決定し，まわりはその決定を尊重しなければならないということになる。

　このような基礎理念をもつインフォームド・コンセントについては，先に示したようにその法原則が存在する。これは，後に示すように判例の積み重ねによって確立された原則であり，医師などの医療従事者は医療行為を行う前に患者からインフォームド・コンセントを得ていなければならず，それを得ないで医療行為を行えば，「行った医療行為に過誤がなくてもその医療従事者（そしてその使用者である医療機関の経営者）は損害賠償責任を課される」ということを意味する法律上の原則である。

なお，少し前には，「インフォームド・チョイス」という言葉を耳にすることがあった。このインフォームド・チョイスとは，たとえば，ある疾患に対する治療方法が数種類ある場合，医師はその数種類の治療方法を重みづけすることなく患者に示し，患者はそのうちの一つを選択するというものである。しかし，医療従事者は，医療の実施に当たり，患者に「インフォームド・チョイス」をしてもらうことは少なくとも法的には求められていない。「インフォームド・コンセント」を得ることが求められているのである。

2 インフォームド・コンセントの法原則の確立経過

a．アメリカにおける発展

インフォームド・コンセントの法原則が判例を通じて確立されたことを先に示したが，それはまずアメリカにおいてであった。

アメリカでは，20世紀初めに，医師が同意なしに患者の治療を行えばその医師は不法行為を犯すことになるとして，訴訟が提起されるようになった。それまでは，いったん診療契約が締結されると，その後の個々の治療行為への同意は問題にされることはなかった。つまり，診療契約締結後になされる個々の治療行為への同意は，最初の診療契約を締結する意思の中に含まれていると考えられていたのである。しかし，裁判所は，それら個々の治療行為についても患者の同意が重要であることを指摘するようになった。

こうした判例がいくつか現れるようになったが，胃の検査に同意した患者から同意なく胃の腫瘍が切除されたシュレンドルフ対ニューヨーク病院協会事件において，1914年，ニューヨーク州最高裁判所のカードーゾ判事は，「成人に達し健全な精神をもつすべての者は，自分の身体に何がなされるかを決定する権利を有しているので，患者の同意なしに手術を行う医師は不法行為（assault）を犯すことになる」と述べた。このようにして，それが患者にとって必要と思われる治療であっても，患者の同意なしに治療をした医師には損害賠償責任が課されるようになったのである。

ただ，なされようとする治療に関して十分な説明がなされなければ，患者はその内容を具体的に理解した上で同意することはできない。このため，同意を得る前提としての説明についても焦点が当てられるようになった。腹部大動脈の造影検査を受けた患者が検査後に下半身麻痺になったという事件があったが，この事件において，患者は，検査のリスクを事前に説明されなかったことを問題にした。この事件の判決のなかで，1957年，カリフォルニア州控訴裁判所は，インフォームド・コンセントという言葉を初めて用いて，患者への事前の情報提供の重要性を指摘した。この判決から3年後の1960年，アメリカにおいては，異なる2つの州において，同様の趣旨の判決が下され，リスクに関する説明を法律上の義務とした。カンザス州最高裁判所のネイタンソン対クライン事件判決とミズーリ州最高裁判所のミッチェル対ロビンソン事件判決である。前者は，乳がんの手術後に放射線療法を行ったがこれにより熱傷になったという事件であり，後者は，インスリン・ショック療法等の結果，椎骨を骨折したという事件であった。この2つの判決によって，アメリカにおいては，医療におけるインフォームド・コンセントの法原則が確立したといわれる。

その後今日まで，内容の細かい点に関しては違いがみられるものの，インフォームド・コンセントに関する判決は数多く下されている．

b．わが国の状況

わが国においても，早い時期から治療行為に対する患者の同意の重要性は指摘されていた．長崎地方裁判所佐世保支部は，昭和5年5月28日に，子宮周辺部の癌摘出について同意を得ていた患者から，子宮およびその付属器も摘出した事例において，同意を欠く違法行為との理由により病院側に慰謝料の支払いを命じている．

その後，昭和40年に「治療行為における患者の意思と医師の説明」（唄 孝一『契約法大系』Ⅶ補巻，66頁）という論文が発表され，これに続き，「医師と患者の関係—説明と同意の法的側面」（新美育文『名古屋大学法政論集』64〜66号）など，いくつかの関連論文も発表された．このような法学界における状況も影響して，わが国においても説明義務に言及する裁判例が現れはじめた．たとえば，右乳腺の全摘出に同意した患者から，癌化のおそれより同意を得ていない左乳腺も全摘出したという事件があったが，この事件において，東京地方裁判所昭和46年5月19日判決は，「患者の承諾を求めるにあたっては，その前提として，病状および手術の必要性に関する医師の説明が必要であることは勿論である」と判示した．

このような形で，わが国においても，医師の説明義務について議論が展開されはじめた．昭和56年6月19日，最高裁判所は，頭蓋骨陥没骨折をした患者が緊急開頭手術を受けた結果，出血多量により亡くなった事件において，初めて同意の前提としての説明義務について判断を下した．「医師には，…（中略）…手術の内容及びこれに伴う危険性を患者又はその法定代理人に対して説明する義務がある」と述べた．こうして，わが国においても，医療におけるインフォームド・コンセントの法原則は確立し，今日では，これに関する裁判例は多く存在しているのである．

なお，繰り返しになるが，通常の医療におけるインフォームド・コンセントは裁判所の判例により確立した．一方，医学研究におけるインフォームド・コンセントの確立はこれとは異なり，ニュルンベルグ綱領やヘルシンキ宣言にその端を発する．これまで，ナチスの人体実験や日本軍の731部隊による残虐行為にとどまらず，被験者の同意のない医学研究など，非倫理的な医学研究が多くなされてきたが，このような中で，各種の宣言や行政指針，法律が出され，それらの中でインフォームド・コンセントの必要性が規定されてきたのである．わが国においても，この数年の間に，医学，生命科学の分野における研究に関して，多くの行政指針や法律が出されている．それらは，たとえば，①医薬品の臨床試験の実施の基準（1997年3月），②ヒトゲノム・遺伝子解析研究に関する倫理指針（2001年3月），③ヒトES細胞の樹立及び使用に関する指針（2001年9月），④特定胚の取扱いに関する指針（2001年12月），⑤疫学研究に関する倫理指針（2002年6月），⑥臨床研究倫理指針（2003年7月）などである．

3 インフォームド・コンセントを得なければならない行為とインフォームド・コンセントの成立要件

　インフォームド・コンセントの法原則のもとで，実際にインフォームド・コンセントを得なければならない行為は，あらゆる医療行為ではない。ある程度侵襲性・危険性のある行為や，手術中に新たな医療が必要になった場合などの，当初予定していた範囲を超える医療行為である。このため，たとえば，患者の診察時に聴診器をあてるといった行為は，特別な医療行為ではなく，しかも危険を伴う行為ではないので，改めてインフォームド・コンセントを得る必要はない。これらの医療については，最初の受診の段階で患者が黙示の同意を与えていると考えるのである。

　ただ，このことは，改めてインフォームド・コンセントを得なくても医療従事者が法的責任を追及されないということにすぎない。つまり，インフォームド・コンセントの法原則を遵守するだけでは，医療従事者と患者の関係をより良好にするということはできず，また患者の立場からみた良い医療を確立するということもできないことに注意する必要がある。

　これまで示してきたインフォームド・コンセントが成立したといえるためには，同意能力のある患者に対しこれから行おうとしている医療について十分な説明を行い，患者がその説明を理解したうえで，任意にその医療に同意する必要がある。

　つまり，インフォームド・コンセントが成立したといえるためには，
　(1) 患者の同意能力
　(2) 患者への十分な説明
　(3) 患者による説明の理解
　(4) 患者の自発的な同意
の4つの要件が満たされなければならない。

　ただ，この後に示すが，医療従事者は医療を行うに当たり，法的には(3)を除く，他の3つの要件を満たすことが求められる。

a．患者の同意能力

　実施されたインフォームド・コンセントが有効であるためには，同意を得る患者に同意能力がなければならない。この同意能力とは，なされた説明を理解でき（理解力），その上で医療を受けるか否かを自分の価値観に照らして理性的に判断できる能力（判断力）である。

　すべての患者にこの理解力・判断力があるというわけではなく，また，臨床の現場では，その有無の判断が難しい場合も少なからず存在する。つまり，意識喪失者のような典型的な場合には理解力・判断力の有無は容易に判断できるが，未成年者，精神障害者，知的障害者，高齢者のような場合では，その判断が難しいことがある。

　未成年者の場合においては，かつては未成年者であれば一律に同意能力を認めないという考えも存在した。しかし，少なくとも今日では，未成年者に対して同意能力を認めることは承認されている。つまり，たとえ未成年の患者の場合でも，理解力・判断力を持つ患者が医療の実施に同意すれば，医療従事者は親権者の同意なく適法に医療を実施することができる。

この同意能力の有無は，個別の医療行為ごとに判断されなければならない。というのは，医療行為の内容によって，理解力・判断力が異なるからである。たとえば，仮に，ある中学生が虫歯と肺癌を患っているとする。この場合，抜歯は中学生の患者の同意によって行うことができるとしても，肺癌の手術はその中学生の同意によっては行うことができないのである。というのは，その中学生は，抜歯についての理解力・判断力は備えていると考えられても（考えられるとしても），肺がんの手術についてはそれらを有しないと考えられるからである。

また，同意能力の有無は，患者の状態によっても左右される。たとえば，高熱や薬物によって意識が朦朧としている時には，患者に理解力・判断力がない場合が少なからず存在する。

以上のように，同意能力の有無は，具体的な年齢など，客観的な基準を用いて判断されるものではない。このため，医師などの医療従事者は，インフォームド・コンセントを得る際には，患者に同意能力があるか否かを慎重に判断する必要があり，この判断が難しいような場合には，実務的な視点からは，複数の医療従事者でこの判断を行うことも重要であろう。

ところで，この同意能力の有無を具体的にどのようにして判断するかについては，欧米においては少なからず関連議論が存在する。わが国においても現在までに関連の議論が多少なされてはいるが[1]，詳細なものは存在していないものと思われる。

この同意能力のある患者が医療の実施に同意すれば，医師などの医療従事者は適法に医療を行うことができ，仮にその医療を実施したことによって有害事象が発生しても，医療行為に技術上の過失がない限り，その結果は患者自身が引き受けることになる。

また，患者に同意能力がある場合，患者が医療の実施に同意しなければ，いくら近親者が医療の実施を希望しても，医師などの医療従事者は医療を実施することはできない。

なお，患者が意識を喪失している場合をはじめ，患者に理解力・判断力がない場合には，患者が行った意思表示によって医療を実施することはできず，家族などへ説明し，家族などから同意を得なければならない。

b. 患者への説明

インフォームド・コンセントが成立するためには，行おうとしている医療について事前に十分な説明がなされていなければならない。

乳癌の手術に先立つ説明についてその適否が問題になった事件において，最高裁判所平成13年11月27日判決は，「医師は，患者の疾患の治療のために手術をするに当たっては，診療契約に基づき，特別の事情のない限り，患者に対し，当該疾患の診断（病名と病状），実施予定の手術の内容，手術に付随する危険性，他に選択可能な治療方法があれば，その内容と利害得失，予後などについて説明すべき義務があると解される。本件で問題となっている乳癌手術についてみれば，疾患が乳癌であること，その進行程度，乳癌の性質，実施予定の手術内容のほか，他に選択可能な治療方法があれば，その内容と利害得失，予後などが説明義務の対象となる」と述べている。

先に示したように，わが国においても，現在までにインフォームド・コンセントに関する

判決が多く下されている。それらの裁判所においては，個別の事案により異なるものの，一般には裁判所は，説明すべき事項として，次のものを挙げている。

1）説明事項
- 患者の病名・病態
- これから行おうとしている医療の目的，必要性，有効性
- この医療の内容，性格
- この医療に伴うリスクとその発生率
- 代替可能な医療とそれに伴うリスクおよびその発生率
- 何も医療を施さなかった場合に考えられる結果

代替可能な医療の説明については，すべての裁判所がそれを求めるわけではない。医療水準の範囲内の医療については，その中のどの医療を実施するかにつき，医師の裁量を認める判例も存在する。ただ，患者は，代替可能な医療についても説明を受けて初めて，自らの価値観に従って医療の選択をすることができるのであり，このような意味からは，代わりとして考えられる医療とそれに伴うリスク，その発生率についても説明されることが望ましいだろう。

ところで，先に示した説明事項については口頭による説明だけでなく，説明の内容が説明文書にも反映されることが望ましい。ただ，こうした説明文書はわが国の医療現場にはほとんど存在していないものと思われる。しばしば，次のような説明文書をみかける。

その記載が必要であるにもかかわらず，
（例1）病名・病状が記載されていない文書
（例2）病状は記載されているが，病名が記載されていない文書
（例3）実施予定の医療の内容が十分に記載されていない文書
（例4）行おうとしている医療に伴うリスクが説明されていない文書
（例5）リスクは説明されていてもその発生率が記載されていない文書
（例6）代替可能な医療が記載されていない文書
（例7）代替可能な医療は記載されていてもそれに伴うリスクやその発生率が記載されていない文書

一見，立派な説明文書であっても，例示したような文書であることが少なくない。もっとも，法的には説明という行為のみが必要であり，説明の内容を文書として示す必要はない。しかし，すでに述べたように，事前に十分な文書を作成しておくことは患者にとっても医療従事者にとっても大きな意味がある。

2）説明の適否を問題にする訴訟

インフォームド・コンセントに関する訴訟の中には，説明の適否を問題にするものが多くみられる。この説明の適否を問題として争われるインフォームド・コンセント訴訟について，

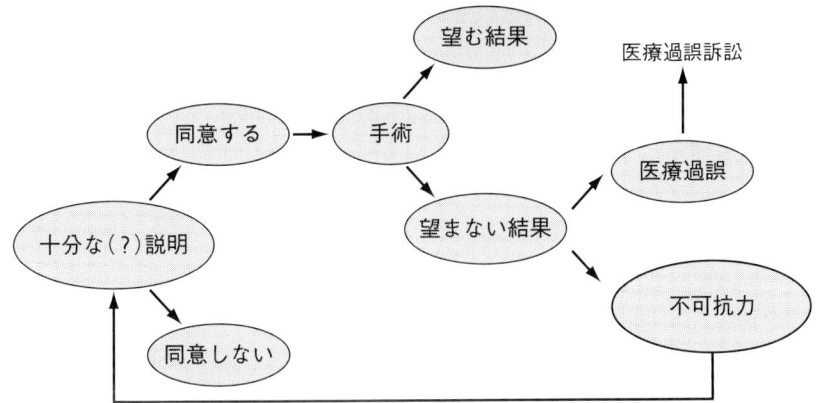

図1 インフォームド・コンセント訴訟が発生するまでの流れ

それが発生するまでの流れを，ここでは便宜上，手術を例にとり**図1**に示す。

インフォームド・コンセントの法原則が存在するもとでは，医師は手術をする場合，その手術について十分な説明をしなければならない（**図1**では，仮に「十分な」の後にクエスチョンマークを付けておく）。この説明を受けて，患者は手術の実施に同意するか，同意しないかを決定する。

同意しなければその手術は実施されないが，同意すれば手術が開始される。ただ，手術が実施されても必ずしも患者が望む結果になるとは限らず，実際には，望む結果になる場合と望まない結果になる場合の2つの場合がある。望む結果になればこの手術は無事終了したことになるが，もし望まない結果になれば患者はその結果に納得できない。

ただ，患者が望まない結果になっていても，肺と心臓を取り違えたというように，実施された医療行為に過失があったために，そのような結果になった場合だけではない。過失があり患者の望まない結果になった場合と，たとえば術後合併症のように，不可抗力によって患者が望まない結果に陥った場合の2つの場合がある。

患者に生じた結果が過失ある医療行為によるものであれば，患者は技術上の過失を問題にするいわゆる医療過誤訴訟を提起し損害賠償を求めることができる。しかし，合併症のように生じた結果が不可抗力による場合には，患者は技術上の過失を問題にして損害賠償を求めることはできないのである。

この場合に，患者は最初の説明の適否を問題にし，「実施された医療行為に過失はなかったかもしれないが，最初の説明が十分ではなかった。このため，自分は手術の実施に同意した。もし最初に十分な説明がなされていれば（術後合併症が生じることの説明がなされていれば），自分はこの手術の実施には同意しなかった。同意していない以上，こうした損害を被ることはなかった」として，医師などの医療従事者（および使用者である医療機関の経営者）を相手に損害賠償を請求することになる。

3）説明義務の内容

この請求が認められるためには，第一に，なされた説明に過失がなければならない。説明義務の基準として，少なくともアメリカにおいては，**表1**に示す諸説（①合理的医師基準

表1　説明義務の基準に関するアメリカの諸説

①**合理的医師基準説**：当の医師と同じ状況にある一般的な医師であれば与える情報を説明していたか否かで，説明に過失があったかどうかを判断する説
②**合理的患者基準説**：当の患者と同じ状況にある一般的な患者であれば重視する情報を説明していたか否かで，説明に過失があったかどうかを判断する説
③**具体的患者基準説**：（一般的な患者は重視しなくても）当の患者であれば重視する情報を説明していたか否かで，説明に過失があったかどうかを判断する説
④**複合基準説**：当の患者が重視しそのことを一般的な医師ならば知ることができた情報を説明していたか否かで，説明に過失があったどうかを判断する説

説，②合理的患者基準説，③具体的患者基準説，④複合基準説など）が存在している。

このように，説明義務の基準についてはいくつかの説が存在する。これらの説のうち，患者の自己決定，自律性の尊重という理念に最も適合する説は，③具体的患者基準説である。というのは，患者は自らが重視する情報が開示されてこそ真に自己決定できるからである。このことからは，医師などの医療従事者には，患者の視点に立って当の患者が何を重視しているのかをできるだけ把握するよう努めることが望まれる。

ただ，この具体的患者基準説を，行われた説明に過失があったか否かを判断する際の法的基準として採用することは難しいように思われる。というのは，この基準を採用すれば，法が医師に対し患者の内心まで探ることを強いることになりかねないからである。

わが国では，ときどき，アメリカにおいては具体的患者基準説が広く採用されているかのような記載を目にする。しかし，そうではない。「医療専門職本位の開示基準という，医師の立場から見た基準がとられているのが現状である。すなわち，標準的な医師であれば開示したかどうか，という基準に基づいて判断される。25以上の州で，判例法ないし制定法により，この医療専門職基準が採用されるに至っている」[2]のである。

なお，わが国の裁判所が，上記の説に言及し判決を下しているわけではないが，それらの学説に即して言えば，日本の裁判所は，少なくとも当初は，その多くが合理的医師基準説を採用してきた。しかしその後，合理的患者基準説や，具体的患者基準説を採用していると考えられる裁判例も現れ出した。

4) リスクの説明

医療に伴うリスクは患者が最も知りたい情報である。ただ，どのようなリスクを説明すべきとするかについては，実際には，リスクの程度や発生率，患者の事情等によっても異なるものと考えられ，明確な基準を定めることは困難である。裁判所も，この点につき何らかの基準を示すことはしてこなかった。

ただ，個別事件の判断において，リスクの発生頻度と説明義務の関係について言及する裁判例が存在する。たとえば，横浜地方裁判所昭和57年5月20日判決である。この事件は，急性虫垂炎の手術の際に行われた全身麻酔により悪性過高熱症に起因する心不全で患者が死亡したというものであった。この事件において，遺族は，手術の内容やリスク等について医

師が説明義務を怠ったと主張したが，裁判所は「全身麻酔時の悪性過高熱症発症の確率は7,000例ないし10万例に1例程度にすぎず，通常起こり得ることが危惧される危険とはいえないことが認められる」として，悪性過高熱症発症のリスクにつき，医師が患者に対して説明すべき義務があったとはいえないとした。

また，リスクの発生頻度と説明義務に言及する他の裁判例として，大阪地方裁判所平成7年10月26日判決がある。本件の患者は，平成3年2月，左下腿骨骨折治療のため，医療機関に入院し，骨折部に髄内釘を挿入し，回旋防止のための横止釘を挿入する手術を受けた。患者はいったん退院し通院治療を続けていたが，退院の約1か月後ごろより手術部位に発熱腫脹が認められるようになり，さらに波動が生じたために患部の切開と排膿の措置等を受けた。しかし，軽快しないため，転院して髄内釘の抜き取り等の手術を受けたところ，慢性化膿性骨髄炎と確定診断された。そこで患者は，手術前にその諾否を決定するために担当医が必要な説明を尽くさなかったことなどを問題にした。

この事件において，大阪地方裁判所は，「原告の骨折は非開放性骨折であるところ，その治療方法としては本件手術のような身体に医的侵襲を加える観血的方法と医的侵襲を加えない非観血的方法があり，原告の骨折部位等からすれば観血的方法がより適していたとはいえるものの，非観血的方法によることも十分可能であるうえ，観血的方法による場合には非観血的方法による場合とは異なって約1.5パーセントという無視できない割合（約200人に3人の割合）で細菌感染が生ずることを避けることはできず，その場合に鎮静化に失敗すると骨髄炎に罹患し，難治性の感染性偽関節等の重大な結果が発生する危険性もあるのに，被告病院の医師は，本件手術をする理由・方法・麻酔の方法・その危険性について説明しただけで，原告が本件手術の諾否を決定するについて最も重要と考えられる観血的方法によった場合の細菌感染に伴う危険性及び非観血的方法によった場合の感染の危険性の有無・その予後については（医術の専門家である医師としては，素人である患者に対し，二つの治療方法が存在する場合には，両者の利害得失を危険発生の可能性等をもとにして，患者がその選択をなし得る程度に具体的に説明する必要がある），その説明を容易になし得るのに，手術方法（観血的方法）を説明する過程で若干言及したものの，具体的な説明をなさなかったものというべきであって，適切な説明義務をつくさなかったものと認められる」と述べている。

ただ，この判決中の「約1.5パーセントという無視できない割合（約200人に3人の割合）」ということも，当該案件の事情のもとで述べられたに過ぎず，これを一般化することができないことはいうまでもない。現に，存在する裁判例の判断内容はさまざまといってもよい。

以上のような状況の中で，今後の議論の素材を提供するためにも，あえて1つの指針（目安）を示すとすれば，それは次のようになろう。

つまり，
①発生頻度が高いもの（発生確率が0.1％以上）については必ず説明する
②発生頻度が低いものについては，生命に危険を及ぼす可能性があるもの，不可逆的なもので日常生活に支障をもたらす可能性があるものについては説明する
③美容等に関係するものは可能な限り説明する。なお，新しい医療については現時点ではわからないリスクが発生する可能性があることも説明する
ということである。

5）代替可能な医療の説明

　裁判例の多くは，これから行おうとしている医療についてばかりではなく，代替可能な医療についても説明することを求めている。これについても，何をもって代替可能な医療とするかという問題がある。

　ただ，この代替可能な医療とは，一定の医療水準に到達している医療と考えるべきである。というのは，一定の医療水準に到達していない医療は，今後，その医療がどのように進展するか不明だからである。

　ただ，美容等に関する場合には配慮が必要である。たとえば，乳癌の手術について，医療水準として確立されていない乳房温存療法についても説明すべきであったかどうかが問題になった先に示した事件（p.5）では，最高裁判所は，次のように示している。

　つまり，「実施予定の療法（術式）は医療水準として確立したものであるが，他の療法（術式）が医療水準として未確立のものである場合には，医師は後者について常に説明義務を負うと解することはできない。とはいえ，このような未確立の療法（術式）ではあっても，医師が説明義務を負うと解される場合があることも否定できない。少なくとも，当該療法（術式）が少なからぬ医療機関において実施されており，相当数の実施例があり，これを実施した医師の間で積極的な評価もされているものについては，患者が当該療法（術式）の適応である可能性があり，かつ，患者が当該療法（術式）の自己への適応の有無，実施可能性について強い関心を示していることを医師が知った場合などにおいては，たとえ医師自身が当該療法（術式）について消極的な評価をしており，自らはそれを実施する意思を有していないときであっても，なお，患者に対して，医師の知っている範囲で，当該療法（術式）の内容，適応可能性やそれを受けた場合の利害得失，当該療法（術式）を実施している医療機関の名称や所在などを説明すべき義務があるというべきである。そして，乳癌手術は，体幹表面にあって女性を象徴する乳房に対する手術であり，手術により乳房を失わせることは，患者に対し，身体的障害を来すのみならず，外観上の変ぼうによる精神面・心理面への著しい影響ももたらすものであって，患者自身の生き方や人生の根幹に関係する生活の質にもかかわるものであるから，胸筋温存乳房切除術を行う場合には，選択可能な他の療法（術式）として乳房温存療法について説明すべき要請は，このような性質を有しない他の一般の手術を行う場合と比し，一層強まるものといわなければならない」。

6）医療従事者の技術力の説明

　技術力が一定水準に到達し，過失なくその医療を実施することができる医療従事者間においても，各医療従事者によって技術力が異なる場合は少なからず存在する。このような場合，患者はより技術力が高い医療従事者によって医療がなされることを望むだろう。たとえば，内視鏡的逆行性膵管胆道造影検査（ERCP）を受ける際，ある医師が行えばその検査は30分で終了し，他の医師が行えば検査に1時間を必要とするとする。この場合，たとえ同じ検査結果を得ることができても，患者は，通常は，30分で終了する医師によってその検査がなされることを望むものと思われる。このような医師の技術力は，患者が医師を選択する上で重要な情報であると考えられるが，この説明を医師の法律上の義務とする裁判例はほとんど存在していないものと思われる。ただ，これは妥当かつ常識的な結論であろう。という

のは，医療従事者間に技術力の差があるとはいえ，いずれの医療従事者も過失なく医療を実施することができることを前提としているのであり，また，患者は医療従事者間の技術力に差があることを常識として把握していると考えられるからである。

　なお，検査時間が長くなったとしても同じ検査結果が得られる限り，医師に損害賠償責任が発生することはないが，検査自体に過失があればその医師に医療過誤としての損害賠償責任が発生することはいうまでもない。

7）因果関係

　なされた説明に過失があったと判断されたとする。しかし，これにより，患者の損害賠償請求が直ちに認められるわけではない。この請求が認められるためには，過失ある説明がなされたから患者がその医療に同意し，その結果損害が発生したという関係が認定されなければならない。過失ある説明と発生した損害との間に因果関係があることが立証される必要がある。つまり，適切な説明がなされていても患者がその医療に同意したといえる場合には，先の因果関係は認定されず，損害賠償請求は認められない。

　たとえば，ERCPを受けた患者が，その後，膵炎になったが，ERCPを実施するにあたり，医師は膵炎になる危険性を説明していなかったとする。この場合，危険性の説明につき過失が認定されたとしても，これだけでは損害賠償請求は認められないのである。膵炎になる危険性が説明されていれば患者がERCPに同意しなかったといえるか否かが問題になる（この因果関係を，誰を基準に考えるかという問題もある。すなわち，当該患者の観点から考えるのか，当該患者と同じ状況におかれた合理的な患者の観点から考えるのか，という問題である）。つまり，膵炎の危険性が説明されていても患者がERCPの実施に同意していたと考えられた場合には，損害賠償請求は認められない。

　なお，わが国の裁判所は，行った説明に過失があれば，医療側に対して慰謝料の支払いを命じてきた。この点について，ロバート・レフラーは，「ある意味では，アメリカの裁判所よりも進んでいるといえよう。なぜならアメリカの医事判例法では，通常，人格が侵害されただけでは救済は認められない。原告患者は，医師が医療情報を与えなかった点，自分に身体的損害が発生している点，そして情報を与えなかったことによりその損害がもたらされた点を立証しなければならないからである」[2]と述べている。

c．患者による説明の理解

　患者が真に自己決定できるためには，患者がなされた説明を理解していなければならない。この意味で，医療従事者は，どの患者に対しても同じように説明するのではなく，個別の患者に応じてその患者が理解できるように説明において合理的な努力をしなければならない。その1つの取り組みとしても，本書の意義は大きいと思われる。

　ただ，いくら合理的な努力をしても，患者が説明を理解しようとしない場合がある。極端な例としては，医師が説明しているにもかかわらずその説明を聞くことすらしない場合もある。患者が聞いていないことを把握できる場合には医師は患者に対し説明を聞くように促すこともできるが，実際には聞いているように見えても実は聞いていなかったというような場合もあろう。このため，医師には，説明において患者が理解できるように合理的な努力をす

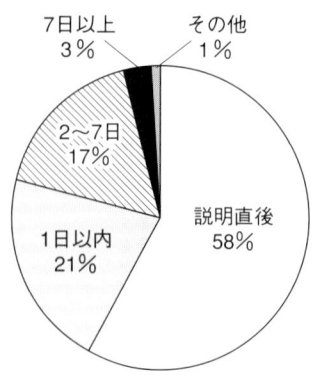

図2 麻酔の同意時期

ることは求められるとはいえ，実際に患者が理解していることまでは求められないのである。

なお，患者の理解がより進むように，説明から同意・不同意の意思表明までの間に可能な限り時間をおくことも重要であろう。臨床の現場においては，説明した直後に同意書にサインを求めるということも少なくない。しかし，こうすれば患者はなされた説明について理解が進まないままに同意書にサインすることにもなりかねず，その場合には，患者が真に自己決定したとはいえないのである。たとえば，筆者らが行った，全国の麻酔学会認定病院（854施設）を対象にした調査では，麻酔の同意につき，約6割が説明の直後にそれを求めていると答えている（図2）。

また，特に複雑な医療や特に危険性の高い医療の場合には，患者の理解が深まるよう，説明を複数回行うことも重要であろう。

d．患者の同意

患者の同意は，患者の任意のものでなければならない。強制されて行った同意が有効でないのはもちろんだが，忠実な説明がなされないままに得られたような同意も有効ではない。たとえば，同意を得る際の説明において，医療の有益性を誇張して説明した場合や，有害性を十分に説明しなかった場合などである。

ただ，患者を説得し同意を得る場合もあろうが，この説得に基づく同意は，先の説明が適切に行われている限り，有効な同意になると考えられる。この説得に基づく同意が想定される代表的な例としては，輸血を拒否する患者を説得して輸血に同意してもらう場合などである。

なお，患者の同意は，先に示したように患者が医療従事者に対してその医療を実施する権限を与えたことを意味する。このため，同意した医療を実施したことによって有害事象が発生しても，医療行為自体に過失がない限り，生じた結果については患者自身が引き受けることになる。付言すれば，この医療行為に過失があるか否かは，診療当時の臨床医学の実践における医療水準をもとに判断され，この水準は，医療機関の性格，所在地域の医療環境の特性等の諸般の事情により異なる（最高裁判所第二小法廷平成7年6月9日判決）。

4 インフォームド・コンセントの要件を満たすことが免除される場合

　インフォームド・コンセントの要件を満たすことが免除される場合が存在する。つまり，患者自身がインフォームド・コンセントを与えることを拒否した場合や，緊急事態，強制措置，患者に同意能力がない場合には，医師は患者からインフォームド・コンセントを得ることが免除される。また，特に日本の裁判所は，癌の告知など，説明することにより患者に重大な影響を与える可能性がある場合にも，患者からインフォームド・コンセントを得ることが免除される場合があるとする。

a．患者自身の拒否

　患者が自発的にインフォームド・コンセントを与えることを拒否した場合，医療従事者はインフォームド・コンセントを得ることを免除される。患者が「すべて先生にお任せします」と言った場合や，医療についての細かい説明を受けることを拒否した場合などである。

　ただ，言うまでもないが，インフォームド・コンセントが免除されるのは，これから行おうとしている医療行為に限ってである。その後に必要となった別の医療行為についてまで，インフォームド・コンセントが免除されるわけではない。たとえば，胃癌の手術にあたり患者が「すべて先生にお任せします」と言ったとする。このため，医師はインフォームド・コンセントを得ずに胃癌の部分切除手術を行った。しかし，その後，病状が悪化し，患者は胃の全体切除手術が必要になった。この場合，患者が最初の手術にあたり「すべて先生にお任せします」と言っていても，後に行う胃の全体切除手術においてまで，インフォームド・コンセントが免除されるわけではない。つまり，医師は，胃の全体切除手術を行う時点で，再度，患者が今回も「すべてお任せする」のか否かを確認しなければならない。

　いま，便宜上，極端な例を用いたが，このことからもわかるように，インフォームド・コンセントが免除されるかどうかは，個々の医療行為ごとに判断されなければならないのである。

b．緊急事態

　インフォームド・コンセントを得るために時間をかけていれば，患者の生命・身体に重大な危険をもたらす緊急事態には，インフォームド・コンセントの要件を満たすことが免除される。ただ，緊急事態の場合でも，「説明」と「同意」の2つの要件がともに免除されるとは限らない。実施する医療について説明する時間はないが，同意を得る時間がある場合には，同意を得る必要はある。

　なお，緊急事態とは，あくまでも即座に医療を施さなければ患者の生命・身体に重大な危険をもたらすという場合であり，その他の場合においては患者本人からの同意取得が必要であることはいうまでもない。たとえば，患者の同意なく子宮摘出手術が行われた事件で，広島地方裁判所平成元年5月29日判決（判例時報1343号89頁）は，次のように判示している。

事実の概要は，次の通りである。28歳の未婚女性は，間歇的下腹部痛があり，翌日，泌尿器科病院で受診したところ，腹部にしこりが認められるが，その原因がわからず，ある病院を紹介されたため，その病院で病院長の診察を受けた。病院長は虫垂炎の疑いを持ち，患者に手術の必要を告知したため，患者はこれを承諾し，即日入院した。そして，病院長と勤務医は虫垂切除手術のために患者に脊髄麻酔をかけたところ，筋弛緩により下腹部の左右に二個の腫瘤を触知したため，検査の結果，腹痛の原因は虫垂炎ではなく，左右両側の卵巣嚢腫（右卵巣には茎捻転がある）と診断し，患者に左右卵巣を摘出するかもしれないと説明し，患者の承諾を得た。その後，全身麻酔に切り換えた上，勤務医の執刀により開腹手術を開始したところ，左卵巣は嚢腫であったが，右卵巣には嚢腫も茎捻転もなく，子宮筋腫であることが判明したため，病院長と勤務医は，患者の姉（患者は全身麻酔により意識がなかった）の承諾を得た上，子宮摘出の手術をした（判例時報1343号，89頁枠囲み部分より）。

この事件において，広島地方裁判所は，「原告の子宮筋腫について，緊急に手術を要したわけではなく，一旦閉腹して原告の承諾を得ることも可能であったことが認められるから，子宮全摘術の実施は，原告の承諾を要しない場合にあたらない。そして，原告が成人で判断能力を有している以上，親族である姉（略）の承諾を以て原告のそれに代えることは許されないものというべきである」と判示したのである。

c．強制措置

医療は，患者個人の利益のみを目的とするのではなく，公益をも目的としている。このため，精神保健及び精神障害者福祉に関する法律に規定されている場合のように，強制措置の場合にもインフォームド・コンセントを得ることは免除される。

d．患者に同意能力がない場合

患者に同意能力がない場合にも，医療従事者は本人からインフォームド・コンセントを得ることが免除される。ただ，この場合には，先に示したように代諾者に説明して代諾者から同意を得なければならない。

この代諾者は「患者の価値観を最も反映できる者」であることが望ましく，この意味では，代諾者は，家族やその他の親族に限る必要はないのであろう（たとえば，親友がいる場合）。しかし，このように代諾者の対象範囲を拡張すれば医療現場に混乱を招く可能性も高いため，実際には，家族（特別の場合には，家族およびその他の親族）の中から「患者の価値観を最も反映できる者」を選定し，その者を代諾者とするのが適切であるように思われる。

ただ，このように限定してもなお，代諾者の判断が難しい場合もあろう。また，その判断をするための時間的余裕がない場合もあろう。このような場合には，配偶者，子，親，兄弟姉妹，他の親族の順に，代諾者を決定することになると思われる。ただ，紛争を防止するといった意味からは，家族や親族，少なくとも家族の「合意」に基づいて医療の内容が決定されることが望ましく，家族間等に意見の相違がみられる場合には，患者が緊急事態にない限り，医師がそれらの者に対し合意を促すことも重要であろう。代諾者の選定が困難な場合でも，医師が選定にあたり合理的な努力を行っていれば，仮に代諾者の選定上の過失が問題になっても，それに過失が認定されることはないものと思われる。

なお，患者が子どもの場合には親が代諾者となる。その根拠としては，親は子に対する親権を有していることや，親は子どもの最善の利益を図ることができると考えられることがあげられる。

　以上，インフォームド・コンセントの法律上の原則についてその要件等を示した。すでに述べたように，近年，インフォームド・コンセントに関係する訴訟は数多く提起されるようになり，これに関する裁判例もかなりみられるようになった（実際には，インフォームド・コンセントのみを問題にして裁判が提起されることは少なく，多くの場合，医療技術上の過失を問題にする裁判の中で，このインフォームド・コンセントが同時に問題にされる）。ただ，こうした裁判例から，今後の判例の動向を詳細に予測できるかといえば，まだそのような状況にはないものと思われる。今後も，関連裁判の動向を詳細に追う必要があることを指摘してまとめに代える。

●参考文献

1) 丸山英二：インフォームド・コンセントの法理の法的諸問題．松下正明ほか編；精神医学と法（臨床精神医学講座，第22巻），中山書店，p.231，1997．
2) Robert B. Leflar 著，長澤道行訳：日本の医療と法—インフォームドコンセント・ルネッサンス，勁草書房，2002．
3) 新美育文：医師と患者の関係—説明と同意の法的側面（1-3）．名古屋大学法政論集 64号：p.67，65号：p.182，66号：p.149，1975-1976．
4) 新美育文：インフォームド・コンセントに関する裁判例の変遷．年報医事法学 16号：p.97，2001．
5) 畔柳達雄：医療事故と司法判断．判例タイムズ社，2003．

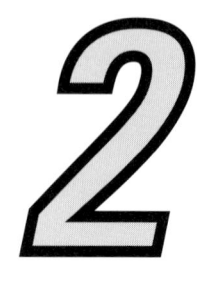

2 説明・同意文書の記載方法

説明文書作成のポイント

　前章においては，インフォームド・コンセントとその法律上の原則について解説した。すでに示したように，近年，インフォームド・コンセントの法律上の原則をめぐる裁判は数多く発生しており（ただインフォームド・コンセントのみを問題にして提起される裁判は少なく，多くが医療技術上の過失を問題にする裁判の中でインフォームド・コンセントも問題にしている），この原則を根拠に医療従事者の損害賠償責任を認める裁判例も多く存在するようになった。こうした裁判例は，説明すべき事項として一般に**表1**の内容を挙げている。

表1　医療従事者が患者に説明すべき事項

- 患者の病名・病態
- これから行おうとしている医療の目的，必要性，有効性
- この医療の内容，性格
- この医療に伴う危険性とその発生率
- 代替可能な医療とそれに伴う危険性およびその発生率
- 何も医療を施さなかった場合に考えられる結果

　そこで，本章では，裁判例が示すところを踏まえて，説明（同意）文書の記載方法について，1つの案を示す（p.18〜22参照）。
　ここで示すものは，特定の検査・治療や疾患を念頭において作成しているものではない。このため，実際には，検査・治療の内容や疾患の種類によって記載すべき事項が異なるものと思われる。また，すべての事項について記載する必要がない場合もあろう。読者が本記載方法を参考にされる際には，□印に続く文章については各患者の状況に応じて文章を作成していただきたい。
　説明文書を作成する際には，説明文書が医療従事者ではなく患者〔健康な人ではなく，検査や治療が必要な（多くの場合病を患った）人〕が読む文書であることから，**表2**で挙げた説明文書を作成する際のポイントに十分に配慮する必要があるだろう。

表2　説明文書を作成する際のポイント

①可能な限り専門用語を使用しない。使用する場合は，専門用語の後にカッコをつけてその解説を加える。
②可能な限り難解な言葉を使用しない。使用する場合は，その言葉の後にカッコをつけてその解説を加える。
③なるべくわかりやすい文章で記載する。たとえば，ある医療について高校生の患者に対しても同意能力を認めるのであれば，その説明文書は，その高校生が理解できるようなものでなければならないだろう。

注）①については，これまでにも何度も指摘されてきたことであるが，現在使用されている説明（同意）文書は，多くの場合このようにはなっていないものと思われる。

なお，教育・学術研究への協力を，医療についての説明文書の中で求めているものもみられるが，両者の目的は異なるため，教育・学術研究への協力は，「教育・学術研究へのご協力のお願い」のように別紙（p.23参照）で求めることが望ましい。

2-01 説明文書の記載方法

説明文書

○○○○○検査

　この文書は，患者：　　　　　　　　　様への○○○○○検査について，その目的，内容，危険性などを説明するものです。説明を受けられた後，不明な点がありましたら何でもおたずねください。

1. 説　明　日：　　　年　　月　　日

2. 説明医師：（自筆署名，もしくは記名押印）＊
＊自筆する。ゴム印等を用いて記名する場合は印を加える。

3. 説明を受けた方：
　（1）患者様本人に判断能力がある場合
患者様本人：（自筆署名，もしくは記名押印）＊

同　席　者[*2]：（自筆署名，もしくは記名押印）＊（患者様との関係：　　　　　）

[*2] 患者様本人以外に同席者がいる場合。

　（2）患者様本人に判断能力がない場合
代　諾　者：（自筆署名，もしくは記名押印）＊（患者様との関係：　　　　　）

同　席　者[*3]：（自筆署名，もしくは記名押印）＊（患者様との関係：　　　　　）

[*3] 代諾者以外に同席者がいる場合。

1．あなたの病名と病態
- ☐ 患者の病名を記載する。
- ☐ 検査（治療）の対象となっている疾患の病態を記載する。

2．この検査（治療）の目的・必要性・有効性
＊上記「1」との関係から，この検査（治療）の目的・必要性・有効性について記載する。
- ☐ 行おうとしている検査（治療）の目的を記載する。
- ☐ この検査（治療）がどの程度必要であるのかについて記載する。
- ☐ この検査（治療）がどの程度有効であるのかについて記載する。

3．この検査（治療）の内容と性格および注意事項
- ☐ 検査（治療）の内容をできるだけ具体的に時系列的に記載する。
〔検査（治療）当日だけではなく，検査（治療）の前日や検査・治療後における注意事項についても記載する〕
- ☐ 組織採取など，同時に行われる医療行為がある場合には，それについても記載する。
〔検査（治療）を進める途中で別の検査（治療）が必要であることが判明することもあろう。ただ，この場合，その医療行為が危険性の高いものであれば，インフォームド・コンセントは別途に改めて得なければならない〕
- ☐ 治療の場合には，その成績を示すデータがあればそれを記載する。
（ただし，データを記載する場合には，その出所についても記載する。当該医療機関におけるデータがある場合には，そのデータの記載を行う。この際，学会等が示した全国データがあればそれについても併記することが望ましい。両者間に差異があり全国データの方が良い成績を示す場合に，意図的に良い成績の方を記載することは当然許されない）
- ☐ この欄においては，患者の理解が深まるよう，図や写真を併用することが望ましい。

4．この検査（治療）に伴う危険性とその発生率
＊検査（治療）に伴う危険性とその発生率を記載する（以下は一案）。
- ☐ 発生率が高いもの〔0.1％（1,000件につき1例）以上のもの〕についてはすべて記載する。
- ☐ 頻度が低くても危険性の高いもの（生命に危険を及ぼす可能性のあるものや，不可逆的に日常生活に支障をきたすことがあるものなど）は記載する。また，美容等に関係するものは可能な限り記載する。
- ☐ 頻度は，できるだけ具体的数値を用いて記載する。
- ☐ 頻度は，どの施設・団体によるものかについても記載する（上記同様）。

- ☐ 新しい検査（治療）に関しては，現時点ではわからない危険が発生する可能性があることを記載する。

5．偶発症発生時の対応

　万が一，偶発症が起きた場合には最善の処置を行います。なお，その際の医療は通常の保険診療となります。
- ☐ 偶発症の発生がある程度予測できる場合には，それに対する処置について具体的に示すことが望ましい。

6．代替可能な検査（治療）

- ☐ 当該検査（治療）以外に代替可能な検査（治療）がある場合，それが確立された医療であれば記載する。
- ☐ 代替可能な医療についても，その利点と欠点を記載する。特に，危険性については，その危険性と発生率を記載する。〔予定している検査（治療）と代替可能な検査（治療）とを具体的に比較できるように記載することが望ましい。〕

7．何も検査（治療）を行わなかった場合に予想される経過

- ☐ 検査（治療）を何も行わない場合の経過に関しても記載する。

8．患者様の具体的な希望

- ☐ 美容に関することなど，個別の患者に特有な質問・希望があればそれらを記載しておくことが望ましい。

9．検査（治療）の同意を撤回する場合

　いったん同意書を提出しても，検査（治療）が開始されるまでは，本検査（治療）を受けることをやめることができます。やめる場合にはその旨を下記まで連絡してください。

＊本検査（治療）についての同意を撤回できることを記載する。
- ☐ 検査（治療）を行うにあたり，薬品の購入等，医療機関が事前に何らかの準備をしなければならないことがある。この場合，準備を開始したにもかかわらず本検査（治療）が実施されなければ医療機関が損失を被ることがある。このような場合には，その旨をあらかじめ説明して，患者に慎重な意思表示を促すことも重要である。

10　連絡先

　本検査（治療）について質問がある場合や，検査（治療）を受けた後緊急の事態が発生した場合には，下記まで連絡してください。

＊研究ではなく通常の医療の場合でも，連絡先を示しておくことが望ましい。

【連絡先】

〒○○○-○○○○　東京都千代田区丸の内○-○-○
　○○病院○○科（主治医：○○○○）
電話：０３-○○○○-○○○○

2-02 同意文書の記載方法

同 意 文 書

○○病院 病院長 殿

　私は，＿＿＿＿＿＿＿＿＿＿＿＿＿＿＿＿＿＿を受けるにあたり，下記の医師から，説明文書に記載されたすべての事項について説明を受け，その内容を十分に理解しました。また，私は，この検査（治療）を受けるかどうか検討するにあたり，そのための時間も十分に与えられました。以上のもとで，自由な意思に基づき，この検査（治療）を受けることに同意します。

　なお，説明文書とこの同意文書の写しを受け取りました。

- ☐ 病名・病態
- ☐ 検査（治療）の目的・必要性・有効性
- ☐ 検査（治療）の内容と性格および注意事項
- ☐ 検査（治療）に伴う危険性とその発生率
- ☐ 偶発症発生時の対応
- ☐ 代替可能な検査（治療）およびそれに伴う危険性とその発生率
- ☐ 検査（治療）を行わなかった場合に予想される経過
- ☐ 患者様の具体的希望
- ☐ 検査（治療）の同意撤回
- ☐ 連絡先

＊説明事項についてチェック欄を設けていれば，説明文書の説明がもれなくなされたことを確認する上で役立つ。

（説明）

　説明年月日：平成　　　年　　　月　　　日

　説明医：（自筆署名，もしくは記名押印）＊
　＊自筆する。ゴム印等を用いて記名する場合は印を加える。

（同意）

　同意年月日：平成　　　年　　　月　　　日

　同意者（本人）：（自筆署名，もしくは記名押印）＊
　＊自筆する。ゴム印等を用いて記名する場合は印を加える。

　＊患者様に判断能力がない場合にのみ，代諾者が，自筆署名，もしくは記名押印してください。

　（代諾者）：（自筆署名，もしくは記名押印）＊　　　（患者様との関係：　　　　　）
　＊自筆する。ゴム印等を用いて記名する場合は印を加える。

2-03 教育・学術研究への協力に関する説明・同意文書の記載方法

教育・学術研究へのご協力のお願い

　　　年　　月　　　日に行われるあなたの　　　　　　　　　については，検査結果（数値，画像，組織標本など）を，研修医の教育や学術発表に使用させていただく可能性があります。その際には，あなたの個人情報が明らかになることはありません。（なお，個人情報が明らかになる可能性がある場合は，別途ご説明をいたします。）

　これらは医学・医療の発展を目的とするものであるため，ご理解の上，ご協力をお願いいたします。ご協力いただける場合は，下記の同意書に署名をお願いします。なお，ご協力いただけない場合でも今後の診療においてあなたが不利益を被ることはありません。

同　意　文　書

○○病院 病院長 殿

　私は，上記について説明を受け，その内容を十分に理解しました。このうえで，上記に示された教育および学術研究に協力します。なお，本説明・同意文書の写しを受け取りました。

（説明）
　説明年月日：平成　　　年　　　月　　　日

　　　説明医：(自筆署名，もしくは記名押印)*
*自筆する。ゴム印等を用いて記名する場合は印を加える。

（同意）
　同意年月日：平成　　　年　　　月　　　日

　　　同意者（本人）：(自筆署名，もしくは記名押印)*
*自筆する。ゴム印等を用いて記名する場合は印を加える。

*患者様に判断能力がない場合にのみ，代諾者の方が，自筆署名，もしくは記名押印してください。

　　　（代諾者）：(自筆署名，もしくは記名押印)*　（患者様との関係：　　　　　）
*自筆する。ゴム印等を用いて記名する場合は印を加える。

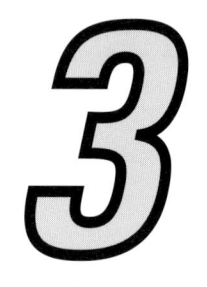

3 要件を満たさない文書の実例
——ここをこう変えれば良くなる

　本書ではここまでに，より良い医療と法原則の観点から，説明・同意文書を作成する意味について解説してきた。実際の記載方法についても第2章において詳述されており，読者の皆様は説明・同意文書について理解されていることと思われる。本章では，要件を満たさない説明文書の実例を紹介する。この実例を反面教師として，要件を満たす説明文書に関する読者の理解を深めてほしい。

1 医療現場でよくみる説明文書

　まずは，以下の星状神経節ブロックについての説明文書をみていただきたい（実例①）。

実例①

　　　　　　○○病院

　　　　　　　　　説明文書

　患者＿＿＿＿＿＿様の（星状神経節ブロック）実施について，以下の通り説明いたしました。

1．現在の病状

2．処置の必要性

3．処置の方法
　この治療は首の交感神経節に局所麻酔を注入し，頭，顔，首，腕，上胸部への血行を改善します。仰向けに寝た状態で，首を露出してもらいます。消毒をした後，注射をして治療は終了です。注射の後，10分間ほど圧迫止血をしてください。

4．処置に伴う合併症と危険性
　出血，感染，神経障害，薬に対するアレルギー反応などがまれながら起こります。帰宅して気分不良や息苦しいなどの変わったことがあればすぐに麻酔科に連絡してください。

```
説明日時      年     月     日
説明場所
説明医師    診療科
            氏名
```

同意文書

　　○○病院病院長　殿
　　○○病院診療科長　殿

　私は，星状神経節ブロックの実施にあたり，現在の病状，処置の必要性，処置の方法，合併症の可能性と危険性，緊急時の処置について，十分な説明を受けて納得しました。そのうえで星状神経節ブロックの実施に同意いたします。

　　　年　　月　　日
　　患者様　　氏名　（署名）＿＿＿＿＿＿＿＿＿＿＿＿

次いで，肺癌の開胸手術に関する説明書をみていただきたい（**実例②**）。

実例②

　　　　　○○病院

　　　　　　　肺がん開胸手術の説明文書

現在の病状・病名　　原発性肺がん　右下肺葉発生

治療の目的　　　　手術による肺がんの治療

具体的な治療名　　右肺下葉切除，右肺門・縦隔リンパ節郭清

治療の内容　　　　全身麻酔を施行し，開胸下に右肺下葉切除と同側肺門・縦隔リンパ節郭清を行います。

治療に伴う危険性とその程度
・出血（術中・術後）
・空気漏れ：肺の縫合部からの空気漏れが遷延する場合があります。その場合ドレーン留置期間が長引きます。
・感染症：創部，胸腔内に感染が波及したり，肺炎を起こしたりすることがあります。
・嗄声：リンパ節郭清の際に，胸部を通る声帯を動かす反回神経を損傷することがあります。

> ・肺塞栓：長期臥床に伴って下肢静脈に血栓が発生し，それが肺動脈に詰まって肺塞栓が起こることがあります。
>
> **予定している方法以外の代替可能な治療**
> 放射線治療・抗がん剤による治療。
>
> **予定している治療を行わない場合に予想される結果**
> 肺がんの進展・転移。

　いかがであろうか。患者の立場になった場合，このような説明文書の内容で十分に理解ができ，納得した上で，治療を受けるかどうかの判断をすることができるであろうか。インフォームド・コンセントに関心の高い読者にとっては，**実例①，②**のような説明文書は問題外に感じられたことと思われる。しかしながら，現実問題として実際の医療現場ではこのような説明・同意文書が多く使われている。

2 説明文書に必要な項目

　ここで，再度，要件を満たす説明・同意文書に必要と思われる10項目について確認する〔検査（治療）の名称は当然示されなければならないのは言うまでもない〕。

1. **病名と病態の説明**
   できるだけ図などを使ってわかりやすく。18歳くらいの未成年者でも理解できるくらいの表現が望ましい。
2. **検査（治療）の目的・必要性・有効性**
3. **検査（治療）の内容と性格および注意事項**
   できるだけ，患者が体験する内容がわかるよう具体的に。図などもあることが望ましい。また，当日のみならず前日の処置や検査，その後の経過も記載することが望ましい。
4. **検査（治療）に伴う危険性とその発生率**
5. **偶発症発生時の対応**
   危険性や合併症については，頻度の高いものについてはすべて，頻度の低いものについても重篤なものついてはすべて記載するのが望ましい。具体的な危険性，合併症，偶発症の後にその発生する確率も可能な限り記載する。また，その確率の根拠（当該施設における数値か，学会に調査によるものかなど），さらにはその対処方法についても記載する。
6. **代替可能な検査（治療）**
   別の検査（治療）を選んだ場合のメリット，危険性の両方について記載する。
7. **検査（治療）を行わなかった場合に予想される経過**
   特に，治療に関する場合は，治療を行わない場合の経過（予後など）について説明することが望ましい。

8．患者の具体的な希望

　　特に，美容上の問題など，当該患者特有の価値観や希望などを確認して，記載しておくことが望ましい。

9．検査（治療）の同意撤回

10．連絡先

　　緊急時の連絡先，同意撤回の際の連絡先を記載する。

　これらを念頭におきながら，以下，要件を満たさない説明文書として，**実例③**から⑧までをみていきたい。

3　「現在の病名・病態」の記載がない

> **実例③**
>
> ○○病院
>
> 　　　　　　気管支ファイバー検査の説明文書
>
> **検査の目的**　喉の奥には肺への空気の入り口である喉頭があり，喉頭に存在する声帯が震えて声が出ます。本検査は，その声帯の下にある空気の通り道（気道）を気管支ファイバースコープによって直接観察し狭窄の有無を確認します。
>
> **検査の内容**　鼻の中を局所麻酔した後，声帯などの動きをみるため最初は鎮静薬を用いないで，太さ2.2mmの気管支ファイバースコープを鼻から挿入し喉の奥まで達して，喉頭のふたである喉頭蓋や声帯などの形態や動きを観察します。その後，鎮静薬を静脈注射し，他方の鼻から一時的に挿入した胃チューブを通して喉頭に局所麻酔剤を噴霧します。安静にした後，ファイバースコープをゆっくり声門を通過させ，声門下や気管を観察します。
>
> 　　　　　　　　　　　　〔以下略〕

　しばしばみられるのは，特に検査に関する説明文書において，「現在の病名・病態」の記載がないことである。むろん診断のための検査であるから，「病名」を記載することは不可能であるが，「現時点で疑われる病名」や「現在の病態」についての記載は必要である。それは，次項目の『検査（治療）の目的』やその必要性に関係するものだからである。つまり，説明を受ける患者にとって，自分の病状を理解できないことには，その検査が本当に自分に必要であると納得して同意をすることができないのである。ちなみに，上記の説明文書であれば，たとえば**「実例③の修正」**のように記載するとよいだろう。

実例③の修正

○○病院

気管支ファイバー検査の説明文書

現在の病状　吸気性喘鳴・呼吸困難がみられます。これらの症状より，声門下の狭窄が疑われます。

検査の目的　喉の奥には肺への空気の入り口である喉頭があり，喉頭に存在する声帯が震えて声が出ます。本検査は，その声帯の下にある空気の通り道（気道）を気管支ファイバースコープによって直接観察し狭窄の有無を確認します。

検査の内容　鼻の中を局所麻酔した後，声帯などの動きをみるため最初は鎮静薬を用いないで，太さ2.2mmの気管支ファイバースコープを鼻から挿入し喉の奥まで達して，喉頭のふたである喉頭蓋や声帯などの形態や動きを観察します。その後，鎮静薬を静脈注射し，他方の鼻から一時的に挿入した胃チューブを通して喉頭に局所麻酔剤を噴霧します。安静にした後，ファイバースコープをゆっくり声門を通過させ，声門下や気管を観察します。

〔以下略〕

4　「現在の病態」の記載がない

同様に「現在の病名・病態」に関する例として，**実例④**がある。

実例④

○○病院

食道がん手術についての説明書

説明日＿＿＿＿＿＿＿＿＿＿
患者名＿＿＿＿＿＿＿＿＿＿

食道の解剖
食道の構造：食道壁は，内側から粘膜・粘膜下層・筋層・外膜の順番で層構造をなしています。がんはこの内側の粘膜から発生する腫瘍で，食道壁の表層へ進展したり食道壁の深い層へ浸潤したりする，転移する腫瘍です。
食道がんとリンパ節：食道がんと関連するリンパ節は，頸部リンパ節・胸部リンパ節・腹部リンパ節です。リンパ節は血管に付着するように存在し，リンパ節は細菌やがん細胞を処理するためにあります。がんを処理しきれないリンパ節が転移リンパ節となり，がんの進展・転移の経路となります。

治療の必要性
　食道がんの進行度の診断は，内視鏡検査，上部消化管造影検査，超音波内視鏡検査，腹部超音波検査，CT 検査などを通して行われます。早期食道がんとはがんの浸潤が粘膜までにとどまりリンパ節転移のないがんのことです。一部の早期食道がんは内視鏡下胃粘膜切除（EMR）の適応となります。内視鏡下粘膜切除の適応にならないがんのなかで，遠隔臓器への転移や食道の周囲臓器へのがんの浸潤のないものが手術の適応となります。手術を行う場合には，食道がんにはリンパ節転移が多く認められるので十分なリンパ節郭清を伴う食道切除が必要となります。

術式

〔以下略〕

　実例④では，一般的な食道癌についての説明，治療の必要性や術式についてはわかりやすく詳細に記載されている。しかしながら，この説明書は食道癌手術に関する説明文書なので，病名に関する記載がないことはよいとしても，当該患者の「現在の病態」についての記載がみられないのは不適切である。通常，患者が特に知ることを希望し，また治療に同意するかどうかの決断を行うための情報として知る必要があるのは，「自分自身がどのような状態であり，自分自身がどのような治療を受けることになるのか」に関することである。このような説明文書の場合，担当医師が口頭や別紙に記載して当該患者の病状を説明していることと思われるが，説明文書は連続した形式であることが望ましい。また，「具体的患者基準説」の立場からも，後から患者が見直せることなどの患者の便宜からも，説明文書にも当該患者の病態を記載することが必要である。

5 検査（治療）の内容と性格および注意事項

実例⑤

〇〇病院

超音波ガイド下肝腫瘍生検に関する説明および承諾書

説明日時＿＿＿＿＿＿＿＿＿＿
患者氏名＿＿＿＿＿＿＿＿＿＿

〔中略〕

超音波ガイド下肝腫瘍生検の内容及び注意事項
　患者様は，検査室に入室後，手術台の上に横になってもらいます。超音波によって病変の位置を確認した後に，局所麻酔を行います。その後，超音波で観察しながら，直径約 1.0 ミリの細い針を皮膚を通して病変内に挿入して，病変部の組織を採ってきます。検査終了後は，病室に戻っていただき安静にしていただきます。体表の傷は小さいのですが，出血が止まらないうちに動くと大量出血を起こすこともありますので，

> 安静をきちんとお守りください。
>
> 〔以下略〕

　次に「検査（治療）の内容と性格および注意事項」に関しては，できるだけ具体的に記載することが望ましい。当該検査（治療）特有の手技や処置については記載されるが，点滴ラインの確保や消毒といった医療側にとって当然すぎる処置については，「説明文書はクリニカルパスではないのだから」という理由で省略されてしまうことが多い。しかし，患者にとっては，ここに記載された情報から，実際の検査や治療内容を推測するしかないわけであり，できるだけ具体的な内容が想像できるように，当然すぎる処置内容も流れを理解する上では記載することが望ましい。

　また，具体的に記載することはなかなか困難であるが，予想される検査（治療）時間を記載することができれば，患者も心の準備がしやすい。さらには，検査（治療）の説明は，どうしても当日行われる内容に記載が偏ってしまうが，検査（治療）前日の注意事項や絶飲食などの処置，また検査（治療）終了後の流れなどについても詳細に記載する方がよい。患者にとっては検査（治療）終了後，「いつごろから食事ができるのか」「いつごろからベッドから出てよいのか」「順調にいけばいつごろ退院できるのか」などの情報も重要な関心事である。以上の点を考慮して，修正するならば，**「実例⑤の修正」**のようになるであろう。このように記載すれば，検査の流れがよくわかる。

実例⑤の修正

> 〔中略〕
>
> 1）超音波ガイド下肝腫瘍生検を受ける場合には，アスピリン®，パナルジン®，ワーファリン®は最低7日前より，ペルサンチン®は2〜3日前から内服を中止してください。他の診療科や他の病院で薬が処方されている場合には前もって，主治医にそれらの薬を飲んでよいか相談してください。
> 2）検査は午前中に行われますので，朝食は止めることになります。内服薬についてはそれぞれについてどうするか指示があります。
> 3）治療室に入ると手術台の上に横になってもらいます。
> 4）注射などの処置をしやすくするため，点滴ラインを確保します。
> 5）生検針を挿入する部分の皮膚を消毒し，滅菌したシートで覆います。
> 6）痛みを感じにくくする注射を行います。
> 7）超音波で病変の位置を確認して，局所麻酔を行います。
> 8）超音波で観察しながら，直径約1.0mmの細い針を皮膚を通して病変内に挿入して，病変部の組織を採ってきます。
> 9）その後病室に戻っていただきます。検査にかかる時間は，病変の数，部位，見えやすさなどで異なりますが，通常30分から2時間です。
> 10）検査後は，原則として術後4時間は絶対安静で絶飲食となります。緊急時の対応や安静時の介助のために，治療日当日は午後8時までご家族の付き添いをお願いいたします。
> 11）術後4時間から翌日の回診までは床上安静（側臥位可）となり，食事が可能とな

> ります。翌日の回診後は洗面・トイレ歩行は可能となります。さらに，採血の結果に問題がなければ，安静解除となります。体表の傷は小さいのですが，出血が止まらないうちに動くと大量出血を起こすこともありますので，安静をきちんとお守りください。
>
> 12) 出血などの合併症が何日か経過してから起こることもあるため，原則として術後 72 時間は退院できません。退院後も術後 2 週間は遠出や運動などを避けてください。
>
> 〔以下略〕

6 「検査(治療)に伴う危険性とその発生率」と「偶発症発生時の対応」

続いて，「検査（治療）に伴う危険性とその発生率」と「偶発症発生時の対応」の項目であるが，**実例⑥**に目を通してもらいたい。

実例⑥

○○病院

消化管造影の説明と同意書

説明日時＿＿＿＿＿＿＿＿
患者氏名＿＿＿＿＿＿＿＿

病気の名前・現在の病状

検査についての説明と目的

消化管とは食道から直腸までの一連の消化吸収に関わる管腔状臓器の総称です。食道・胃および十二指腸の造影検査を上部消化管造影，小腸の造影検査を小腸造影，そして大腸の造影検査を注腸造影と称しています。いずれの検査もバリウムを消化管粘膜に付着させ，X線透視下にバリウム像を映し出すことにより消化管内部の像を構築し，癌やポリープ，潰瘍，その他種々の立体的変化を有する消化管病変の発見，診断をすることを目的としています。

検査の方法

〔中略〕

検査に伴う偶発症

機械による腹部圧迫の際に肋骨の骨折を生じたとの報告があります。また，十二指腸にチューブを挿入する際に消化管に穿孔を生じたとの報告があります。また，注腸造影で空気を注入した際の内圧によって消化管に穿孔を生じたとの報告があります。偶発症が生じた場合には，速やかに当該医師に連絡をとり，外科的処置などを行います。

〔以下略〕

検査や治療による偶発症についての説明は，患者の立場からも，法的立場からも説明文書において重要な位置を占めている。だが，どこまで偶発症を説明するのかについては，現時点においてコンセンサスは得られていない。このことから，第2章では近年の判例の動向をふまえた上で，頻度の高いものについてはすべて，頻度が低くても重篤なものはすべて説明するとの一案を示した。しかし，上記の説明同意文書においては，個々の偶発症に関して一切頻度が記載されていない。

　どの患者でも，経験したことのない検査や治療を受ける前は不安であり，説明文書に偶発症を具体的に網羅することによって，患者の不安を煽るといった考え方もあるであろう。しかしながら，何度も示しているが法的には偶発症とその頻度を説明することが必要である。その上で，各々の偶発症の頻度を記載することが，特にその頻度が低い場合には患者の不安を減らすことにつながる可能性があることにも留意しておきたい。では，以下のように改善すればどうであろうか。

実例⑥の修正

〔前略〕

検査に伴う偶発症
　まれですが，機械による腹部圧迫の際に肋骨の骨折を生じたとの報告があります。また，まれですが，十二指腸にチューブを挿入する際に消化管に穿孔を生じたとの報告があります。また，ごくまれですが，注腸造影で空気を注入した際の内圧によって消化管に穿孔を生じたとの報告があります。偶発症が生じた場合には速やかに，当該医師に連絡をとり，外科的処置などを行います。

〔以下略〕

7　「まれ」より具体的な数字を

　上記の記載では頻度について触れられているが，「まれですが」では，どれくらいの頻度を指して「まれ」と表現しているのかが不明である。また，外科的手術が必要になったり，生命に危険が及ぶような偶発症の場合は，やはり具体的な数値による頻度の記載が望ましいと考えられる。ある偶発症に関しては，頻度があまりにも低い場合などには「まれ」としか記載できないケースも存在するが，他の偶発症に具体的な頻度が数値によって記載されていれば，それよりも低いのであろうと患者が推測することが可能になる。むろん，統計が存在しないため，具体的な頻度を記載することができないケースも多く想定されるが，その場合はその旨を記載することが望ましい。

　実例⑦はいかがだろうか。

7 「まれ」より具体的な数字を   33

実例⑦

○○病院

胃病変切除（粘膜切除術・ポリペクトミー）についての説明同意書

説明日時＿＿＿＿＿＿＿＿＿
患者氏名＿＿＿＿＿＿＿＿＿

〔中略〕

治療に伴う偶発症とその頻度

　内視鏡下手術においては非常にまれではありますが，狭い管腔内で繊細な処置を要する上に緊急事態に対応が遅れてしまうことにより，太い血管を損傷したことによる死亡例や，他の原因による死亡例が報告されています。今回行われる内視鏡治療は，経口的に胃の中に挿入した内視鏡を用いて，腫瘍を切除するというもので，この治療に伴う大きな偶発症として，胃の壁の血管を傷つけることによる出血と，胃の壁に穴をあけてしまう穿孔があります。

　出血のうち噴出性出血など重篤な出血は5〜10％に認められます。多くの場合は内視鏡的止血術によって止血が可能ですが，まれに輸血を必要とすることもあります。

　穿孔は1〜5％に認められます。ほとんどの場合，経鼻胃管の挿入，絶飲食，抗生物質投与などの保存的治療によって軽快します。穿孔部が確認できる場合には，内視鏡を用いてクリッピングなどで穿孔部を閉鎖します。まれに，外科的手術を要する場合があります。

〔以下略〕

　この説明文書の偶発症の説明では，頻度は記載されている。しかしながら，この頻度が当該施設におけるものか，それとも一般的な調査結果によるものなのかが不明である。頻度を記載する場合，その数値の典拠を記載するべきである。また，一般的情報として，行われる検査や治療の偶発症の発生頻度がどれくらいか全国的な統計結果を知らせることも重要だが，患者にとっては当該施設における成績がより重要な情報であると考えられる。そのため，特に死亡例が報告されているような検査・治療においては，当該施設における成績も記載することが望ましい。以上の点を考慮すると，**「実例⑦の修正」**のように改訂するとよいと思われる。

実例⑦の修正

〔前略〕

治療に伴う偶発症とその頻度

　内視鏡下手術においては非常にまれではありますが，狭い管腔内で繊細な処置を要する上に緊急事態に対応が遅れてしまうことにより，太い血管を損傷したことによる死亡例や，他の原因による死亡例が報告されています。今回行われる内視鏡治療は，経口的に胃の中に挿入した内視鏡を用いて，腫瘍を切除するというもので，この治療

> に伴う大きな偶発症として，胃の壁の血管を傷つけることによる出血と，胃の壁に穴をあけてしまう穿孔があります。
> 　日本消化器病学会の集計によれば，出血のうち噴出性出血など重篤な出血は5〜10％に認められます。多くの場合は内視鏡的止血術によって止血が可能ですが，まれに輸血を必要とすることもあります。
> 　同様に日本消化器病学会の集計によれば，穿孔は1〜5％に認められます。ほとんどの場合，経鼻胃管の挿入，絶飲食，抗生物質投与などの保存的治療によって軽快します。穿孔部が確認できる場合には，内視鏡を用いてクリッピングなどで穿孔部を閉鎖します。まれに，外科的手術を要する場合があります。
> 　われわれの病院では，__年__月現在，約320例の内視鏡治療データを集積していますが，出血のために輸血を要した症例は1例のみです。また，穿孔例も10例（3.1％）経験していますが，いずれの患者様も内視鏡的に穿孔部を閉鎖して，数日以内に経口摂取を開始されて通常の方と同様に退院されています。当院では，これらの合併症によって緊急手術が必要になった例はありませんし，死亡例もありません。
> 　　　　　　　　　　〔以下略〕

8　患者の立場にたった説明文書

　これまでに，要件を満たさない説明文書をみてきたが，より良い医療を目指すといった観点からは，要件を満たすだけでなく，理解しやすい説明文書を作成することが望ましい。そのための注意点を記し，本章の結びとしたい。

　なお，本節で示す実例は，先の事項を厳格に反映させたものであり，こうした文書が使用されることが望ましいことはいうまでもないが，紙幅の関係からこれをすべて実際の説明文書に掲載することには限界があると思われる。そうした意味で本書の第6章（ 6-04 ）には前田・田中による同検査の実例を示しているので，こちらもご覧いただきたい（p.190）。

　実例⑧は本章第2節で掲げた1〜9の説明文章に必要な要件をすべて満たしている。表記の内容も比較的平易に記載されており，形式上は問題がないと思われる。

　ここで，留意してほしいのは，いかに説明される側の立場にたてるか，言い換えれば患者の立場にたてるかということである。説明文書を作成するわれわれは医師であり，患者と比較して当然医療に関する知識の差は大きい。われわれが理解しやすいと感じても，一般患者にとっては理解しにくい，読みにくいと感じることは多々あると思われる。また，ある調査によれば説明を受け同意した患者の多くは患者はその内容をよく理解していなかったと報告されている。だからこそ，十分にわかりやすいとわれわれが考えても，そこからさらに一歩踏み込んでわかりやすくしようとする配慮が必要である（**実例⑧の修正**はp.38）。

実例⑧

○○病院

説明文書

内視鏡的逆行性膵管胆道造影検査（ERCP）

　この文書は，患者：＿＿＿＿＿＿＿＿＿＿様への内視鏡的逆行性膵管胆道造影検査（ERCP）について，その目的，内容，危険性などを説明するものです。説明を受けられた後，不明な点がありましたら何でもお尋ねください。

1. 説明日：　　　年　　月　　日

2. 説明医師：

3. 説明を受けた方：
　（1）患者様本人に同意能力がある場合
　患者様本人：

　同　席　者＊：　　　　　　　　　　　（患者様との関係：　　　　　）

　＊患者様本人以外に同席者がいる場合。

　（2）患者様本人に同意能力がない場合
　代　諾　者：　　　　　　　　　　　　（患者様との関係：　　　　　）

　同　席　者＊：　　　　　　　　　　　（患者様との関係：　　　　　）

　＊代諾者以外に同席者がいる場合。

　内視鏡的逆行性膵管胆道造影検査（ERCP）は，口から内視鏡を入れて十二指腸まで進め，胆管や膵管に造影剤を直接注入してX線写真を撮り，胆管や膵管の異常を詳しく調べる検査です。本検査は開発されてからすでに20～30年以上が経過し，胆膵系の病気の診断と治療に大きな貢献をしてきた標準的な検査法です。なお，ERCPは消化器の内視鏡検査の中では，技術を要する検査であり，その成功率は95％です。

1．あなたの病名と病態

2．この検査の目的
　この検査は，胆管および膵管の情報（狭窄，閉塞，結石の有無等）を得るために行われるものです。このうち，あなたには，特に＿＿＿＿＿＿＿＿＿＿＿＿＿＿＿の目的で，この検査を実施します。

3．この検査の内容と性格および注意事項

この検査は，次のような手順で行われます。

検査時に胃の中に食べ物が残っていると，検査がしにくくなりますので前日の21時以降は絶食になります。ミネラルウォーターなど透明な水分は少量であれば飲んでも構いません。高血圧や狭心症の治療薬などの常用している薬に関しては担当医に相談して，当日朝内服するかを決めてください。検査では注射を行うので，円滑に検査を進めるためあらかじめ血管の確保のために点滴を行います。次に，内視鏡を口から十二指腸へ挿入する際の嘔吐反射（吐き気）を軽減するために，のどの奥に局所麻酔薬（キシロカイン®）を含んでいただいて咽頭麻酔を行います。その後うつぶせまたは左下の横向きになります。検査をしやすくするために胃や腸の動きを止める薬（抗コリン薬）を点滴のラインから注射します。さらに，苦痛緩和のための鎮静薬を点滴のラインから注射します。意識レベルが低下するので，呼吸状態を調べるための酸素飽和度と心拍数をモニターします。必要に応じて心電図と血圧のモニターも追加されます。

検査開始後，内視鏡を十二指腸の中ほどまで，挿入します。続いて，内視鏡の先端よりカテーテルを乳頭開口部に挿入します。続いて，胆管および膵管に造影剤を注入し，X線撮影を行います。撮影の際に造影圧を上げることがありますが，その時に腹痛や腰背部痛を感じることがあります。痛い場合は手を振ったり，目配せなどをして合図をしてください。造影剤を注入しX線撮影を行えば，胆管および膵管が鮮明に写し出されるため，治療上有用な所見を得ることができます。

検査後には，病室に戻って3時間ほどにベッド上で休んでいただきます。鎮静薬を使っているので，意識状態の回復が遅い場合には，鼻の中に酸素の投与や呼吸を補助するための管を挿入することがあります。ERCPの検査に伴う合併症の診断や治療の評価のために定期的な血液検査を行います。必要に応じて，胸腹部X線や腹部超音波検や腹部CTなどの画像検査を行います。偶発症である急性膵炎，胆管炎などの予防を目的として，抗生物質，膵炎治療薬（蛋白質分解酵素阻害薬）などを点滴します。検査終了後も水分のみの摂取となります。問題がなければ当日夜もしくは翌朝に低脂肪の軽い食事から再開します。

膵管や胆管の造影を行った後，胆汁や膵液を採取することがあります。膵液を採取する際には分泌促進作用をもつ薬剤（セクレパン®）を点滴ラインより注射します。膵管や胆管に狭窄がみられて悪性腫瘍が疑われる場合には，病理検査を行うために胆管や膵管の組織を採取することがあります。胆管や膵管の病変部の詳細な診断のために，超音波診断プローブのついた細いカテーテルを胆管や膵菅に入れて超音波による検査，管腔内超音波検査（IDUS）を行う場合があります。胆管や膵管の流れを良くする必要がある場合には，ステントというプラスチックや金属の管を胆管や膵管に挿入する場合があります。場合によって鼻からチューブが出た状態で，検査が終了することがあります。ERCPを利用した内視鏡的な胆管結石や膵石の除去などの治療を行う場合には，十二指腸乳頭部に対して，電気メスを用いて切開したり（EST），膨らむバルーンを使用して拡げたり（EPBD）の処置を行います。これらの内視鏡的治療は内科医の行う遠隔操作による手術であり，原則として，これらの治療手技を行う可能性がある場合にはその旨を説明し，承諾書にもERCPに追加してこれらの治療手技名を記入して提示いたします。

4．この検査に伴う危険性とその発生率

ERCPの検査中や検査後に偶発症を起こし，これに対する治療が必要になることがあります。日本消化器内視鏡学会による過去5年間の集計ではERCPに伴う重篤な偶発症の頻度は0.125％で，約800回の検査に1件となっています。これは上部内視鏡検査の0.007％，下部内視鏡検査の0.04％と比較して高率です。このような偶発症の発生は事前に予測することが不可能です。以下に主な危険性・偶発症について説明します（頻度の記載は日本消化器内視鏡学会の報告によります）。

のどの局所麻酔：まれにアレルギー反応を示す方がいます。これまでに，内視鏡検査や歯の治療の際，気分が悪くなった経験のある方は，必ずその旨をお知らせください。

検査時の胃腸の動きを止める注射：緑内障，前立腺肥大，心臓病，甲状腺機能亢進症の経験のあ

る方には，この薬の使用を控えるのでお申し出ください。
　　アナフィラキシーショック（0.004 %）：撮影のために使用する造影剤に対してアレルギー反応を起こすことがあります。これまでに造影剤に対してアナフィラキシーショックを起こした経験のある方はこの検査を行うことができません。必ずその旨をお伝えください。過敏症程度の反応であれば，緊急対応の準備とステロイドの要望投与下で慎重に検査が行われます。また，同様のアナフィラキシーショックが咽頭麻酔や鎮痙薬や鎮静薬によって生じることがあります。
　　出血（0.012 %）・穿孔（0.013 %）：内視鏡を挿入の際に強い嘔吐・咳反射が起きた場合や，胆管や膵臓の進行悪性腫瘍等によって消化管の位置関係が正常と大きく異なる場合には，のどや食道・胃・十二指腸（特に壁の薄い十二指腸）を傷つけたり，それらの場所に，穿孔（孔があく）・出血等を生じさせたりすることがあります。この際，場合によって，輸血や緊急手術が必要になることがあります。また，出血には組織採取に伴う出血があります。異常な部分から小さな組織を採取する場合（生検）には，少量の出血を伴いますが，通常，自然に止血します。ただ，極めてまれに止血処置や輸血が必要になることがあります。
　　ERCP 後急性膵炎（0.78 %）・急性胆管炎（0.013 %）：挿入による物理的刺激や注入した造影剤の化学的刺激により，検査後に膵炎や胆管炎に伴う腹痛・発熱を生じることがあります。この場合，加療が必要となるため，入院（検査入院の場合も含む）期間が延びることがあります。通常は軽症であり2～3日で回復することが多いのですが，ごくまれに重症化し死亡する場合もあります。
　　総 ERCP 件数における死亡頻度は 0.008 % です。
　　膵液や胆汁採取，組織採取，IDUS などの診断的操作を ERCP の造影時に行うことによって，多少偶発症の発生率が高くなります。
　　EST や EPBD 治療的手技が加わった場合，偶発症の発生率は診断的 ERCP のみの場合と比較して約2～3倍高くなります。内視鏡的治療は内科医の行う遠隔操作による手術であり，すでにご説明した ERCP の偶発症のほかに，想定不可能な偶発症が発生する可能性があります。

5．偶発症発生時の対応
　　万が一，偶発症が起きた場合には最善の処置・治療を行います。緊急の処置や外科的手術が必要になることがありますが，その際の経費は原則として患者さんの保険診療による負担になります。

6．代替可能な検査
　　胆管および膵管の情報は，CT や MRI 等，ERCP 以外の検査によってもある程度は得ることができます。ただ，それらの検査は，ERCP に比べて精度が落ちます。

7．検査を行わなかった場合に予想される経過
　　代替可能な検査は ERCP に比べて精度が落ちるため，重篤な病気や障害を見落としてしまう危険性があります。

8．患者様の具体的な希望

9．検査の同意を撤回する場合
　　いったん同意書を提出しても，検査までの間に本検査を受けることをやめることができますが，やめる場合にはその旨を下記まで連絡してください。

10．連絡先
　　検査について質問がある場合や，検査を受けられた後，緊急の事態が発生した場合には，下記まで連絡してください。

```
           【連絡先】
〒○○○-○○○○　東京都千代田区丸の内○-○-○
　○○病院○○科（主治医：○○○○）
　電話：03-○○○○-○○○○
```

　問題点としてまず，**実例⑧**では字の大きさがあげられる。要件を満たすように丁寧に説明書を作成すれば分量が増えるために，字を小さくしてしまいがちである。しかし，読みやすさに配慮するなら，「検査の内容と性格および注意事項」や「検査に伴う危険性とその発生率」の説明部分の字の大きさも他の箇所と同じにする方がよい。また，「検査の内容部分」は，項目別に分けて小見出しをつけることで，患者の理解を助けることができるかもしれない。

　また，具体的理解にはイメージが重要であることから，図や写真は患者の理解の助けになるものと思われる。たとえば，上記の説明文書に膵管と胆管の模式図を添付すれば，患者は検査の内容を理解するのが容易になるであろうし，検査の写真などあれば検査の手順についてのイメージが湧きやすく，検査に対する不安も減るであろう。

実例⑧の修正

〔前略〕

3．この検査の内容と性格および注意事項
　この検査は，次のような手順で行われます。

①検査前の準備
　　検査時に胃の中に食べ物が残っていると，検査がしにくくなりますので前日の21時以降は絶食になります。ミネラルウォーターなど透明な水分は少量であれば飲んでも構いません。高血圧や狭心症の治療薬などの常用している薬に関しては担当医に相談して，当日朝内服するかを決めてください。

（検査当日の流れ）
②点滴
　　検査では注射が行われます。そこで，円滑に検査を行うためあらかじめ血管の確保のために点滴を行います。

③のどへの局所麻酔（キシロカイン®）の噴霧
　　この検査では，まず，内視鏡を口から十二指腸へ挿入します。その際の嘔吐反射（吐き気）を軽減するために，のどの奥に局所麻酔薬（キシロカイン®）を含んでいただいて咽頭麻酔を行います。その後うつぶせまたは左下の横向きになります。

④鎮痙剤の注射
　　この検査では，検査をしやすくするために胃や腸の動きを止める薬（抗コリン薬）を点滴のラインから注射します。内視鏡を操作中に，必要に応じて追加で注射することがあります。

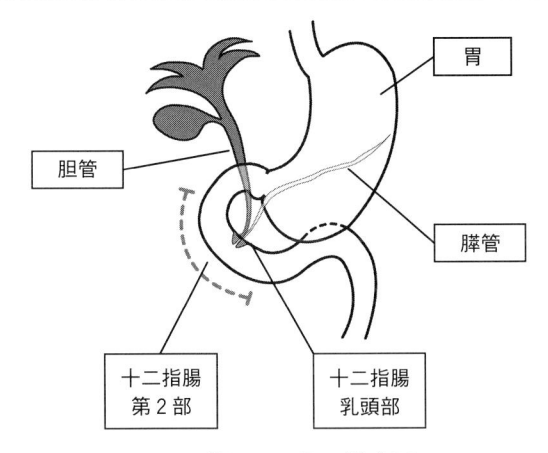

図1 膵管と胆管の模式図

⑤鎮静剤の注射

　この検査では，内視鏡を比較的長時間（＿＿＿分程度）挿入するため，苦痛緩和のための鎮静薬を点滴のラインから注射します。意識レベルが低下するので，呼吸状態を調べるための酸素飽和度と心拍数をモニターします。必要に応じて心電図と血圧のモニターも追加されます。検査が終了した後も，意識の回復が悪い場合には，鎮静薬の拮抗薬を注射することがあります。

⑥内視鏡を口から十二指腸へ挿入（図1）。

　この検査では，次に，内視鏡を十二指腸の中ほど（第2部）まで，挿入します。

⑦内視鏡の先端よりカテーテルを乳頭開口部に挿入（図1）。

　この検査では，続いて，内視鏡の先端よりカテーテルを乳頭開口部に挿入します。この挿入には，細心の注意を払います。

⑧胆管および膵管に造影剤を注入後，X線撮影（図1）。

　この検査では，④のあとに，胆管および膵管に造影剤を注入し，X線撮影を行います。撮影の際に造影圧を上げることがありますが，その時に腹痛や腰背部痛を感じることがあります。痛い場合は手を振ったり，目配せなどをして合図をしてください。

　造影剤を注入しX線撮影を行えば，胆管および膵管が鮮明に写し出されるため，治療上有用な所見を得ることができます。ただ，その反面，造影剤を注入するため，他の内視鏡検査に比べて偶発症の発生率がやや高くなります。

⑨検査後

　検査後には，前室に戻っている時間はどしベッド上で休んでいただきます。鎮静薬を使っているので，意識状態の回復が遅い場合には，鼻の中に酸素の投与や呼吸を補助するための管を挿入することがあります。

　ERCPの検査に伴う合併症の診断や治療の評価のために定期的な血液検査を行います。必要に応じて，胸腹部X線や腹部超音波検や腹部CTなどの画像検査を行います。偶発症である急性膵炎，胆管炎などの予防を目的として，抗生物質，膵炎治療薬（蛋白質分解酵素阻害薬）などを点滴します。検査終了後も水分のみの摂取となります。問題がなければ当日夜もしくは翌朝に低脂肪の軽い食事から

> 　　再開します。
>
> **4．ERCPと同時に行う検査**
> 　膵管や胆管の造影を行った後，胆汁や膵液を採取することがあります。膵液を採取する際には分泌促進作用をもつ薬剤（セクレパン®）を点滴ラインより注射します。
> 　膵管や胆管に狭窄がみられて悪性腫瘍が疑われる場合には，病理検査を行うために胆管や膵管の組織を採取することがあります。
> 　胆管や膵管の病変部の詳細な診断のために，超音波診断プローブのついた細いカテーテルを胆管や膵管に入れて超音波による検査，管腔内超音波検査（IDUS）を行う場合があります。
>
> **5．ERCPを利用した治療手技**
> 　胆管や膵管の流れを良くする必要がある場合には，ステントというプラスチックや金属の管を胆管や膵管に挿入する場合があります。場合によって鼻からチューブが出た状態で，検査が終了することがあります。
> 　ERCPを利用した内視鏡的な胆管結石や膵石の除去などの治療を行う場合には，十二指腸乳頭部に対して，電気メスを用いて切開したり（EST），膨らむバルーンを使用して拡げたり（EPBD）の処置を行います。これらの内視鏡的治療は内科医の行う遠隔操作による手術であり，原則として，これらの治療手技を行う可能性がある場合にはその旨を説明し，承諾書にもERCPに追加してこれらの治療手技名を記入して提示いたします。
>
> **6．この検査に伴う危険性**
> 　ERCPの検査中や検査後に偶発症を起こし，これに対する治療が必要になることがあります。日本消化器内視鏡学会による過去5年間の集計ではERCPに伴う重篤な偶発症の頻度は0.125％で，約800回の検査に1件となっています。これは上部内視鏡検査の0.007％，下部内視鏡検査の0.04％と比較して高率です。このような偶発症の発生は事前に予測することが不可能です。以下に主な危険性・偶発症について説明します（頻度の記載は日本消化器内視鏡学会の報告によります）
> 　**のどの局所麻酔**：まれにアレルギー反応を示す方がいます。これまでに，内視鏡検査や歯の治療の際，気分が悪くなった経験を持つ方は，必ずその旨をお知らせください。
>
> 　　　　　　　　　　〔以下略〕

　日常診療の場面においては，医師はわかりやすいようにと配慮しながら病状の説明を行っているはずである。同様に，説明文書においても，わかりやすさを念頭におきながら作成していくことも大切である。

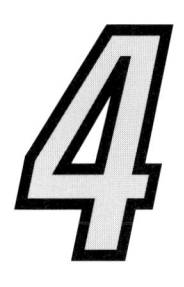

4 手術の説明文書の実例

　これからの4章（4章，5章，6章，7章）においては，手術，治療，検査，看護における説明文書の実例を紹介する。本書における実例は，取り組みを開始したばかりであるため，必ずしも十分なものではないかもしれないが，それでも，これまでの説明文書とは大きく異なっているものと思われる。読者の方々におかれては，本書で示した実例と，第2章で示した記載方法を参考にして，各自の医療機関に適合した，さらに十分な説明文書を作成していただきたい。

　本書で示した実例は，わが国における今後の取り組みのたたき台として活用いただければ幸いである。

　本章においては，手術の説明文書として，次の実例を示した。

4-01	胃全摘術	4-11	児頭骨盤不均衡に対する帝王切開術
4-02	胃切除術	4-12	白内障手術
4-03	早期胃がんに対する腹腔鏡補助下胃切除術	4-13	喉頭微細手術（ラリンゴマイクロサージェリー）
4-04	開腹によるS状結腸がんの手術	4-14	下顎骨インプラント手術
4-05	胆嚢胆石症に対する腹腔鏡補助下胆嚢摘出術	4-15	腰椎椎間板ヘルニア手術（後方椎間板切除術）
4-06	僧帽弁膜症の手術	4-16	全身麻酔
4-07	心室中隔欠損修復術	4-17	脊髄くも膜下麻酔
4-08	経尿道的前立腺切除術（TUR-P）	4-18	硬膜外麻酔
4-09	乳がんに対する乳房温存療法	4-19	下顎神経への伝達麻酔
4-10	子宮筋腫に対する開腹式の単純子宮全摘出術	4-20	輸血

4-01 胃全摘術

説明文書

胃全摘術

　この文書は，患者：　　　　　　　様への胃全摘術について，その目的，内容，危険性などを説明するものです。説明を受けられた後，不明な点がありましたら何でもおたずねください。

1. 説　明　日：　　　年　　月　　日

2. 説明医師：(自筆署名，もしくは記名押印)*
＊自筆する。ゴム印等を用いて記名する場合は印を加える。

3. 説明を受けた方：
　(1) 患者様本人に判断能力がある場合
患者様本人：(自筆署名，もしくは記名押印)*

同　席　者[*2]：(自筆署名，もしくは記名押印)*（患者様との関係：　　　　　）

[*2] 患者様本人以外に同席者がいる場合。

　(2) 患者様本人に判断能力がない場合
代　諾　者：(自筆署名，もしくは記名押印)*（患者様との関係：　　　　　）

同　席　者[*3]：(自筆署名，もしくは記名押印)*（患者様との関係：　　　　　）

[*3] 代諾者以外に同席者がいる場合。

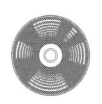

4-01 胃全摘術

1 あなたの病名と病態

a. 病名
これまでの諸検査の結果，あなたの病名は胃がんです。

b. 病態
胃がんの病期は胃がんが胃の壁のどの深さまで進んでいるか（深達度，**図1**），どこのリンパ節まで転移しているか（**図2**），遠隔転移（**図3**，p.45）があるのかないのかによって決まります。

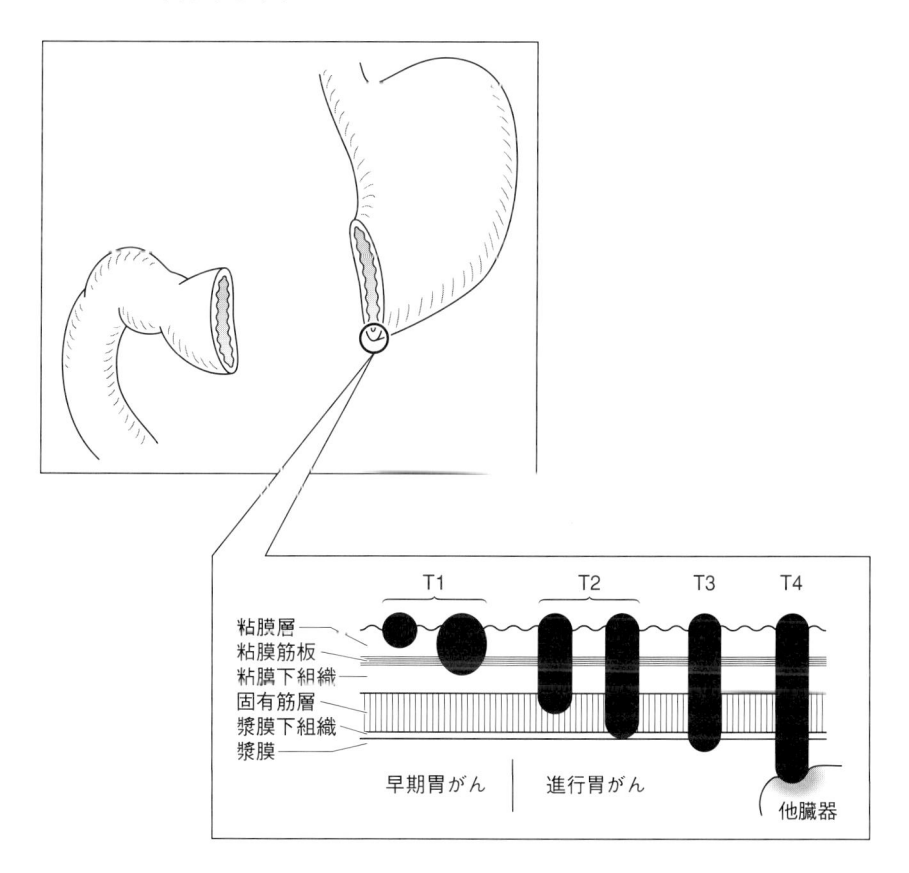

T1：がんの浸潤が粘膜または粘膜下組織にとどまる
T2：がんの浸潤が粘膜下組織を超えているが，固有筋層または漿膜下組織にとどまる
T3：がんの浸潤が漿膜下組織を超えて漿膜に接しているか，またはこれを破って遊離腹腔に露出している
T4：がんの浸潤が直接他臓器まで及ぶ

図1　胃壁深達度（T1～T4）

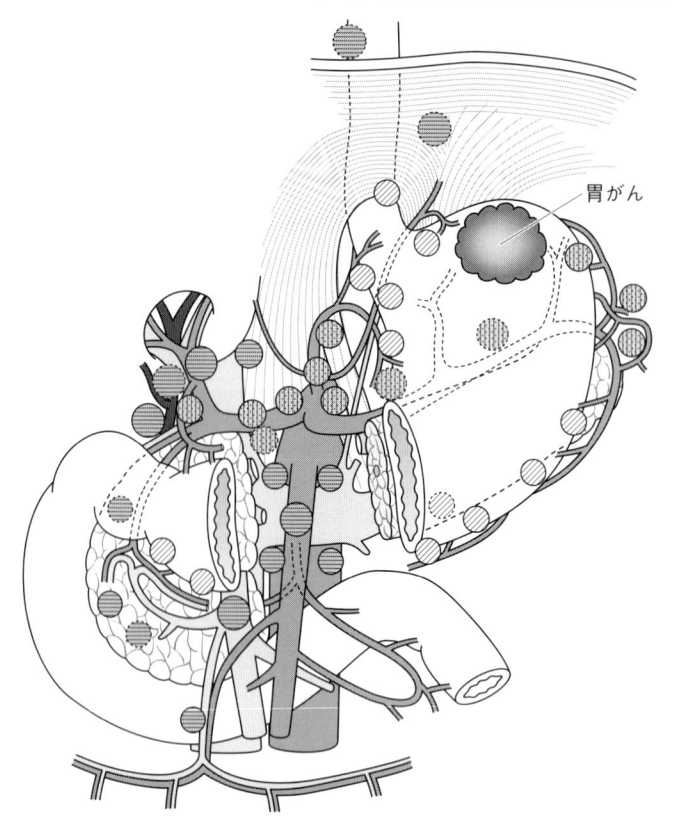

N0　　　：リンパ節転移を認めない
N1 ▨▨▨ ：胃に接したリンパ節のみに転移を認める
N2 ▨▨▨ ：胃を養う血管に沿ったリンパ節まで転移を認める
N3 ▨▨▨ ：さらに遠くのリンパ節まで転移を認める

図2　胃がんリンパ節転移の分類（N1～N3）

あなたの病期（**表1**）は現時点で以下のように診断しています。
・深達度：（T0，T1，T2，T3，T4）　・リンパ節転移の程度：（N0，N1，N2，N3）
・遠隔転移の有無：（M0，M1）　・病期：（ⅠA，ⅠB，Ⅱ，ⅢA，ⅢB，Ⅳ）

表1　胃がんの進み具合（病期：ステージ）

深達度＼リンパ節転移の程度	N0	N1	N2	N3
T1	ⅠA	ⅠB	Ⅱ	Ⅳ
T2	ⅠB	Ⅱ	ⅢA	Ⅳ
T3	Ⅱ	ⅢA	ⅢB	Ⅳ
T4	ⅢA	ⅢB	Ⅳ	Ⅳ
M0，M1	Ⅳ	Ⅳ	Ⅳ	Ⅳ

M0：肝転移，腹膜転移および腹腔細胞診陽性以外の遠隔転移を認めない。
M1：肝転移，腹膜転移および腹腔細胞診陽性以外の遠隔転移を認める。

〔日本胃癌学会編：胃癌取扱い規約．p.13，金原出版，1999を改変〕

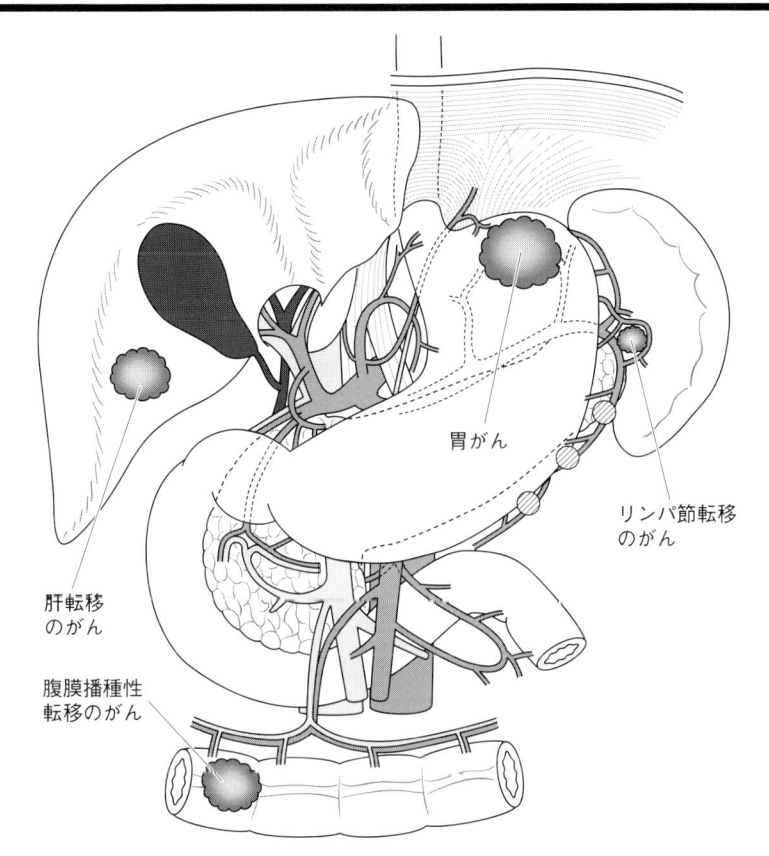

図3 遠隔転移（リンパ節転移，肝転移，腹膜播種性転移）

2 胃全摘術の目的・必要性・有効性

　あなたの胃がんは現在1-bで示したような病態にあり，治療しなければ徐々に進行して最後はあなたの命を脅かすことになってしまいます。

　胃がんの治療法は胃がんがどこまで進んでいるか（病期：ステージといいます）によって変わってきます。病期ⅠAの中には手術ではなく内視鏡による治療でも治る場合があります。また病期Ⅳは胃がんが進行して遠くの臓器に転移したなどの状態で，手術で完全に治すことが難しい病期です。しかし，それ以外の場合，一般に胃がんに対しては手術療法が最も有効な治療法であると考えられています。あなたの場合，以下の理由で手術療法をお勧めいたします。

　1）病期ⅠAだが内視鏡による治療では治療効果が不十分であると考えられるから。
　2）病期（ⅠB，Ⅱ，ⅢA，ⅢB）だから。
　3）病期Ⅳだが＿＿＿＿＿＿＿＿＿＿＿＿＿＿＿＿＿＿＿＿＿＿という理由から。

　「胃がん治療ガイドライン」によると日本の胃がんの治療成績（5年生存率）は，病期によって異なりますが，ⅠAで約95％，ⅠBで約87％，Ⅱで約68％，ⅢAで約50％，ⅢBで約31％，Ⅳで約17％であり，胃がん全体の約70％が治癒していると

されています。

なお，後に記述していますが，胃全摘術には危険（合併症）や胃切除後障害が付随します。

3 胃手術療法（胃全摘術）の内容

手術の方法は，がんが胃のどこに存在するかによって決まります。あなたの場合は，胃の（入り口付近，全体）に存在するために胃全摘術を選択することになります。なお，リンパ節郭清，合併切除臓器については，以下のとおりです。

・リンパ節郭清
　1）標準的リンパ節郭清（D2 郭清）
　2）縮小リンパ節郭清（D0 または D1 郭清）：理由＿＿＿＿＿＿＿＿＿＿＿＿＿＿
　3）拡大リンパ節郭清（D3 郭清）：理由＿＿＿＿＿＿＿＿＿＿＿＿＿＿＿＿＿＿

・合併切除臓器：なし，胆嚢，脾臓，膵臓の一部，横行結腸，その他（　　　　　）
　　理由＿＿＿＿＿＿＿＿＿＿＿＿＿＿＿＿＿＿＿＿＿＿＿＿＿＿＿＿＿＿＿＿＿

胃を全摘した後の再建方法は，図4のように行います。

　＊実際には，必要に応じて図1〜4を用い，手術の内容を詳しく説明する。また，必要に応じてそれらを記載する。

4 胃全摘術に伴う危険とその発生率

当科における最近5年間の胃全摘術（156症例）の合併症の発生率は23％です。その主な内訳は次のとおりです。

　・縫合不全　3.8％　　　　・術後出血　0.6％
　・膵液瘻・腹腔内膿瘍　4.5％　・吻合部狭窄　1.3％
　・癒着性腸閉塞　3.2％　　　・創感染　7.1％
　・呼吸器合併症　2.5％　　　・循環器合併症　1.3％

合併症が発生した場合は，直ちに病状の説明と最善の対処を施します。合併症の多くは保存的治療で軽快しますが，時に緊急手術などが必要な場合があり，生命の危険に及ぶことがあります（治療関連死は0.6％）。

また，術後合併症の発生には，術前の合併症の有無が大きく影響します。術前の諸検査の結果，あなたには以下の術前合併症が認められます。術前合併症が存在すると，術後合併症のリスクが上がることにご留意ください。

　＊実際には，当該患者の術前合併症について説明し，それを記載する。また，その術前合併症との関係から予測可能な術後合併症について，その内容，発生頻度を説明し，それらを記載する。

5 胃全摘術後の後遺症（胃切除後障害）

胃がん手術後にはいろいろな後遺症が発生します。代表的なものを以下に示します。

図1 再建方法

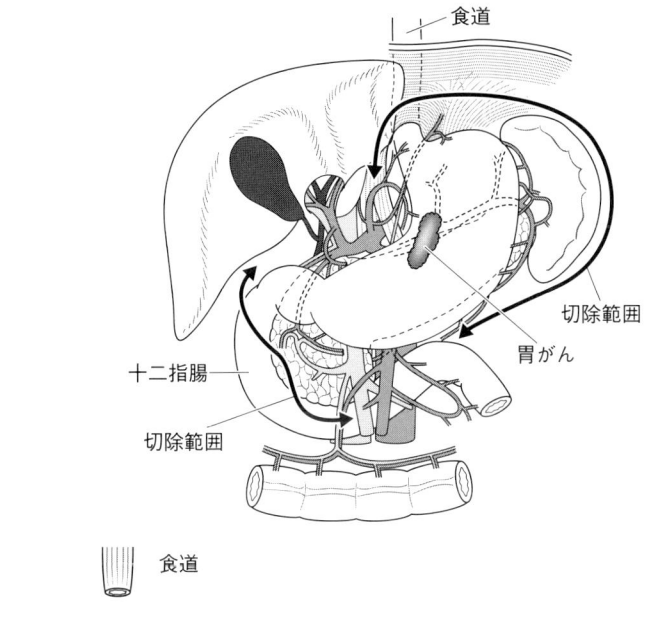

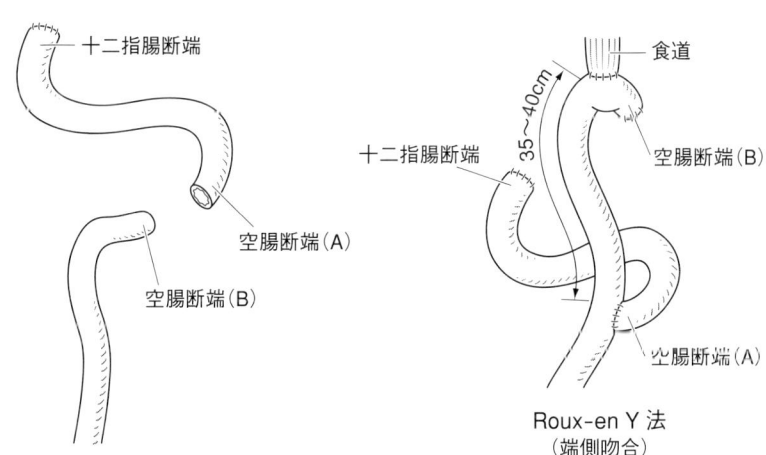

- 鉄やビタミン B_{12} の吸収障害による貧血
- カルシウムの吸収障害による骨粗鬆症
- 食べたものがいきなり腸に行くことにより発生するダンピング症状
- 消化液の食道への逆流による逆流性食道炎

　これらの後遺症が少しでも軽くなるように，医師，看護師，薬剤師，栄養士らが連携し，食事指導や栄養指導を行っていきます。「胃を全部とった場合，一般の人に比べて，生命予後に不利ではないか？」という疑問に対しては，手術後調査から，がんが治れば一般の人とほとんど変わらないという結果を得ています。

　＊実際には，後遺症の発生頻度についてわかる範囲で説明し，それらを記載する。

6 胃全摘術の代わりとして考えられる医療とそれに伴う危険

　化学療法，緩和医療などが考えられますが，有効性と安全性の両面から判断すると，あなたにとっての治療法として手術療法が適切であると考えます。

　＊実際には，1で示した病態との関係から，代替療法について，その内容や利点・欠点を説明し，それらを記載する。

7 患者様の具体的な希望

　〔省略〕

8 手術の同意を撤回する場合

　〔省略〕

9 連絡先

　〔省略〕

4-02 胃切除術

1 あなたの病名と病態

a．病名
これまでの諸検査の結果，あなたの病名は胃がんです．

b．病態
胃がんの病期は胃がんが胃の壁のどの深さまで進んでいるか（深達度，図1），どこのリンパ節まで転移しているか（図2），遠隔転移（図3，p.51）があるのかないのかによって決まります．

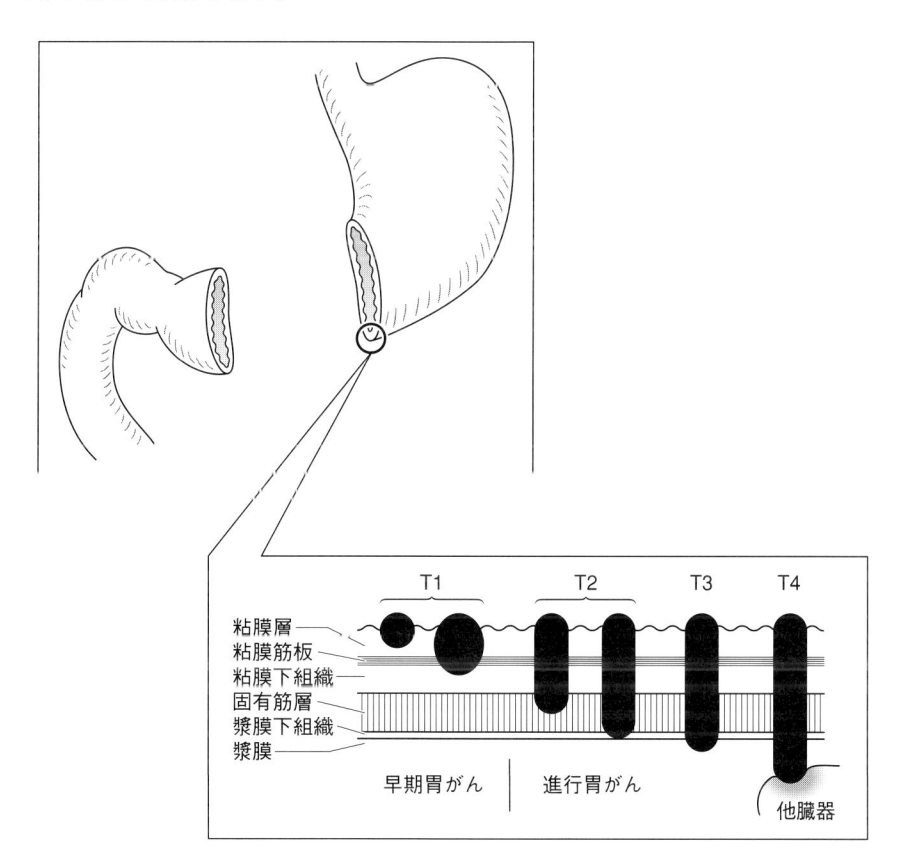

T1：がんの浸潤が粘膜または粘膜下組織にとどまる
T2：がんの浸潤が粘膜下組織を超えているが，固有筋層または漿膜下組織にとどまる
T3：がんの浸潤が漿膜下組織を超えて漿膜に接しているか，またはこれを破って遊離腹腔に露出している
T4：がんの浸潤が直接他臓器まで及ぶ

図1　胃壁深達度（T1～T4）

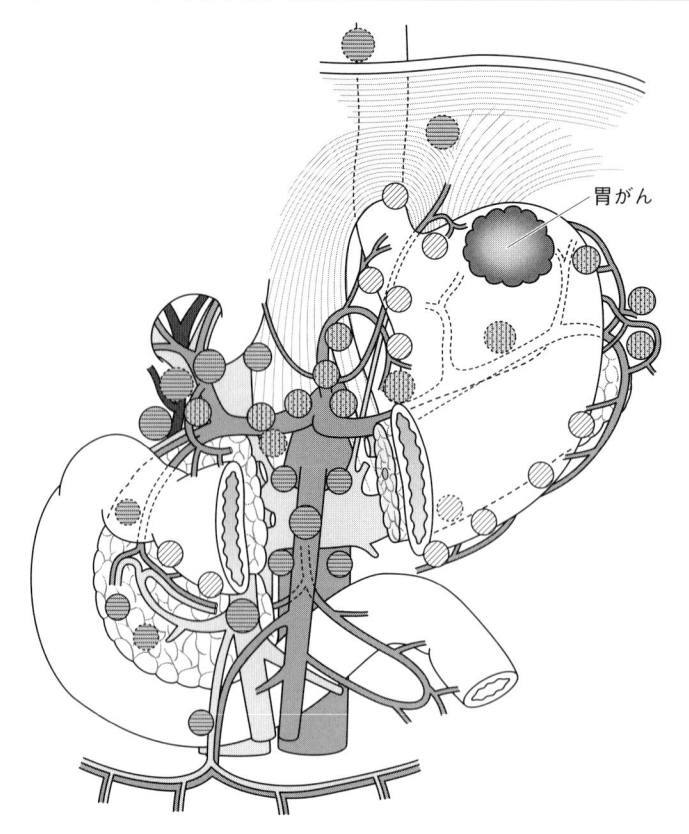

N0 　　　　　：リンパ節転移を認めない
N1 ////////：胃に接したリンパ節のみに転移を認める
N2 ▦▦▦▦：胃を養う血管に沿ったリンパ節まで転移を認める
N3 ▬▬▬：さらに遠くのリンパ節まで転移を認める

図2　胃がんリンパ節転移の分類（N1～N3）

あなたの病期（**表1**）は現時点で以下のように診断しています。
・深達度：（T0, T1, T2, T3, T4）　・リンパ節転移の程度：（N0, N1, N2, N3）
・遠隔転移の有無：（M0, M1）　　・病期：（ⅠA, ⅠB, Ⅱ, ⅢA, ⅢB, Ⅳ）

表1　胃がんの進み具合（病期：ステージ）

深達度＼リンパ節転移の程度	N0	N1	N2	N3
T1	ⅠA	ⅠB	Ⅱ	Ⅳ
T2	ⅠB	Ⅱ	ⅢA	Ⅳ
T3	Ⅱ	ⅢA	ⅢB	Ⅳ
T4	ⅢA	ⅢB	Ⅳ	Ⅳ
M0, M1	Ⅳ	Ⅳ	Ⅳ	Ⅳ

M0：肝転移，腹膜転移および腹腔細胞診陽性以外の遠隔転移を認めない。
M1：肝転移，腹膜転移および腹腔細胞診陽性以外の遠隔転移を認める。

〔日本胃癌学会編：胃癌取扱い規約．p.13, 金原出版，1999を改変〕

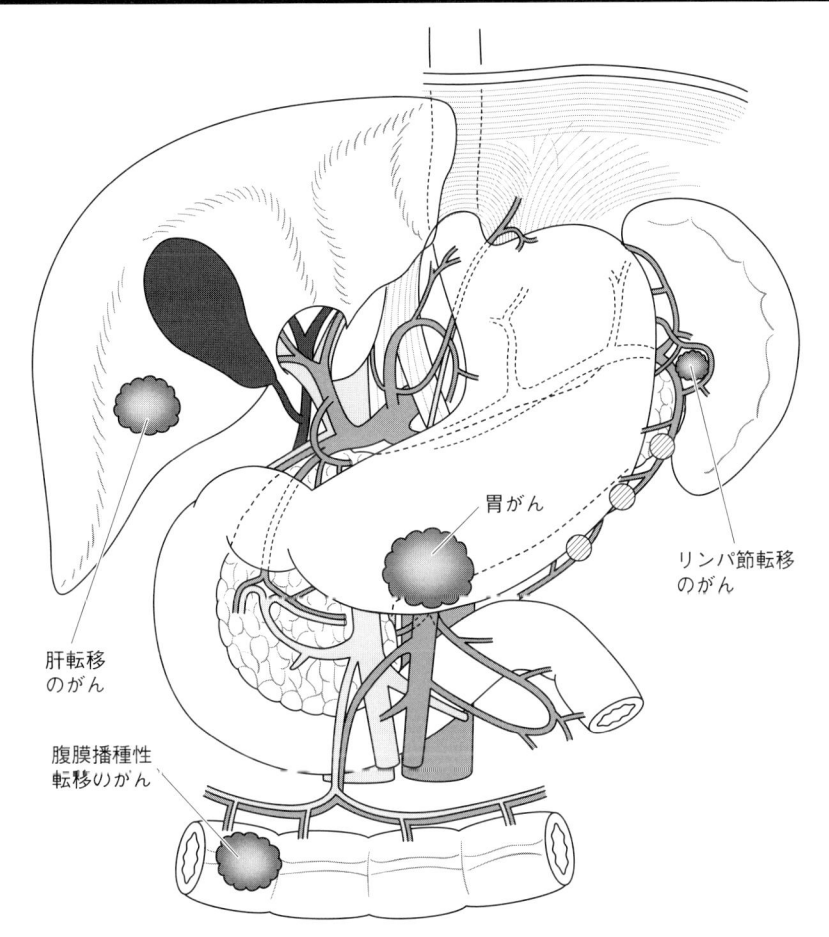

図3 遠隔転移（リンパ節転移，肝転移，腹膜播種性転移）

2 胃切除術の目的・必要性・有効性

　あなたの胃がんは現在①-bで示したような病態にあり，治療しなければ徐々に進行して最後はあなたの命を脅かすことになってしまいます。

　胃がんの治療法は胃がんがどこまで進んでいるか（病期：ステージといいます）によって変わってきます。病期ⅠAの中には手術ではなく内視鏡による治療でも治る場合があります。また病期Ⅳは胃がんが進行して遠くの臓器に転移したなどの状態で，手術で完全に治すことが難しい病期です。しかし，それ以外の場合，一般に胃がんに対しては手術療法が最も有効な治療法であると考えられています。あなたの場合，以下の理由で手術療法をお勧めいたします。

　1）病期ⅠAだが内視鏡による治療では治療効果が不十分であると考えられるから。
　2）病期（ⅠB，Ⅱ，ⅢA，ⅢB）だから。
　3）病期Ⅳだが＿＿＿＿＿＿＿＿＿＿＿＿＿＿＿＿＿＿＿＿という理由から。

　「胃がん治療ガイドライン」によると日本の胃がんの治療成績（5年生存率）は，

病期によって異なりますが，ⅠAで約95％，ⅠBで約87％，Ⅱで約68％，ⅢAで約50％，ⅢBで約31％，Ⅳで約17％であり，胃がん全体の約70％が治癒しているとされています。

なお，後に記述していますが，胃切除術には危険（合併症）や胃切除後障害が付随します。

③ 胃手術療法（胃切除術）の内容

手術の方法は，がんが胃のどこに存在するかによって決まります。あなたの場合は，胃の出口付近に存在するために胃切除術を選択することになります。なお，リンパ節郭清，合併切除臓器については，以下のとおりです。

・リンパ節郭清
　1）標準的リンパ節郭清（D2郭清）
　2）縮小リンパ節郭清（D0またはD1郭清）：理由＿＿＿＿＿＿＿＿＿＿＿＿
　3）拡大リンパ節郭清（D3郭清）：理由＿＿＿＿＿＿＿＿＿＿＿＿＿＿＿＿

・合併切除臓器：なし，胆嚢，脾臓，膵臓の一部，横行結腸，その他（＿＿＿＿＿）
　　理由＿＿＿＿＿＿＿＿＿＿＿＿＿＿＿＿＿＿＿＿＿＿＿＿＿＿＿＿＿＿＿＿

胃を切除した後の再建方法は，**図4**のように行います。

　＊実際には，必要に応じて**図1～4**を用い，手術の内容を詳しく説明する。また，必要に応じてそれらを記載する。

④ 胃切除術に伴う危険とその発生率

当科における最近5年間の胃切除術（392症例）の合併症の発生率は7.1％です。その主な内訳は，次のとおりです。

・縫合不全　0.5％　　　　　　　・術後出血　0.3％
・膵液瘻・腹腔内膿瘍　3.8％　　・吻合部狭窄　0.7％
・癒着性腸閉塞　1.3％　　　　　・創感染　4.3％
・呼吸器合併症　0.8％　　　　　・循環器合併症　0.3％

合併症が発生した場合は，直ちに病状の説明と最善の対処を施します。合併症の多くは保存的治療で軽快しますが，時に緊急手術などが必要な場合があり，生命の危険に及ぶことがあります（治療関連死は0.3％）。

また，術後合併症の発生には，術前の合併症の有無が大きく影響します。術前の諸検査の結果，あなたには以下の術前合併症が認められます。術前合併症が存在すると術後合併症のリスクが上がることにご留意ください。

⑤ 胃切除術後の後遺症（胃切除後障害）

胃がん手術後にはいろいろな後遺症が発生します。代表的なものを以下に示します。

・鉄の吸収障害による貧血

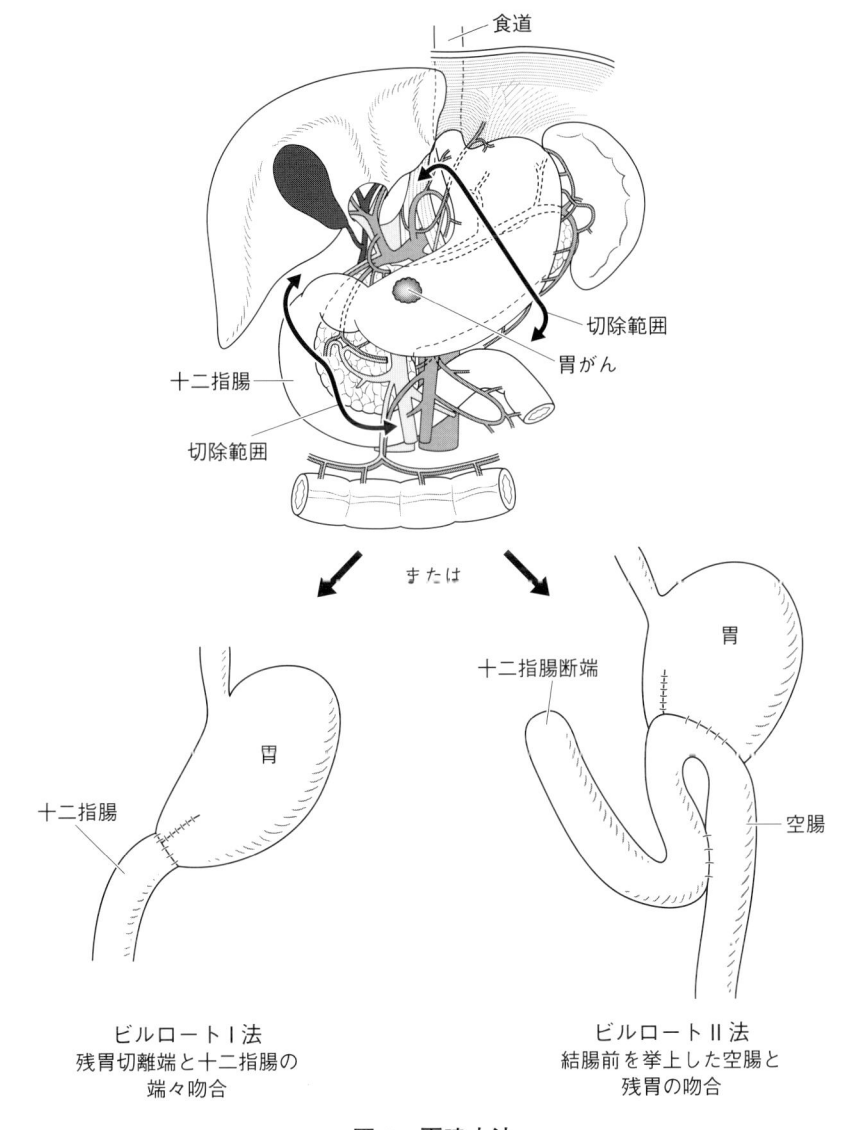

食道

切除範囲
胃がん
十二指腸
切除範囲

または

ビルロートⅠ法
残胃切離端と十二指腸の端々吻合

十二指腸断端
胃
空腸

ビルロートⅡ法
結腸前を挙上した空腸と残胃の吻合

図4 再建方法

・カルシウムの吸収障害による骨粗鬆症
・食べたものがいきなり腸に行くことにより発生するダンピング症状
・消化液の食道への逆流による逆流性食道炎

　これらの後遺症が少しでも軽くなるように，医師，看護師，薬剤師，栄養士らが連携し，食事指導や栄養指導を行っていきます。
　＊実際には，後遺症の発生頻度についてわかる範囲で説明し，それらを記載する。

6 胃切除術の代わりとして考えられる医療とそれに伴う危険

　化学療法，緩和医療などが考えられますが，有効性と安全性の両面から判断すると，あなたにとっての治療法として手術療法が適切であると考えます。

＊実際には，①で示した病態との関係から，代替療法について，その内容や利点・欠点を説明し，それらを記載する。

7 患者様の具体的な希望

〔省略〕

8 手術の同意を撤回する場合

〔省略〕

9 連絡先

〔省略〕

4-03 早期胃がんに対する腹腔鏡補助下胃切除術

1 あなたの病名と病態

a. 病名

あなたが現在かかっている病気は，早期胃がんです。

b. 病態

これまでの検査の結果，あなたの胃がんは，現在，次のような状態です。

*図1を用いて病変の部位を示した上で，予想される深達度，転移の有無などについて，図2〜4を用いながら，具体的に説明する。必要に応じて説明の内容を詳しく記載する。

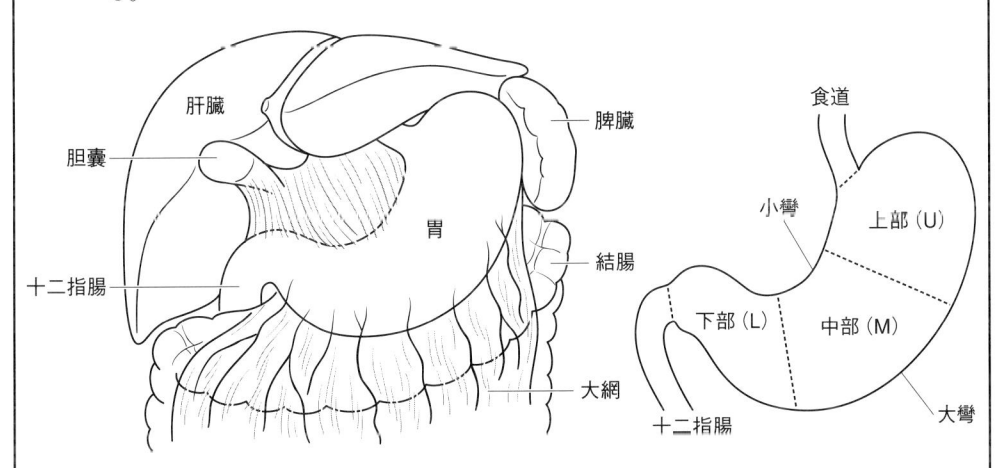

図1 あなたの胃がんの状態

Box

※胃がんについて（一般）

胃の粘膜細胞が，何らかの原因（たとえば，遺伝などの先天的要因，塩分摂取過多やアルコール多飲などの暴飲暴食，ヘリコバクター・ピロリの慢性感染など）によってダメージを受け，遺伝子に傷がつくと胃がん（癌）が発生すると考えられています。がんは，無秩序に増殖を続けて拡がることと，転移をすることが特徴です。

胃がんは，粘膜に発生し，大きくなると胃の内側に飛び出したり，胃の壁深くに進んでいきます。胃の壁は粘膜（表面の**粘膜**とその下の**粘膜下層**に分けられます），その下の厚い**筋層**，一番外側の薄い膜（**漿膜**）でできています。がん細胞が胃壁のどの層に達しているか（**深達度**）によって，**早期がん**と**進行がん**に分類されます（**図2**）。

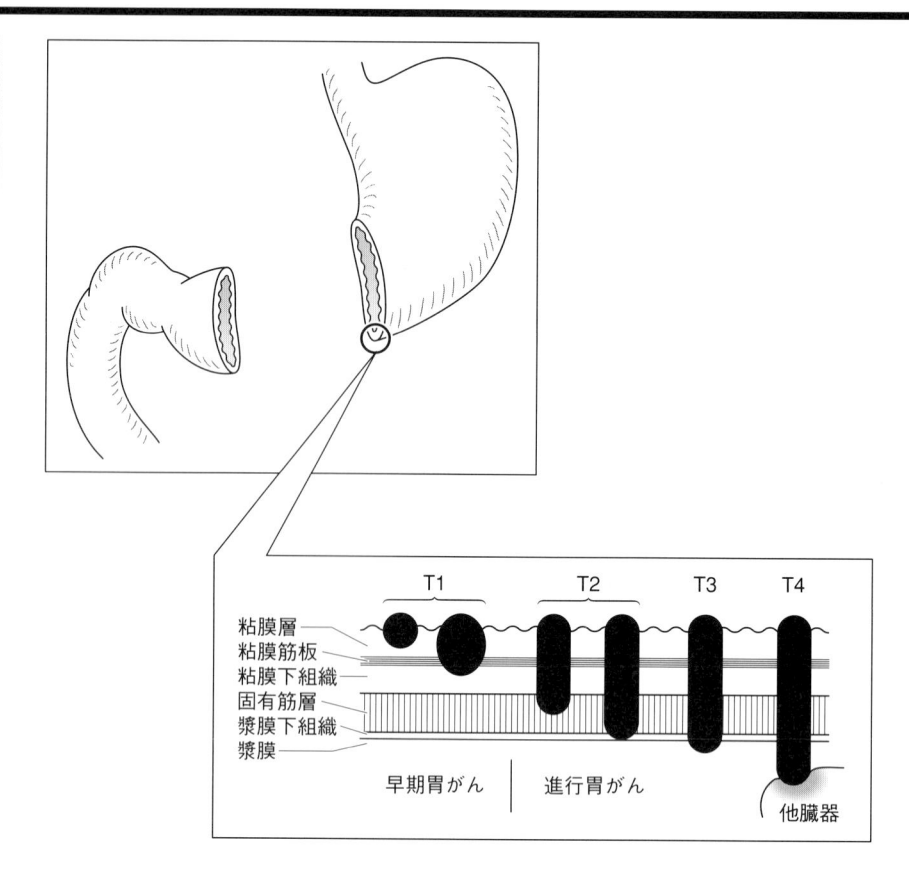

T1：がんの浸潤が粘膜または粘膜下組織にとどまる
T2：がんの浸潤が粘膜下組織を超えているが，固有筋層または漿膜下組織にとどまる
T3：がんの浸潤が漿膜下組織を超えて漿膜に接しているか，またはこれを破って遊離腹腔に露出している
T4：がんの浸潤が直接他臓器まで及ぶ

図2　胃がんの深達度

　早期の場合，自覚症状に乏しいこともありますが，胃痛，胃部不快，食欲不振などの症状がみられることもあります。一方，進行胃がんでは前述の症状のほか，がん部からの出血により貧血が生じたり，黒色便が出たり，体重が急激に減少したりすることがあります。

　胃がんの転移（飛び火）には次のような3大転移といわれるものがあります（図3）。

　また，胃がんの組織を顕微鏡で見ると胃がんは分化型と未分化型に分けられます。

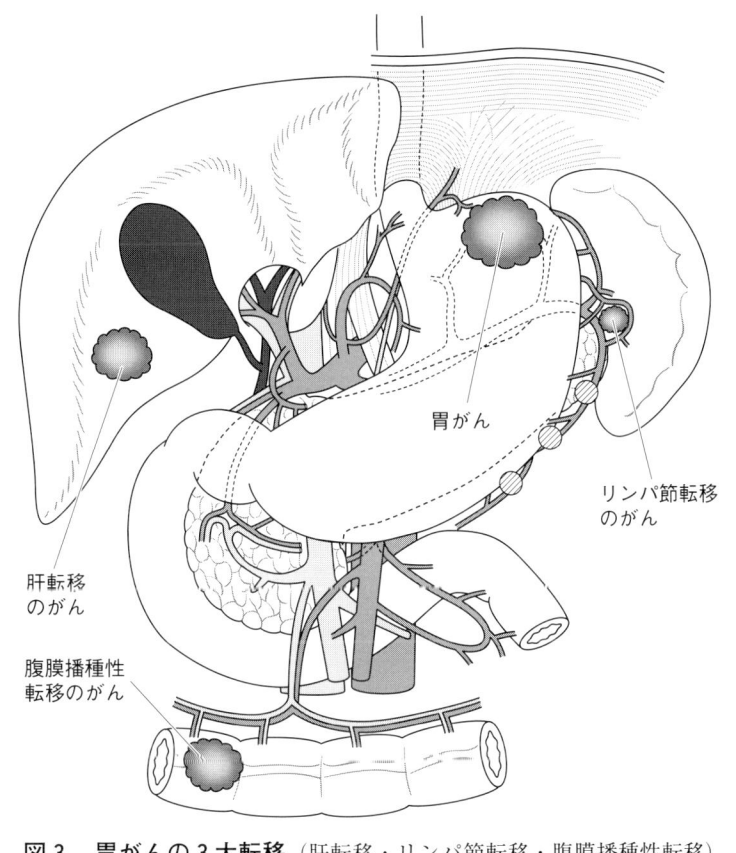

図 3　胃がんの 3 大転移（肝転移・リンパ節転移・腹膜播種性転移）

2　この手術の目的・必要性・有効性

※あなたに行おうとしている手術の目的等

　早期胃がんの治療は多様化してきており，その選択はきわめて重要です。あなたの胃がんは，幸い早期で発見されたので，治療の第1の目的は完治する（根治性のある）ことです。第2の目的は最大の生活の質（QOL）を得ることです。

　組織型，予想される深達度，潰瘍の合併の有無などを考慮すると，現在のところ胃の病巣と所属リンパ節を郭清する（一部省略可能）治療が，根治性でQOLの最も良い治療法と思われます。

　そこで，あなたには，今回，　腹腔鏡補助下胃切除術　を予定しています。なお，腹腔鏡手術が継続困難なときは，従来の開腹手術に術式変更することを予定しています。

> **Box**
>
> ※胃がんの治療方法（一般）
>
> 胃がんの治療法は，一般には次のようなものがあります．
>
> 1）**内視鏡的胃粘膜切除（EMR）**：これは，転移の可能性がない早期胃がんに有効な胃ファイバースコープによる治療法（内視鏡的手術）です．
>
> 2）**手術療法**：これは手術による治療法です．従来の開腹による普通の胃切除術（胃2/3切除＋2群リンパ節郭清），開腹による縮小した胃切除術（リンパ節郭清一部省略など），腹腔鏡補助下の胃切除術，腹腔鏡下胃局所切除術などがあります．
>
> 3）**化学療法**：これは抗がん剤による治療法です．経口投与（飲み薬）と静脈内投与（注射や点滴）の2通りがあります．奏効率は20〜40％ですが，完全寛解はほとんどありません．切除不能進行がん，術後の補助化学療法（再発予防），再発・転移巣に対する治療に使用されます．
>
> 4）**免疫療法，代替療法**：これらは，免疫を賦活したりするなどしてがん細胞を攻撃することを目的とした治療法です．これのみで根治を得ることは不可能であり，研究段階といえます．

　従来の開腹による手術と腹腔鏡を補助に用いた手術は，切除や郭清の手順や範囲はほぼ同じです．

　腹腔鏡（補助）下手術の利点としては，低侵襲であることで術後の回復が早い，術創が小さく術後の創痛が軽い，美容的に良好，手術による癒着が軽度であるなどが挙げられます．一方，問題点としては，手術時間が長い，気腹に伴う特有の合併症がある，手術手技が難しい（視野の確保，止血操作など），手術器具のコストが高い，などが挙げられます．

　なお，胃がん手術後の成績（予後）は多くは5年生存率で表されます．これは胃がんの再発は，治療後2年以内に起こることが多く，それからはだんだん減ってきて，5年以上経って再発することは少ないからです．日本胃癌学会の調査では，進み具合（進行度病期：ステージ）別の成績は，IA期　93.4％，IB期　87.0％，Ⅱ期　68.3％，ⅢA期　50.1％，ⅢB期　30.8％，Ⅳ期　16.6％です．あなたの胃がんは，現在，①-bで示したような状態にあり，あなたの場合，_____のように考えられます．

③ この手術の内容等

a．手術の方法

　CO_2による気腹を行い，腹腔内に操作スペースをつくります．腹腔鏡下で主要血管を処理した（リンパ節郭清）後（図4），適切な場所に必要最小限の皮膚切開をして，胃と十二指腸を体外へ誘導し切除します．小切開創から残した胃と十二指腸をつな

ぎ直します（吻合）（**図5**）。傷が小さく，手術を受ける患者さんへの負担が軽いのが長所ですが，普通の胃切除術に比べるとリンパ節の郭清範囲がやや狭くなります。腹腔鏡手術が継続困難なときや術中にリンパ節への転移が強く疑われるときは，従来の開腹手術に術式変更になることがあります。

＊実際には，**図4，5**を用いて，具体的に，手術の内容，性格等を説明し必要に応じてそれらを記載する。

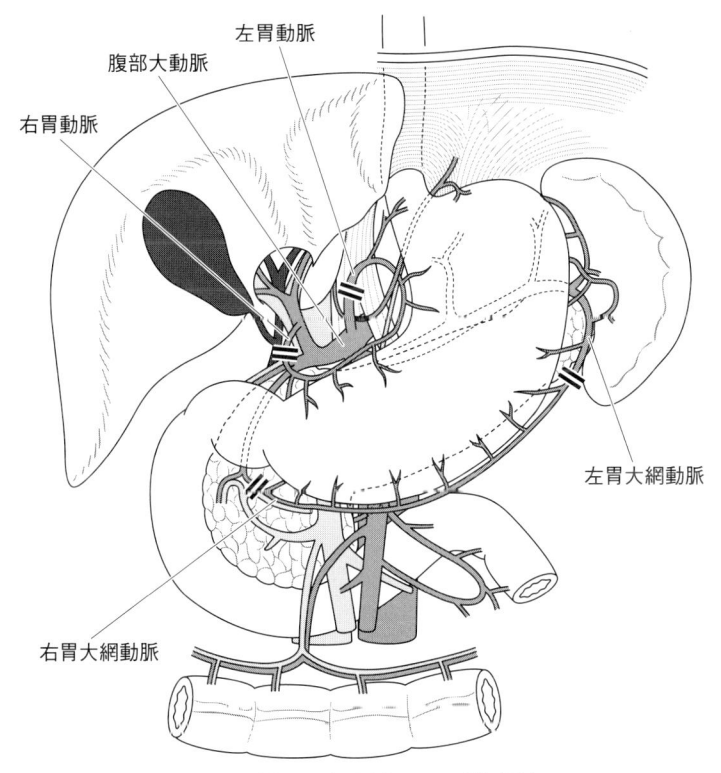

図4 胃切除範囲とリンパ節郭清

b．術後病理検索・治療方針

切除した検体（リンパ節，切除胃）を病理組織検査に提出して，深達度（深さ）やリンパ節への転移の有無などを検討し最終的な進行度と根治度の評価を行います。

深達度やリンパ節転移の範囲や個数などの予後因子により，術後補助療法（化学療法，免疫療法）が必要になることがあります。

早期の場合でも再発する可能性がゼロではなく，術後は長期にわたって，局所の再発やリンパ節転移，肝臓や肺などの遠隔転移，腹膜播種の有無について定期的に経過を観察する必要があります。

食道

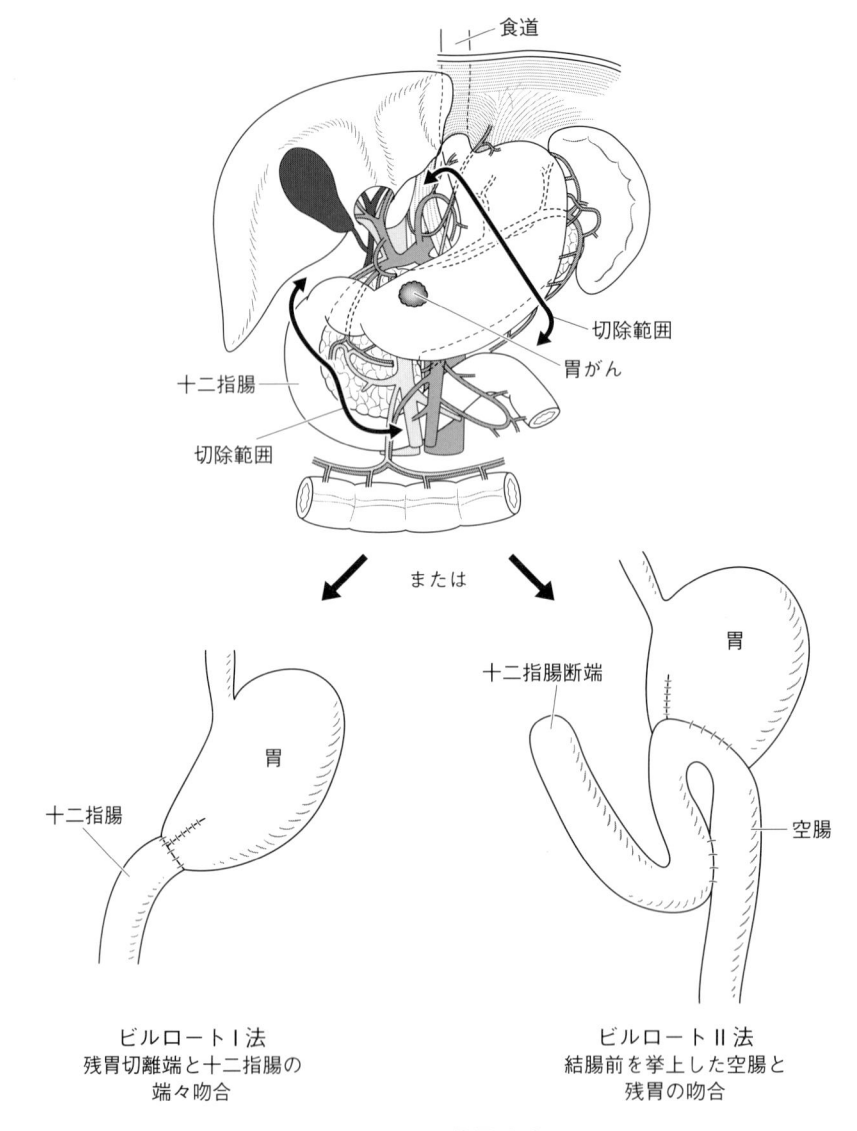

切除範囲

胃がん

十二指腸

切除範囲

または

十二指腸断端

胃

胃

十二指腸

空腸

ビルロートⅠ法
残胃切離端と十二指腸の
端々吻合

ビルロートⅡ法
結腸前を挙上した空腸と
残胃の吻合

図5　切除後再建法

4 この手術に伴う危険性と術中偶発症

　全身麻酔下で行われるため，麻酔による事故，アレルギー，悪性高熱症などが起こりうる可能性があります。このほか，他の一般の手術と同様に術中・術後の循環器系，呼吸器系合併症を発症する可能性があります。

　共通の術中偶発症としては，血管損傷による出血，他臓器損傷などがあります。

　腹腔鏡下手術に特有な術中偶発症としては，手術操作に関するものとして，トロカール刺入部からの出血，他臓器損傷（消化管，腸間膜，肝，横隔膜など）があり

ます。気腹操作に関するものとして，CO_2ガスによる肺塞栓，無気肺，横隔膜穿孔，高CO_2血症などがあります。これらの発生頻度は従来の開腹手術より高く，術中に発見されにくいため，重症化しやすいことがあります。

　必要と判断される場合は，腹腔鏡手術を中断し，開腹手術へ移行します。
　＊危険性の発生頻度についても説明し，必要に応じてそれらを記載する。

5 術後合併症および胃切除後障害の対応

a．術後合併症

1）術後出血（血管損傷，トロカール刺入部）：術後出血が持続する場合，再開腹し，止血を試みることがあります。また，緊急輸血（MAP，FFPなど）やアルブミン，PPFなどの血液製剤の投与が必要になることがあります。

2）感染（創部の感染や腹腔内膿瘍形成など）：抗生物質による治療を行います。それに限界がある場合は，再開腹による洗浄やドレナージが必要な場合があります。

3）術後呼吸器合併症（無気肺，肺炎）：気腹の影響で頻度が多く，発生すると重篤になることが多いとされています。予防には術前からは禁煙と呼吸訓練が重要です。術後は深呼吸に努めてください。また定期的に喀痰の排出をお手伝いします。

4）肺動脈塞栓症：気腹のため下肢静脈血のうっ滞が生じやすく，肺動脈塞栓症の危険性があります。予防処置を講じていますが，発症すると重篤で死亡率も高いとされています。

5）急性心筋梗塞：手術に関連したもの（周術期の低血圧や凝固亢進）あるいは関連しないもの（持病の狭心症の悪化）が周術期に起こりえます。

6）術後せん妄：高齢者の場合，ストレスや不眠などでわけがわからなくなることがあります。日にちが経つと回復することがほとんどです。術後せん妄が発生した場合にはチューブ抜去などにより他の合併症を誘発する可能性があるため，身体の抑制を行うことが患者さんにとって安全であることがあります。

7）縫合不全（図6）：つないだ腸管がつながらず，消化管内容が漏れる状態です。腹腔内膿瘍や敗血症の原因となることもあり，洗浄・吸引ドレナージや再開腹術を行うことがあります。

8）吻合部狭窄（図7）：一過性の場合，絶飲食で改善することがありますが，遷延化すれば再手術（再吻合やバイパス手術）が必要な場合があります。

9）術後膵炎，膵液瘻：郭清や剝離に伴う操作で起こることがあります。

10）腸閉塞：一時的に腸管運動が麻痺して起こりますが，後期のものは癒着が原因のことがあり，保存的（絶飲食，減圧，点滴）に改善しない場合は，癒着をはずす手術が必要な場合があります。早期の離床で回避が可能ですので，術後はがんばって動きましょう。しかしながら，腹腔鏡下手術では開腹手術より少ない合併症です。

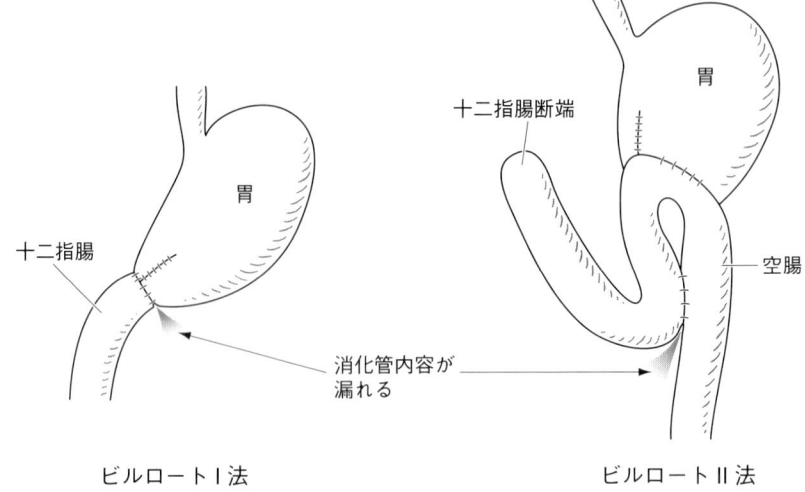

図6　縫合不全

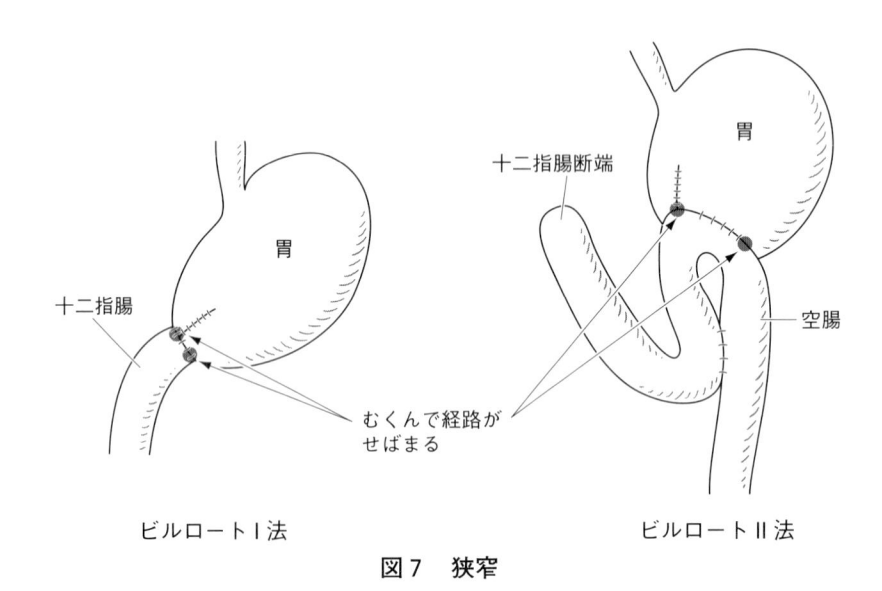

図7　狭窄

b. 胃切除後の障害

主なものは，
①摂食不良による体重減少
②ダンピング症候群
③逆流性食道炎
④吸収障害による貧血と骨粗鬆症
⑤胆石症

などです。
　①は術後約1～2か月で徐々に回復してくることが多く，②は食事指導（内容や食べ方）を守ることが重要です。③は食後や就寝時の体位，就寝前の飲食を控えるなど注意します。④，⑤は，外来で定期検査を行い，必要であれば治療します。

＊危険性の発生頻度についても可能であれば説明し，必要に応じてそれらを記載する。

　以上に挙げた偶発症，合併症は，時に生命に関わる事態になる可能性がありますが，仮に生じた場合は，これらの改善と救命に尽力します。

6 代替可能な治療

＊患者の病態との関係から，代替可能な治療について利点，欠点などを説明し，必要に応じてそれらを記載する。

7 治療を行わなかった場合に予想される経過

　早期の胃がんでありしばらく（3〜5年）は症状が出たり，生命に関わるようなことはないと考えられます。

　しかし，放置すれば，進行して出血や狭窄などの局所症状のほか，リンパ節や肝臓・肺などへの転移が生じたり，癌組織が胃壁を貫いてお腹の中に散らばる（がん性腹膜炎）可能性があります。この段階での根治手術は不可能になります。生命の危機に瀕する状況となることがあります。

8 患者様の具体的な希望

〔省略〕

9 手術の同意を撤回する場合

〔省略〕

10 連絡先

〔省略〕

4-04 開腹によるS状結腸がんの手術

1 あなたの病名と病態

a. 病名

あなたの診断名は，現在までの検査結果では，S状結腸がんです。

（これはあくまで術前診断ですので，手術中の検査，あるいは術後の病理診断にて診断名が追加されたり変更されたりすることもあります。）

b. 病態

＊病気の状態と全身状態について，口頭でわかりやすく説明し，必要に応じて記載する。

2 この手術の目的・必要性・有効性

あなたの病気の状態と全身状態（心臓，肺，肝臓，腎臓などの重要臓器の機能）を総合的に評価した結果，開腹手術を行い，病巣を切除することがあなたにとって最もメリットがあると判断されましたので，この手術を受けることをお勧めいたします。

なお，腹腔鏡補助下で同様に手術をする方法もあります。こちらについては，傷が小さくなるという利点と，まだ長期的な結果が出ていないという欠点がありますが，ご希望があれば当科でも対処いたしますので申し出てください。

＊腹腔鏡下手術についても，病態との関係から，利点・欠点について説明し，必要に応じてそれらを記載する。

これから行おうとしている手術の有効性はがんの進行度によって異なりますが，おおむねリンパ節転移のない患者さんを治療した場合，5年生存率で80〜90％，リンパ節転移のある患者さんの場合70〜75％です。

＊有効性が詳しくわかる場合は，それらについても説明をし，必要に応じてそれらを記載する。

3 この手術の内容など

手術は「開腹によるS状結腸切除術」を予定しています。この場合も手術中の判断でさらに他の手術が追加されることがあります。S状結腸がんの手術はS状結腸のがん病巣等の切除と，それに引き続いた消化器の再建（腸と腸をつなぎ直すこと）から成り立ちます（図1）。

具体的には手術は次のような手順で行われます。

a. 開腹操作・手術方針決定

全身麻酔をかけた後，直接腹部を切開します。

まず，病気の進み具合を調べて予定していた手術を行うことであなたの病気に対

処できるかどうか判断します。

b．病巣切除

あなたのS状結腸にできたがんが予定していた手術で対処可能と判断した場合は，病巣の切除を行います。手術では，病巣以外に動脈に沿ってあるリンパ節（がんが転移しやすい部位）というところを同時に切除します。これをリンパ節郭清といいます。基本的にはS状結腸とそれに付随したリンパ節郭清を行いますが，できた場所が直腸に近い場合や，進行している場合は直腸の切除も行います。また腹膜に転移していたり，肝臓に転移していた場合などでも可能であれば切除します。

また，診断を確実にするために，手術中に検体（切除組織，腹腔内を洗浄した液）を病理検査に提出することがあります。術後に切除標本は，病気の進行度（**図2**）を決定するために，病理検査に提出します。

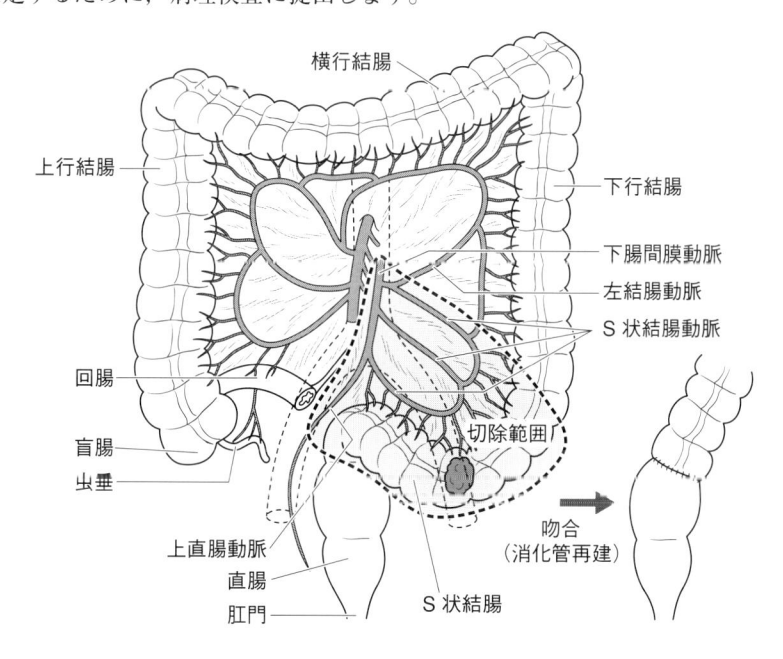

図1　S状結腸の解剖と切除範囲

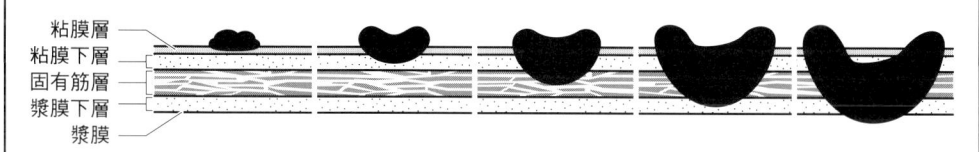

図2　がんの深達度

c．腸管の再建

腸を切除した場合，それをつなぎ合わせて，腸が口から肛門までつながるようにしなくてはなりません。これを消化管の再建といいます。消化管のがんの手術では必ず消化管再建を行います。S状結腸がんの場合，つなぐ腸は口側はS状結腸の残った部分または下行結腸で，肛門側のつなぐ腸は直腸の場合がほとんどです。腸と

腸をつなぐ方法としては手で縫ってつなぐ方法と肛門から挿入した自動吻合器を用いてつなぐ方法があります。あなたには自動吻合器を用いてつなぐ方法を用います。

d．手術終了に際して

病巣の切除が終了し，消化管の再建が終わると手術はほぼ終了です。最後に切除した部位周囲に出血がないか，ガーゼなどの置き忘れがないかなどをチェックします。出血，異物がなければドレーンという管をお腹の中に入れます。この管は，手術後のお腹の中の腹水を身体の外に導く役目だけではなく，術後の出血や，つないだ腸がつながらなかった場合（吻合部縫合不全）の治療などに役立ちます。

e．閉腹

手術の操作がすべて終了したら閉腹します。

4 この手術に伴う危険性とその可能性

＊下記の発生頻度については，可能な限り数値を記入する。また，術前より合併症のある患者については，その病気に独特の術後合併症が発生する可能性があるが，これについても説明し，それらを記載する。

a．呼吸器障害

手術中は気管内にチューブを留置し，人工呼吸器にて呼吸管理を行います。術後にチューブを抜去します。手術後，臥床する時間が長いことや，腹部手術創の痛みなどもあり，肺に溜まった痰を十分に排出できないことがあります。この場合，肺が十分に膨らまなくなったり（無気肺），肺の感染症（肺炎）を併発することがあります。これらは高齢者，もともと肺や心臓の機能の悪い方では発生頻度が高くなります。重篤な場合は人工呼吸器による管理が必要となります。

b．出血

S状結腸がんの手術では，通常，出血量は少なく輸血が必要となることはほとんどありません。しかし，術前より貧血がある方，あるいは，膀胱などの他の臓器を一緒に切除するような大きな手術の場合は手術中や手術後病棟で輸血を行う場合があります。また，手術後病棟に戻った後に出血をみることがあり，再手術を行い止血する場合があります。当院では，その発生頻度は1％以下です。

c．縫合不全（腸をつないだ部位が完全につながらないこと）

S状結腸の切除を行った後，腸と腸をつなぎます（消化管再建）。このつないだ部位がふさがらず消化管の内容物が腹腔内にもれてしまうことがあります。これは，術後発熱や腹痛が出現したり，お腹に入れたチューブ（ドレーンチューブ）より腸内容が排出されることでわかります。自然に塞がることもありますが，ときに腹腔内に膿瘍（膿の塊）ができ，発熱や腹痛が続く場合があります。この場合に，膿を

取り除くためにチューブを挿入したり，あるいは再開腹，あるいは一時的に人工肛門造設術を行うことがあります。発生頻度はＳ状結腸がんの手術の場合３％程度です。

d．腸閉塞，腸捻転

　開腹手術を行った場合，腸管，腸間膜，腹壁はある程度は癒着します。この際，腸管が捻れた形で癒着してしまうと腸内容物の流れがそこで塞ぎ止められてしまいます。この場合，腹痛，吐き気，嘔吐の症状が出ます。経口摂取を止め，保存的に治癒する場合がほとんどですが，それでも回復しない場合は手術を必要とすることがあります。また，まれに腸がねじれ血流障害を起こし腐ってしまうことがあり，緊急手術を必要とすることもあります。手術を必要とする腸閉塞の発生頻度は当院では約２％です。

　腸閉塞，腸捻転は退院後数か月あるいは数年して起こることもあり，普段から食生活に注意することが重要です。

e．深部静脈血栓症，肺塞栓症

　俗にエコノミークラス症候群とも呼ばれている，最近日本でもその発生が増加しているものです。手術の後に長期間寝ていることにより足の深いところにある静脈に血栓（血の塊）ができ，歩いた時にそれがはがれて肺に飛んで肺の動脈を詰めてしまう病気で，無症状のものから突然死に至るものまであります。胸の痛みや呼吸苦などの症状を伴う肺塞栓症の頻度は２％前後です。

f．感染：創感染，腹腔内膿瘍

　Ｓ状結腸がんの手術はどうしても腸内容物が少しはお腹の中に出てしまうので，それが原因で皮下脂肪に感染したり，お腹の中で感染したりすることがあります（腹腔内膿瘍）。皮下脂肪の感染は傷を開くことにより対処します。腹腔内膿瘍は上記ｃ項の縫合不全が原因で起こることもありますが，場合によっては再手術が必要なこともあります。

g．腸を切除したことによる合併症

　直腸の切除が必要となり，その切除する場所が肛門の近くになったり，膀胱の近くになったりすると，手術の後に排便・排尿機能の異常が現れることがあります。特に進行したがんの手術に多くなります。

h．その他の合併症

　全身麻酔で使用する薬剤，術後に使用する抗生物質による薬剤性の肝機能障害，腎機能障害も起こる可能性がありますが，ほとんど場合は一時的で，薬剤投与を中止すれば治ります。

　その他，術前より合併症のある患者さんの場合は，その病気に独特の術後合併症

が発生する可能性があります。この場合はケースバイケースで，その人に最も合った治療をいたします。

手術に際しては，上記のような合併症が発生することがあります。これらに対してその発生防止に最大限の努力を払うことは言うまでもありませんが，万一発生した場合には万全の体制で対処いたします。

5 代替可能な治療

現在，あなたの病気に対しては，開腹手術以外に有効なものがないというのが現状です。

手術療法以外に抗がん剤治療，放射線療法があります。しかし抗がん剤だけでは奏効率は20～30％，延命期間は12～18か月というのが現状です。

放射線療法については，短期間腫瘍の増殖を抑える効果はあっても根治性がないという欠点があります。

＊代替療法についても，有効性等，詳しく説明し，必要に応じてそれらを記載する。

6 手術を行わなかった場合に予想される結果

今回予定している手術を行わなかった場合，がんによる症状（　　　　　　　など）は継続し，悪化する可能性があります。また，今後手術不可能の状態になったり，出血したり，腸閉塞になったりする可能性があります。

7 患者様の具体的な希望

〔省略〕

8 手術の同意を撤回する場合

〔省略〕

9 連絡先

〔省略〕

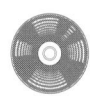

4-05 胆嚢胆石症に対する腹腔鏡補助下胆嚢摘出術

1 あなたの病名と病態

a. 病名
あなたが現在かかっている病気は，胆嚢結石症および慢性胆嚢炎です。

b. 病態
検査の結果，現在，あなたの胆嚢内に，約＿＿＿mm の胆石を＿＿＿個認めます。発生している腹痛発作などは，この胆石症，胆嚢炎から起こっているものと考えられます（図1）。

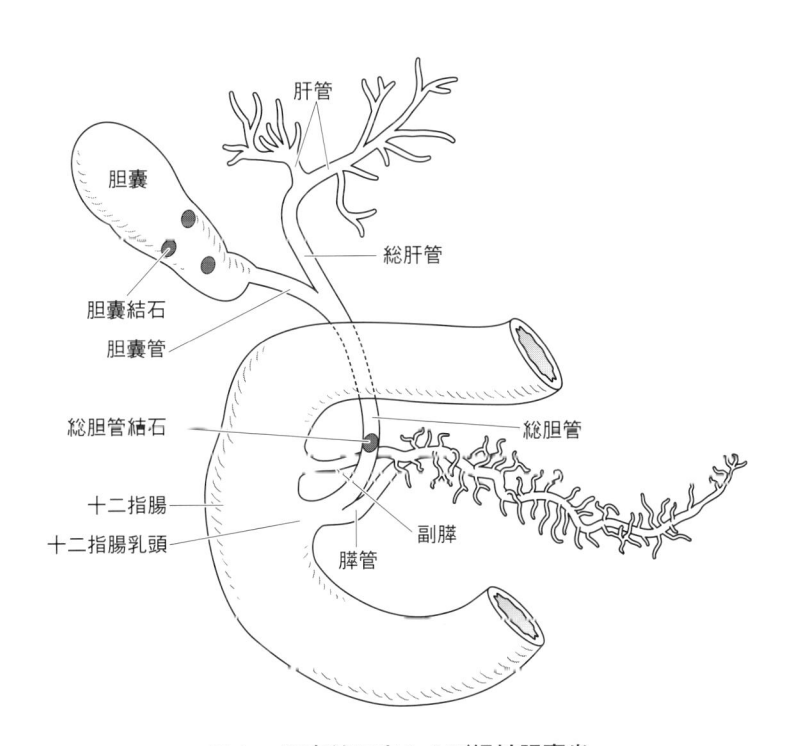

図1 胆嚢結石症および慢性胆嚢炎

2 この手術の目的など

胆嚢胆石症に対する治療方法としては，一般には以下のものがあります。

①外科的療法〔胆嚢摘出術（A．従来の開腹手術，B．腹腔鏡下に行う手術）〕
②内科的療法（結石溶解剤服用による治療で，比較的小さく，少数の石灰化を伴わない純コレステロール結石の場合に行われる）
③体外衝撃波（ESWL）による治療（これは内服薬との併用で行われる）

今回の場合は，
①すでに何度か痛み発作を起こしたことがある
②結石が大きく石灰化があり，溶解療法では治療困難である
③結石が大きく胆嚢の内部の観察が困難であり，放置する場合は胆嚢の内部の異常所見が発見されにくいことが予想される

という理由から，手術療法：**腹腔鏡下胆嚢摘除（摘出）術**を予定しています。また，腹腔鏡下手術が継続困難なときは，従来の開腹手術に術式変更することを予定しています。

以下の *Box* で示すようにこの手術を受けることにより，現在あるあなたの胆石が除かれ胆汁や膵液などの消化液の詰まる心配は解消できます。今後，胆石が再びできる可能性はほとんどありません。また，胆嚢を摘出しても，胆汁は肝臓で作られ十二指腸に流れるので，消化酵素としての機能は保たれています。なお，身体がその状態に慣れるまで下痢などの消化器症状が出る場合があります。

Box

a．肝臓の役割

　肝臓の役割として大きく次の3つが考えられます。
　①エネルギーを蓄える。
　②身体に有毒な物質を無害なものに変え体外に排出する。
　③消化酵素の1つである胆汁を作る。

b．胆汁が流れるメカニズム

　胆汁は，肝臓の1つひとつの細胞から作られ，最初は細い胆汁の通り道に出されます。この細い胆汁の通り道は，その後大きな胆汁の通り道となり，総胆管という2本の太い管となって肝臓から出ます。いうなれば肝臓の細胞で作られた胆汁が山頂の小さい小川からいくつも集まりだんだん下流に流れ河口の大きな川となるような感じです。胆汁はそのまま胆汁の通り道を流れ消化管に注いでいくのではなく，一時的に胆嚢という袋に蓄えられます。そして十二指腸に食物が流れてくれば，その刺激によって胃や十二指腸は胆嚢へ「胆汁を出せ」という指令を送ります。そして胆嚢は収縮し，蓄えていた胆汁を総胆管という胆汁に放出し，最終的に十二指腸に胆汁が流れていきます。十二指腸では胆汁と食べ物が出合い，消化の作用が始まります。

c．胆嚢炎が起こる時

　胆汁を蓄える胆嚢に石ができても，それだけでは，通常症状は出現しません。症状が出るのは胆嚢の出口に石が詰まった時です。胆嚢の出口に石が詰まれば胆嚢から胆汁が流れることができません。胃十二指腸に食物が入ってきて，胆嚢に「胆汁を出せ」と指令が出ていくら胆嚢が収縮しても，石に邪魔されて胆汁は出ていけません。この無理な胆嚢の収縮および胆嚢内に胆汁がたまるために，細菌感染が起こり胆嚢炎を引き起こし腹痛発作が起こります。普通は，絶食などを行って消化管を休養させ，点滴や抗生剤の投与を行えば，胆嚢の出口に詰まった石は胆嚢内に落ち，胆汁の流れ道ができます。これにより症状は落ち着きます。

d．総胆管結石症

　胆石が胆嚢内に落ちてくればまだよい方ですが，場合によっては，胆汁の太い通り道（総胆管）に石が転げ落ち総胆管を閉塞することがあります。これを総胆管結石症といい，非常に重篤な症状が起こることがあります。総胆管に石が詰まり胆汁の通り道を塞いでしまえば，それより先に胆汁は流れず最終的に肝臓も胆嚢も胆汁まみれになります。肝臓は自分で作った胆汁を浴びて自分自身が障害され（肝機能障害），黄疸が出たり，肝不全となる場合があります。

e．膵管結石症も併発した場合

　図1でみるように，総胆管が十二指腸と交わる部分の近くに膵臓で作られた膵液が流れてきます。この総胆管の出口で石が詰まれば，胆汁だけでなく，膵液の通り道も塞いでしまうことになります。膵液は消化酵素の1つで蛋白分解酵素といわれており，膵液が膵管や胃や十二指腸の消化管以外に漏れると細胞を溶かしてしまいます。膵液は非常に強い酵素で周りの組織を溶かしてしまうために，それが漏れると「おなかの中がやけどする」といわれるような状態になります。症状は重篤で，一番ひどい重症急性膵炎になれば，致死率が25％前後といわれるほどです。一般的に胆石は軽い疾患の1つと考えがちですが，場合によっては非常に怖い疾患です。

f．胆嚢がん

　胆石症の患者さんに胆嚢がん合併例が約1％見られます。胆嚢がんの2/3～3/4に胆石を合併しています。胆嚢がんの発生と胆石症との因果関係が疑われています。

g．胆嚢摘出術

　胆嚢摘出術は胆嚢を全摘する術式であり（結石だけを取り出すのではありません），胆嚢病変を確実に除去できる根治的治療法です。胆嚢は全摘してもそのための障害はほとんどないとされています。
　手術の適応（手術が勧められる場合）としては，高度の胆嚢炎を示す症例，胆

嚢結石や胆嚢炎が原因と考えられる症状を繰り返す症例（反復性疝痛発作），総胆管結石合併症例，胆嚢がんの可能性を否定できない症例，などです。
　無症状の胆嚢結石に対しては，施設によって意見が異なりますが，結石が多数ある症例，胆嚢造影で胆嚢が造影されない（頸部嵌入）症例，大きな（$2～3\,cm$以上）胆石，石灰化（陶器様）胆嚢，胆嚢壁肥厚例，上腹部痛例（他疾患が否定される場合），高齢や併存疾患（重症糖尿病など）のため症例の手術危険性が高いと考えられる症例などが，相対的な適応とされています。
　手術をしてはいけない場合としては，他の重篤な疾患にかかっていたり，高齢など麻酔・手術の危険性が高く，術中・術後に重篤な合併症が発生する可能性がきわめて高い症例です。
　胆嚢摘出術には，開腹胆嚢摘出術と腹腔鏡下胆嚢摘出術がありますが，特に障害がなければ，侵襲の少ない腹腔鏡下胆嚢摘出術が標準術式とされています。
　高度出血傾向（血が止まりにくい体質），高度呼吸障害，結石で胆嚢の入り口が細くなる，胆嚢消化管瘻（本来の経路のほかに胆嚢が腸管に開いてしまった）を合併している場合は開腹手術が選択されます。
　以前上腹部を手術したことがあること，急性胆嚢炎，胆嚢造影陰性例（特に胆嚢管も陰性例），高度肥満，肝硬変なども，腹腔鏡下手術で開始して，困難な場合は開腹移行されることがあります。

3 この手術の内容など

a．手術方法

①臍上部を約$2\,cm$切開開腹し$12mm$の腹腔鏡用トロカールを挿入し，CO_2（二酸化炭素）による気腹を行い，腹腔内に操作スペースをつくります。
②右上腹部を中心に3か所$5\,mm$のトロカールを追加刺入します。
③術者はモニター画面を見ながら細長い鉗子を用いて手術を行います。
④胆嚢管と胆嚢動脈を腹腔鏡手術用クリップで挟んだ後これらを切り離します。
⑤胆嚢を肝臓から電気メスで剥離します。
⑥右側腹部にドレーンを留置します。
⑦遊離した胆嚢を臍上の創から摘出します。

　開腹移行は，
①高度な腹腔内癒着（開腹手術既往例）
②高度な胆嚢周囲の炎症性癒着や線維化（慢性胆嚢炎）
③壊疽性胆嚢炎
④コントロール困難な出血
⑤処置困難な胆管損傷
⑥処置困難な他臓器損傷

などの場合です。

b．術後病理検索

　胆嚢摘出後に初めて"胆嚢がんの合併"と診断されるケースが約１％前後の割合で認められるとの報告があります。そのため，切除した検体（胆嚢）を病理組織検査に提出して，がんなどの悪性所見がないかを検討します（術後病理検索）。仮にがんが見つかった場合，その深さが深かったり，肝臓側への進展がある場合は，追加手術が必要なことがあります。

　肝や肺などの遠隔転移や腹膜播種の有無について定期的に経過を観察する必要があります。

4 手術の危険性と術中偶発症

1）全身麻酔下で行うため，麻酔による事故，アレルギー，悪性高熱症などが起こりうるほか，他の一般の手術と同様に術中・術後の循環器系，呼吸器系合併症を発症する可能性があります。
2）血管損傷による出血，胆管損傷などがあります。
3）腹腔鏡下胆嚢摘出術は，気腹や腹腔鏡視野，手技の特殊性から次のような特有の術中偶発症があります。その発生頻度は開腹胆嚢摘出術より高く，術中に発見されにくいため，重症化しやすいことがあります。たとえば，手術操作に関するものとして，トロカール刺入部からの出血，他臓器損傷（消化管，腸間膜，肝，横隔膜など）があります。気腹操作に関するものとしては，CO_2ガスによる肺塞栓，無気肺，横隔膜穿孔，高CO_2血症などがあります。

5 術後合併症

1）術後出血（血管損傷，肝剥離部，トロカール刺入部）の持続：この場合，再開腹し，止血を試みることがあります。また，緊急輸血や血液製剤の投与が必要になることがあります。
2）感染（創部の感染や腹腔内膿瘍形成など）：抗生物質による治療に限界がある場合は，再開腹によって洗浄し，お腹に管を入れることが必要となる場合があります。
3）術後胆汁漏，胆汁性腹膜炎：胆嚢管や，総胆管，肝床（胆嚢と肝臓の接着面）など胆管損傷部からの胆汁の漏れが術後に現れたり，判明したりすることがあります。原因によって，あるいは保存的処置で軽快しない場合，放置により生命の危険性があると判断されるときは再手術（開腹処置）を行うことがあります。
4）胆管狭窄，閉塞性黄疸：胆管損傷や炎症の波及で術直後や術後しばらく経って胆管が狭窄をきたす場合があります。PTCD（経皮経肝胆道ドレナージ）や再手術が必要となる場合があります。
5）胆石腹腔内遺残：胆嚢の炎症が強く浮腫が著しい場合や，胆嚢壁がもろい場

合などは，術中の胆嚢壁損傷が起こりやすく，腹腔内へ胆石が落下したり，胆汁汚染が生じたりしますが，適切に回収，洗浄できれば通常問題ありません。すべてを回収できないことがあり，時として腹腔内膿瘍形成の原因となることがあります。

6）**遺残結石**：術前あるいは術中に総胆管に結石が落下したり，術前見落とされていたりした場合，総胆管に結石が遺残していることがあります。内科的（内視鏡）治療や外科的治療を行うことがあります。

7）**消化管穿孔**：術後に他臓器損傷が判明することがあり，処置が必要になることがあります。

8）**肺動脈塞栓症**：腹腔鏡下胆摘術は気腹と頭高位のため下肢静脈血のうっ滞が生じやすく，肺動脈塞栓症の危険性があります。予防処置を講じていますが，発症すると重篤で死亡率も高いとされています。

9）**無気肺，肺炎**：気腹に伴い，起こりやすいとされています。術後の深呼吸に努めて下さい。また定期的に痰の排出をお手伝いします。

10）**腸閉塞**：一時的に腸管運動が麻痺して起こりますが，後期のものは癒着が原因のことがあり，保存的（絶飲食，減圧，点滴）に改善しない場合は，癒着を外す手術が必要なことがあります。早期の離床で，回避が可能ですので，術後は頑張って動きましょう。しかしながら，通常の腹腔鏡下胆嚢摘出術ではまれな合併症です。

11）**胆嚢摘出後症候群**：胆嚢摘出後の患者さんの一部に下痢をしやすかったり，季肋部の違和感や痛みが残ったりすることがあります。

以上に挙げた偶発症，合併症は，生命に関わる事態になる可能性がありますが，仮に生じた場合は，これらの改善と救命に尽力します。

＊発生率については，可能であれば具体的に数値を示し，それらを記載する。

6 治療を行わなかった場合に予想される経過

再度発作が起こる可能性があります（軽度でも症状のある例では累積有症状率は高いというデータがあります）。

急性炎症のため，前述のような重篤な病態が引き起こされる危険性があります。

胆嚢がんや胆嚢ポリープなどの胆嚢内の異常所見が見逃されやすくなる恐れがあります。

以上より，手術を受けず経過観察する場合は，必ず定期的に検査を受けることをお勧めします。経過中に症状が発現し，場合によっては緊急に対処が必要な病態となることがあります。

7 患者様の具体的な希望

〔省略〕

8 手術の同意を撤回する場合

〔省略〕

9 連絡先

〔省略〕

4-06 僧帽弁膜症の手術

1 あなたの病名と病態

a. 病名
あなたの心臓の病気は「僧帽弁膜閉鎖不全症」です。

b. 病態
心臓は収縮拡張運動により血液を全身に循環させています。正常の心臓では左心室と呼ばれる心臓の部屋の入り口に，血流により開閉する弁膜があり，血流は心臓の出口に向かって一方通行に流れるようになっています。この弁膜を僧帽弁と呼んでいます（図1）。

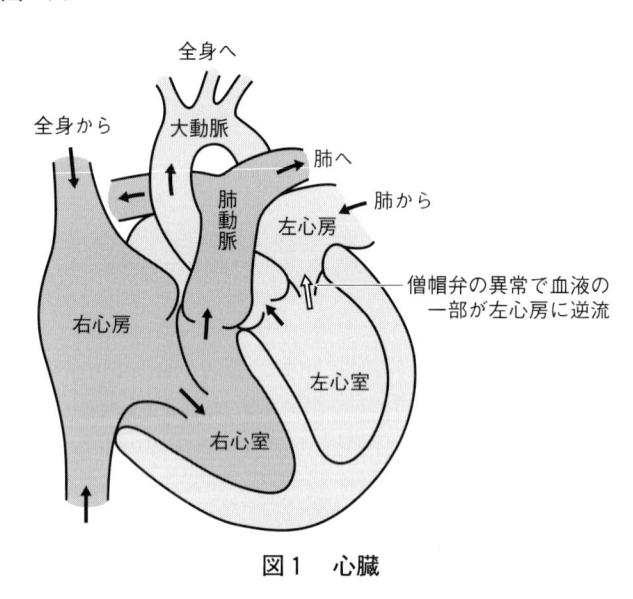

図1 心臓

あなたの場合，心臓エコー検査などの結果，心臓が収縮してこの僧帽弁が閉じる時に血液が左心室から左心房に逆流していることが認められます。これを弁膜閉鎖不全といいます（逆流度はⅠ，Ⅱ，Ⅲ，Ⅳ度です）。

この逆流のため左心房内の血圧が高くなり，さらに肺内の血圧も上昇しています。これが呼吸困難の原因となっています。また，左心房内の血圧上昇のため心臓が拡大しています。全身への血液循環が低下し，呼吸困難を伴う状態です。この状態を「心不全状態」と呼びます。

＊実際には，当該患者の状態を具体的に記載する。

2 この手術の目的など

あなたは現在 1 - b のような病態にあります。安静な日常生活をしていても心不全

状態が現れるときは適切な治療を行わなければ病状がさらに悪化することが考えられます。このため心臓弁膜の逆流を改善させるための心臓弁膜手術をする必要があります。

弁膜の手術をすることにより心臓内での血液の逆流がなくなります。このため，心臓の血液循環の効率は良くなります。また肺内の血圧も低下してきます。このため，労作時の呼吸困難が改善します。

以上のように，今回は，日常生活での活動能力を現在よりも向上させることを目的にして心臓手術を行います（手術をしない場合については後で述べます）。

3 この手術の内容など

手術は胸の中心線を約20cm切開します（**図2**）。

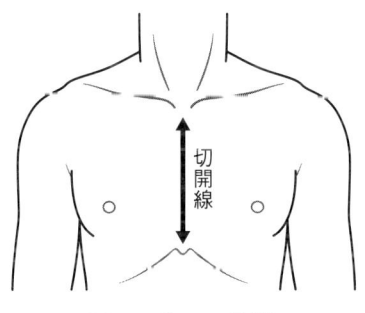

図2　胸の切開線

心臓弁膜の手術では「人工心肺」と呼ばれる機械を用いて心臓の血液循環を代行させます。人工心肺の装置は人間の行っている呼吸作用と心臓循環の作用を完全に代行します。すなわち，この間は呼吸と心臓は完全に停止している状態になります（**図3**）。

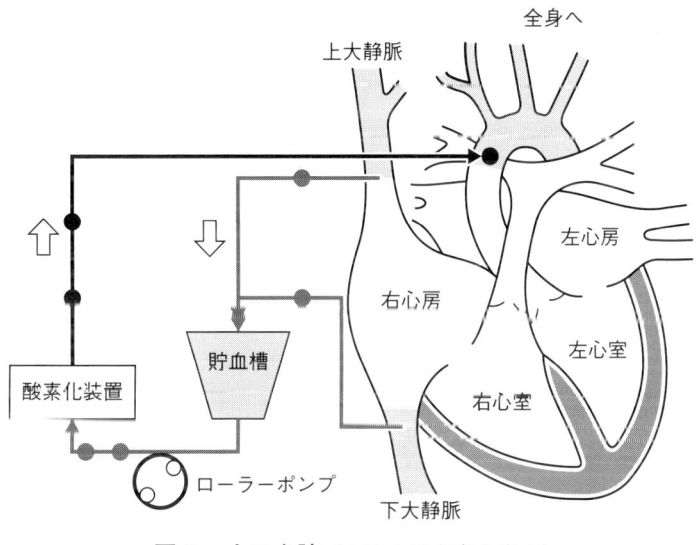

図3　人工心肺（⇦は血流方向を表す）

心臓弁膜の手術には弁膜の一部を修理する方法と弁膜を全部取り出して新しい人工の弁膜に付け替える方法があります。どちらの方法を選択すべきかは弁膜の状態により判断されます。また人工弁には機械弁と生物弁があり病気の程度や年齢によって選択されます。今回は，＿＿＿＿＿＿＿＿＿＿＿＿＿＿＿＿の予定です。

4 この手術の危険性など

　心臓手術で最も重大な合併症は，人工心肺の終了時に起きる心臓機能の急激な悪化です。これは，心臓内手術の後に心臓の拍動が再開した際に心臓の収縮力が低下して血圧が十分に出なかったり悪性の不整脈が発生したりすることであり，重症心不全と呼ばれます。

　心臓機能が十分に回復しない時には人工心肺を切り離すことができなくなります。このような際には小型の人工心肺（PCPS）を取り付け，長時間心臓の力を補助する必要がある場合もあります。あるいは血圧を補助するための補助ポンプ（IABP）を使用することもあります。

　心不全におちいった心臓の機能は手術後1日くらいの機械的な補助で回復することが多いのですが，なかには心機能が回復できないこともあります。最悪の場合にはこのために死亡する可能性もあります。

　私たちの病院では僧帽弁膜症手術を過去3年間に57例行いましたが，このような重症心不全が発生して死亡した例は1例（1.8％）ありました。この数値は手術の危険率（死亡率）と呼ばれます。日本胸部外科学会の調査（2001年）による全国手術統計では，僧帽弁手術の死亡率は2.2％であると示されています。

　このような重症心不全は，手術前の心臓の状態が著しく低下していた人，あるいは心筋梗塞，腎機能障害など他の病変を合併していた人などに発生すると考えられます。

5 手術合併症

　手術により発生しうる合併症としては以下のものがあります。
1）**心不全**：これまでに述べたように，心臓の収縮力が低下して血圧が十分に出ない場合をいいます。長時間強心剤を注射する必要があります。
2）**呼吸不全**：自分の力のみでの呼吸では，酸素を十分に取り込めない場合，機械で呼吸を補助する必要があります。手術前から呼吸状態が悪いような時には，手術後も人工呼吸器の補助を数日間続けることがあります。
3）**脳神経障害**：人工弁の手術をする際には血液が人工弁に触れる面で血液凝固の反応が起きます。この血液の塊（血栓）が血流に乗って脳動脈に流れ込むことがあります。その結果脳神経に異常症状が起きます（脳梗塞）。症状としては手足の一部がしびれるようなごく軽いものから，半身の神経麻痺を来すような重症のものまであります。
　これらの合併症を防止するために術後に血液を固まりにくくする薬剤（抗凝固剤）を続けて飲む必要があります。外来で定期的に血液を検査して薬の

効き具合を測定する必要があります。
　　厳重な薬剤管理をしていても全体では約5％の患者様に何らかの神経異常が発生したという統計があります。

6 輸血

　原則的には手術時には輸血をしないことにしています。しかし手術後に血が止まりにくかったり，貧血が強くなった場合には必要に応じて輸血をします。
　輸血は日本赤十字社で検査して異常のなかった血液を使用します。しかし血液型が同一であっても適合に個人差があり，中には強いアレルギー反応を起こす場合があります。皮膚が赤くなったり蚊に刺されたような皮膚の発疹が全身に出る場合には輸血を中止し，アレルギーを抑える治療をします。

7 手術を行わなかった場合に予想される経過

　弁膜の逆流度がⅡ度以下である場合には手術をすることはありません。しかしそのまま放置すると症状が進行して，階段を登る際に呼吸が苦しくなったり脈拍が急に速くなることもあります。明らかな弁膜症と診断された時には，治療として心臓の機能を助けるための強心剤を服用し，過剰な水分の摂取は控えることが必要です。これらの調整にあたっては，循環器科の専門医の診察を受けることが必要です。
　中には逆流度Ⅲ度以上でもいろいろな理由で手術をされない方もいます。この場合，内科的治療が必要となります。具体的には強心薬，利尿薬（尿を出す薬）等の薬物療法と生活上の指導（適度な運動等の制限）が中心になりますが，個人個人で病気の重さや症状によって違いがあり，専門医の診断と治療が必要です。内科的治療は弁の病変を根本的に治すことはできませんが，心臓機能の悪化を遅らせる効果があります。
　弁膜症の診断がついても弁膜逆流の度合いがⅡ度以下で，自覚症状のまったく現れない人もいます。この際には手術も内服薬による治療も不要でしょう。しかし弁膜の逆流は時間とともに増悪してくる可能性があり，このため定期的な循環器科での診断を受けることが必要です。

8 患者様の具体的な希望

　〔省略〕

9 手術の同意を撤回する場合

　〔省略〕

10 連絡先

　〔省略〕

4-07 心室中隔欠損修復術

1 あなたの病名と病態

a. 病名

これまでの検査の結果,あなたは(あなたのお子さまは)心室中隔欠損症と診断されています。

b. 病態

心臓は右心室から肺へ,左心室からは全身に血液を送るポンプです。正常な状態では左心室の圧は右心室よりずっと高くなっています。

心室中隔欠損症は,2つの心室の間の壁に穴があいている病気です。心室中隔欠損症では,本来全身に行くはずの大量の血液がその穴を通って肺動脈へ流れ込んでいます(図1)。このため,あなたは(あなたのお子さまは)肺動脈内の血圧が高くなっており,肺高血圧症という状態に陥っています。また,肺に流れ込んだ大量の血液は再び心臓に戻ってきます。その分,心臓にも負担がかかっており,心不全(心臓のポンプとしての働きが弱ること),心拡大に陥っています。

2 この手術の目的など

あなたの心室中隔欠損症は,上のような病態にあり,薬物治療では限界があります。このため,あなたに心室中隔欠損修復術を行うことを予定しています。

　＊病態との関係から手術の必要性・有効性について詳しく説明し,必要に応じてそれらを記載する。

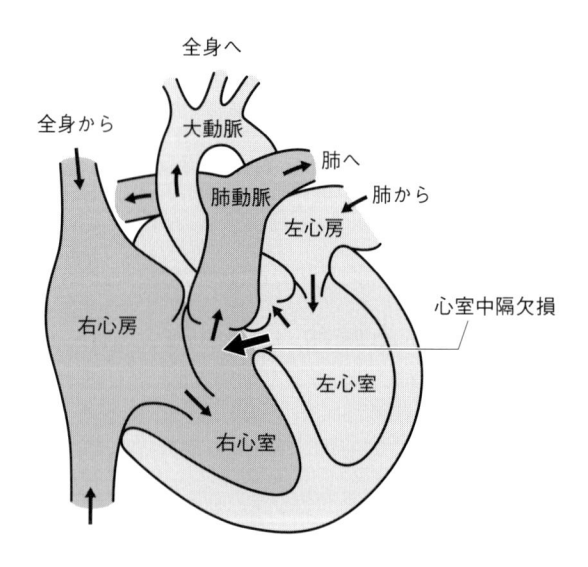

図1　心室中隔欠損の様子

3 この手術の内容など

この手術は以下のような手順で行います。

最初に胸の正中（真ん中）の皮膚を縦に切開し（**図2**），次に胸骨という骨を縦に切開します。

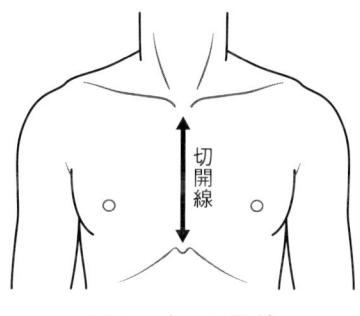

図2　胸の切開線

心臓の手術をする場合，あらかじめ心臓の機能を代行させる機械を取り付けます。この機械は人工心肺と呼ばれています。この機械の原理を簡単に述べますと，心臓の血液の入り口にあたる右心房に太い管を入れ，心臓へ帰る血液をすべて体外に導き出します。この血液に特別な装置（人工肺）で酸素の豊富な血液に変えます。この血液を管を通して再び体の動脈に送り込みます。人工心肺の駆動中は心臓の中は血液がなくなり，心臓から血液は体に送られなくなりますが，体全体には必要な血液が人工心肺から流れるという状態になります（**図3**）。

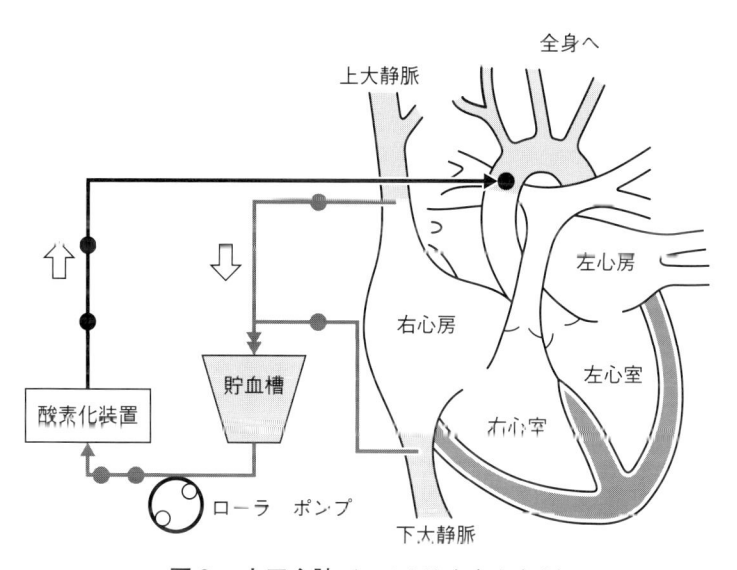

図3　人工心肺（⇦は血流方向を表す）

人工心肺で血流を全身に送っている間にお薬で心臓を停止させます。心臓が止まっている間に，心室中隔欠損を人工のパッチで閉鎖します。

その後，心臓の切開部を縫合し，心臓を再び動かします。さらに人工心肺の血流を徐々に自分の心臓の血流に置き換え，最終的には人工心肺を停止させ，自分の心臓のみの拍動で血液を循環させ，人工心肺の管をはずします。その後，出血部位を確認し，止血をします。あとは胸骨をワイヤーで閉めて，皮膚を縫合して手術が終わります。手術時間は全体で4～5時間かかります。

手術後は集中治療室に入ります。その時点で手術の経過，その時点の状態について説明をする予定です。集中治療室には最低でも2～3日は入室しておく必要があります。肺高血圧が持続するような場合，および呼吸不全が長引く場合には，さらに長く入室しておく必要があります。全身の状態が良くなったことを確認してから，一般病棟に戻ります。通常，合併症がなければ，病棟に戻ってから約2～3週にて退院できると考えています。

4 この手術の危険度

この手術を行うにあたり，次項（5 手術に伴う合併症）で説明するいくつかの合併症が生じえます。これらの合併症が生じ，さらに，それに対する治療をしても結果が思わしくない場合には，命に関わる事態を引き起こします。1か月以上1歳以下の心室中隔欠損症に対する心内修復術の手術死亡率は2001年度全国平均（日本胸部外科学会）で1.5％と報告されています。また，1歳以上の手術死亡率は0.2％と報告されています。当院では，2000年1月より2003年12月までに50例（1歳未満23例，1歳以上27例）の手術を行い，手術死亡率は0％でした。

5 手術に伴う合併症

a．腎，肝，肺，脳の障害

人工心肺を用いると血液の性状が変化し（血液内のさまざまな化学反応で生じた物質により起こる），これらの臓器が一過性にむくみ（浮腫）を生じ，機能低下が起こることがあります。特に体重の小さい子ども，新生児，乳児の場合や，貧血の強い場合，人工心肺を使用する時間が長い場合などに，むくみが強く現れます。一般的には数日で回復してきますが，中には回復に時間がかかる場合，ないし，最悪の場合には臓器の障害により生命の危機につながることもあります。重症化する頻度は多くはありません。

対策として，むくみを減らす薬を使用します。

b．出血に伴う貧血，血圧低下

心臓手術ではある程度の出血は避けられません。出血が進み，貧血がひどくなると心臓に負担がかかったり，血圧低下が起こったりします。

人工心肺に伴う血液の希釈のため，今回の手術は，輸血が必要になります。輸血については別に説明し，承諾を得ます。

c．心不全（＝心臓のポンプの働きが悪くなる）

　心臓を一度止めることによる悪影響です。一般に心臓停止時間が3～4時間以内であれば心臓は次第に回復してくるのが一般的です。心臓停止時間が長くなると，再拍動時の心臓の状態が悪くなります。今回の手術は60～90分程度，心臓を止める必要があります。

　対策として，術後，強心剤，心臓の動きを良くする薬などを用います。

d．脳梗塞，脳出血

　心臓を再拍動した後に，人工心肺中の血液の塊が脳の血管を閉塞してしまったり，脳内血管で出血することなどにより起こります。頻度は0.1～0.5％と少ないものの，起きた場合は重症化ないしは生命の危機をもたらします。

　対策として，人工心肺中は血液を固まらせないように薬を使います。また，血液の固まりにくさを手術中モニターします。

e．感染症

　術後，細菌への抵抗が弱るため，感染しやすくなります。多くの場合は，抗生物質で対応できますが，中には，重症化する場合もあります。

　対策として，手術早期の段階から予防的に抗生物質を使用し，術後，感染症が疑われた場合には，細菌の種類，性質，感染を起こしている部位を特定し，それに見合う抗生物質を順次用います。抗生物質には副作用としてアレルギーによるショックがあります。術前に患者さん，家族の既往の有無を確認してから用いる予定です。

f．心臓の電気の流れの障害（刺激伝道系の障害）

　心臓の穴をふさぐ際に，心臓の中の電気の流れを障害してしまうことがあります。今回，心臓の穴の下を電気の流れが通ることがわかっていますが，具体的に細かなところは，手術中でも確定することが困難です。穴は，過去の多くの手術症例から，「ここに糸をかけたら電気の流れを障害した」「ここにかけたら大丈夫だった」というデータがあるので，それをもとに穴を塞ぐことになります。他の症例と同じような場合は電気の障害は少ないが，穴に近接している場合には障害を起こしてしまうことがありえます。心臓の電気の流れを障害する可能性は数％程度です。

　心臓の電気の流れを障害した時には，ペースメーカーを入れなければならない場合があります。手術直後，電気の流れが一時的に傷害を受けても，2～3週間でつながることもあるので，術後1か月後ごろに，ペースメーカーを入れるか，入れないかを判断します。

g．三尖弁（右心房と右心室の間にある血液の逆流を防ぐ弁）の漏れ

　心臓の穴を塞ぐ際に，三尖弁の付け根（弁輪）を利用して閉じるため，術後に三尖弁の逆流が生じることがあります。漏れが多い場合は三尖弁を形成する必要があります。

h．術後肺高血圧症

術後にも肺高血圧が残存する場合があります．時に重症化し，まれに，肺高血圧危機といって，数分から数時間で心停止に至る場合があります．

このような場合には一酸化窒素吸入療法が有効な場合が多いので，肺高血圧症が悪化した時には，承諾の上使用したいと考えています．

現在，子供の心臓手術をしている日本の多くの施設で用いられていますが，未だ，厚生労働省が認可した治療法ではありません．現在，承認を得るために多くの施設でその有効性と安全性を確かめているという状況です．一酸化窒素ガスを吸入させると，肺内の小さな血管を拡張し，その結果，肺への血液の流れが良くなり，肺高血圧を軽減します．副作用は一般的には今のところ低濃度で使用する限りにおいては，重篤な合併症は報告されていません．当院では，平成13年1月に院内倫理委員会の承認を受け，同年8月に臨床応用を開始し，その後，3年の間に約25例の患者さんにこの治療法を行っていますが，約6～7割の症例で肺高血圧の改善に有効であり，さらに，副作用の発現はありませんでした．

6 代替可能な手術

肺動脈絞扼術といって，肺動脈をテープで細くし，大量に肺に流れ込んでいる血液の量を調節することにより，肺高血圧，心不全，心拡大の進行を一時的に抑えることができる手術方法があります．この手術は，人工心肺を使わずに済むということと，手術時間が1～2時間と少なく，低侵襲であることが利点として挙げられます．しかしながら，この手術は，一時的にしのぐための（姑息的な）手術であり，将来は，穴をふさぐための手術を受けなければなりません．

（ただし，低出生体重児のお子さんや，生まれて間もない新生児のお子さんの場合は，人工心肺の悪影響が非常に強く出るので，最初に，こちらの肺動脈絞扼術をうけて，体重が増加し，人工心肺の影響が少なくなるころに穴をふさぐための手術を受ける，という2段階の手術方法をおすすめすることもあります．このように，体重の非常に小さいお子さんでは，2回に分けて手術をしたほうが手術危険度が全体として少なくなる場合があるからです．）

7 治療を行わなかった場合に予想される経過

心不全（心臓のポンプとしての働きが弱ること），心拡大が進行すると，命に関わる事態に陥ることがあります．また，肺高血圧も1歳を超えて放置すると，手術をしても肺高血圧が改善しなくなり，場合によっては，手術そのものもできなくなってしまう場合もあります．

8 患者様の具体的な希望

〔省略〕

9 手術の同意を撤回する場合

〔省略〕

10 連絡先

〔省略〕

4-08 経尿道的前立腺切除術（TUR-P）

1 あなたの病名と病態

a．病名

現在あなたのかかっている病名は，前立腺肥大症です。

これは，膀胱の出口に隣接して尿道を取り囲んでいる前立腺という臓器が，肥大して（大きくなって）尿道を圧迫したために起こる病気です（図1）。前立腺は若い時は精液の一部をつくっているといわれていますが，高齢になると肥大することがあります。大きくなるメカニズムについては，男性ホルモンが関わっているといわれていますが，実はまだよくわかっていません。

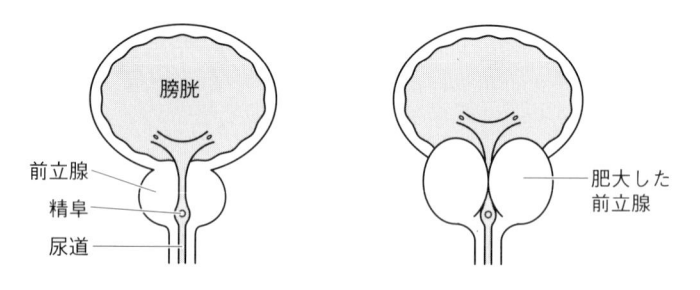

図1　前立腺肥大症

b．病態

前立腺肥大症が進むと，尿道の内腔は狭くなり尿が出にくくなって，頻尿（何度も尿がしたくなる），排尿困難（尿が出にくい）や残尿感（尿が残った感じがとれない）といった症状が出ます。

＊検査結果を示しつつ，現在の病態を説明し，それらを記載する。

2 この手術の目的など

前立腺肥大症はがんのような悪性疾患ではありませんから，手術が必要となる時点はある程度柔軟性があります。しかし，あなたの体力やさまざまな症状，尿の排出速度の検査結果（排尿曲線）などから，現在があなたが手術を受けられるのにちょうど良い時期だと思われます。

現在，わが国を含む世界中で最も多く行われているのは，以下に述べるTUR-P（経尿道的前立腺切除術：内視鏡下で電気メスを用いて前立腺肥大症を切除する手術法）です。この方法は，あなたがどこの病院で手術を受けても，おそらく第一選択として勧められる方法です。われわれも，本方法をお勧めします。以下にその方法について説明します。

3 この手術の内容など

a. この手術の手順

1) **点滴路をとる**：麻酔および手術の際には，血圧や脈拍等が大きく変化することがあります。これは時には人体にとって大きな危険となることがあります。そのために，危険を予防し，身体を正常な状態に保つ目的でとられる一般的な処置です。

2) **腰椎麻酔**：腰の脊椎骨の間から針を入れて，脊髄腔内に麻酔薬を注入します。これにより下半身の感覚がなくなり，同時に動けなくなりますが，心配はいりませんのでゆったりとした気持ちでいてください。薬物アレルギーのある方，特に歯科治療などで局所麻酔薬アレルギーを起こした経験がある方は，ショックを起こしたりして危険なことがありますので，あらかじめ申し出てください。

3) **手術ポジション**：手術台上に仰むけに寝て，両足を曲げて挙上した状態になっていただきます。これは医師と看護師が介助します。

4) **器具の挿入**：尿道口より直径約1cmの金属の筒状の機器を挿入します。中に内視鏡と，U字型の針金からなる電気メスが入っています。

5) **前立腺の切除および止血**：図2のように，前立腺をカンナで削るように電気メスで切除していきます。この際，腺内の血管も一緒に切れて出血するので，これも電気メスで焼いて止血します。突出している部分がなくなれば，切除は終了し，機器を抜去します。

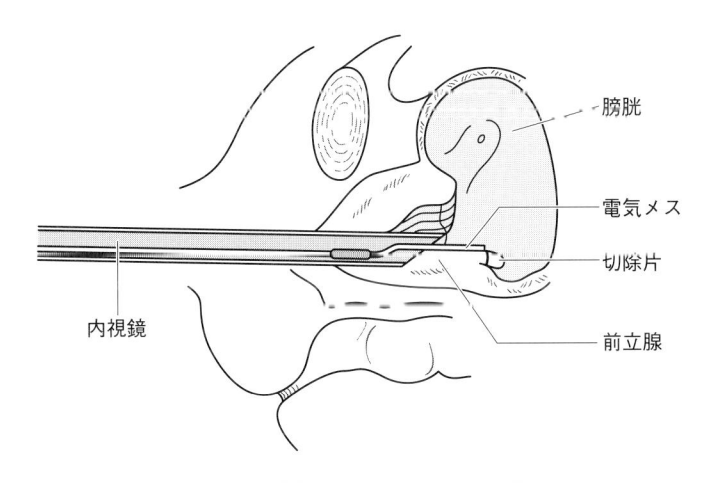

図2 前立腺の切除および止血

6) **カテーテルの挿入**：手術後は先端に風船の付いたカテーテルを挿入し，膀胱の中で風船を膨らませて外に軽く引っ張ります。これは，切除された断端からの出血を圧迫止血するためです。また，尿はこのカテーテルを通して外に出るので，排尿についてはご心配なさる必要はありません。

7) **帰室**：部屋に帰ります。

b．効果

　手術が無事終了して，順調に経過すると，尿の出が良くなってきます．物理的にふさがっていたものを取り除くのですから，理論的には効果があるのは当然です．

　ただし，手術してもさほど良くならないケースもあります．脳血栓，脳出血，糖尿病などで，膀胱を支配している神経に異常がある場合，改善の程度が小さいようです．

4 この手術に伴う危険性

　手術によって意図しない悪い結果が起こることがあります．これを合併症といいます．合併症には，手術中起こる術中合併症と，手術後しばらくして起こる術後合併症とがあります．

a．術中合併症

1) 出血：前立腺は血管の豊富な臓器です．これを電気メスで削ると，当然のことながら血管も切れ，出血します．大きな出血は電気メスの凝固モードで止めていくのですが，細かい出血を含むすべての出血を止めるのは不可能です．したがって手術をしている間は出血が続くことになります．手術時間が長くなればなるほど，出血量は多くなります．

　　万一，出血量が生体の許容限度を超えてしまえば，ショックなどを起こして命に関わることもありますので，やむを得ず輸血をしなければならないことがあります．

　　輸血の副作用については，アレルギー，ウイルス性肝炎，GVHD（輸血された血液中のリンパ球が人体に対して起こす拒絶反応）などさまざまなことがいわれていますが，生命の危険には代えられませんので，ご了承ください．ちなみに当科における過去5年間のTUR-Pの輸血例は0件です．

2) 水中毒：切除部から出た血は，内視鏡の視界を遮ります．そのため常に水（灌流液）で血を洗い流し，視界を確保しながら手術しています．結果，切除した前立腺の血管の断端から灌流液が体内に流れ込むことになります．短時間に大量の点滴をしているのと同じです．

　　あまり大量に液が入りすぎると，血が薄くなってナトリウムの値が下がり（低Na血症），意識の低下，苦悶やあくび等の症状が起こります．さらに体内に入った液の量が心臓のポンプ能力の限度を超えると，心不全を引き起こし，脈拍の減少や血圧の低下が起こります．これらを総称して水中毒といいます．

　　これはかなり危険な状態ですので，以上のような症状が出たときは，ただちに手術を中止することがあります．患者様の生命の安全が第一ですので，ご了承ください．やり直しが可能で，前に中止したところから再開できるのが，この手術のメリットでもあります．

　　こういう事態を避けるためにも，手術はできるだけ早く終わらなければなりません．手術時間が1時間程度であれば，身体に入る水の量は900ml程度

で，あまり問題にならないとされています。そのため，手術時間は1時間前後が望ましいのです。水中毒まで起こす例は少数ですが，当科における発生率は約8％です。

b．術後合併症

1）**疼痛**：麻酔が切れて感覚が戻ってくると，手術された場所の痛みを感じてきます。手術をした場所がごく深いため，痛みは多くは尿意や便意として感じます。麻酔がさめる時が最も強く感じられ，「排尿したい」「排便したい」と不穏になる方がおられますが，鎮痛剤で収まりますので，落ち着いて申し出てください。

2）**術後出血**：手術された部位は，肉が削られたままで，血管は電気メスで焼かれて止血されています。不用意に身体を動かしたりカテーテルを動かしたりすると，傷が擦れて再出血することがあります。したがって，術後しばらくは，あまり動かずに安静にしていて下さい。あまり出血がひどくなると，止血のため緊急で再手術しなければならないことがあります。

　また手術後，数日から数週間たって，突然手術した場所から再出血することがまれにあります。これは切断面の凝血塊が急にはがれて起こるもので，当科では過去5年間170例のTUR-Pのうち2例に起こりました。1例は手術8日後，もう1例は29日後でした。非常にまれですが可能性はゼロではありません。そのような場合に遭遇した方は，緊急で病院にご連絡下さい。

3）**術後膀胱炎**：切除した場所は，表面がこそげた状態になっていて，術後必ずといっていいほど炎症を起こします。したがって手術を受けた患者さんは，排尿痛や頻尿といった膀胱炎の症状を起こします。これは，数週間程度で治ることが多いようです。

4）**術後精巣上体炎**：術後数日で，陰嚢が腫れて熱が出ることがあります。これは手術で精管から精巣上体に細菌が入ったために起こる精巣上体炎です。手術前いくら手術部位をきれいに消毒しても，尿道の中自体に多少の菌が入り込んでいるためです。起これば，抗生物質などによる治療をします。

5）**逆行性射精**：前立腺の下端には精阜という部分があります（図1）。射精する時はここから精液が噴出され，前立腺側が閉まって精液が前に飛びます。前立腺を切除すると，射精はしますが，精液が前に飛ばず，膀胱の中に逆流してしまいます。これを逆行性射精といい，前立腺の手術をすると避けられないものです。射精をする際に違和感を感じることがありますが，以上の理由で起こるもので，病気ではありません。

6）**尿道狭窄**：数日たって尿道に入っていたカテーテルを抜きますが，退院して2～3週間して尿が出にくくなることがあります。これは，尿道の粘膜が，手術に使用した機器やカテーテルに圧迫されて浮腫を起こしたり，アレルギーを生じたりして起こるもので，尿道狭窄といわれています。発生率は比較的高く，統計的に約6～26％といわれています。発生した場合，外来で治療

　　　　いたします。
　　7）**偶発がん**：前立腺肥大症は良性の病気でがんではありません。これは術前に腫瘍マーカーや触診，X線などで調べているのですが，採取した組織はさらに確認のためすべて検査に出します。その中に一切症状を示さないがんがまれに含まれることがあります。これを偶発がんといいます。頻度は数〜10％程度ですが，当科の経験では約8％です。偶発がんとわかった患者さんの治療をどうするかは，患者さんの年齢，健康状態，がんの悪性度・浸潤度などによって異なります。

c．再発について

　内視鏡的に切除するので，前立腺の全部は切除できません。特に，恥骨の裏の内視鏡の届かない，前葉といわれる部分はどうしても残ります。前立腺肥大症は患者さんが生きている限り大きくなるといわれており，残った部分もまた大きくなります。ただ，前立腺肥大症の大きくなるスピードはきわめて遅く，前立腺肥大症は30代から始まるといわれています（今のあなたの状態になるまで30〜50年間かかっていることになります）。もしあなたがこれからさらに何年も長生きされると，場合によっては何年か先に再手術を受けなければならないことがあります。これはもう長寿の代償と思っていただくしかありません。

5　代替可能な治療

　前立腺肥大症には，他にもいくつかの治療法があります。
　まず第一は，薬物療法です。これには，漢方薬や生薬を除くと，α_1-遮断薬と抗男性ホルモン剤があります。α_1-遮断薬は膀胱の出口にあるα神経末端に作用し，尿を出やすくする薬です。抗男性ホルモン剤は，男性ホルモンが前立腺を刺激して肥大させるのを妨げる作用があります。しかし，これまでに十分使用し，効果が少なくなっている可能性も考えられます。
　手術に関しては，現在次のいくつかの方法があります。
　観血的摘出術：腹部を切開して，前立腺の内身だけを直接取り出す手術です。麻酔も手術も大がかりなものになり，身体の負担も大きくなります。前立腺が大きくなって100gほどの巨大なものになると，この方法の方が安全で良いことがあります。ただし，現在のあなたの前立腺では，そこまでの必要はありません。
　温熱療法（ハイパーサーミア）：尿道にカテーテルを挿入し，前立腺部の尿道に高周波を流して高温（47〜50℃）に保つ方法です。効果として，尿道の神経末端を破壊して排尿をしやすくする，前立腺のはみ出ている部分に低温火傷を起こして収縮させるといったことがあります。したがって，あまり大きな前立腺には効果が薄く，再発するのも早いようです。あなたにはあまり勧められる方法ではないと考えますが，機器はあるのでご希望があればお応えします。
　レーザーによる前立腺切除術：内視鏡を使って尿道を覗きながら，はみ出している部分をレーザーで蒸発させる方法です。副作用が少ないのが長所ですが，大きな肥大

にはあまり効果的ではありません。ご希望であればお応えいたします。

6 治療を行わなかった場合に予想される経過

　病気がさらに進行すると、1-bでお示しした症状が厳しくなるだけでなく、残尿（排尿後も膀胱に尿が残るようになる状態）や、尿路感染症や尿閉が起こったりします。尿閉は膀胱の尿が出てこなくなる状態で、きわめてつらい状態です。この状態をさらに放置しておくと、腎臓がつくった尿を膀胱に送り込めなくなり、腎臓の機能がダメージを受けて元に戻らなくなることがあります（腎不全）。病状がゆっくりと進むため、自覚症状が出ないことがあるようです。

　当科の経験では、約3.5％（5年間で170例中6例）に、水腎症、膀胱尿管逆流症、一過性の腎不全等が認められました。

　前立腺は、いったん肥大し始めると、患者さん本人が生きている限り大きくなります。自然治癒する可能性はありません。現代のように平均寿命が延びてくると、どこかの時点で何らかの処置が必要となります。

7 患者様の具体的な希望

　　〔省略〕

8 手術の同意を撤回する場合

　　〔省略〕

9 連絡先

　　〔省略〕

4-09 乳がんに対する乳房温存療法

1 あなたの病名と病態

a．病名

あなたが現在かかっている病気は，乳がんです。

これは，乳腺組織にできたがん（癌）です。乳腺のしこり（腫瘤）は，がんだけではなく，①良性腫瘍（線維腺腫，乳管内乳頭腫，葉状嚢胞腺腫など），②炎症（乳腺炎），③乳腺症，④肉腫，⑤悪性リンパ腫などの病気でもできますが，これまでの検査の結果，あなたの乳腺にできたしこり（腫瘤）は，がんによるものです。

がんは，無秩序に増殖を続けることと，転移することが特徴です。乳がんは，局所からリンパの流れ（リンパ節転移），あるいは血流に乗って全身へと転移します。

乳がんが乳房内のどの部位にあっても，リンパ流の多くは腋窩のほうへ流れます（図1）。

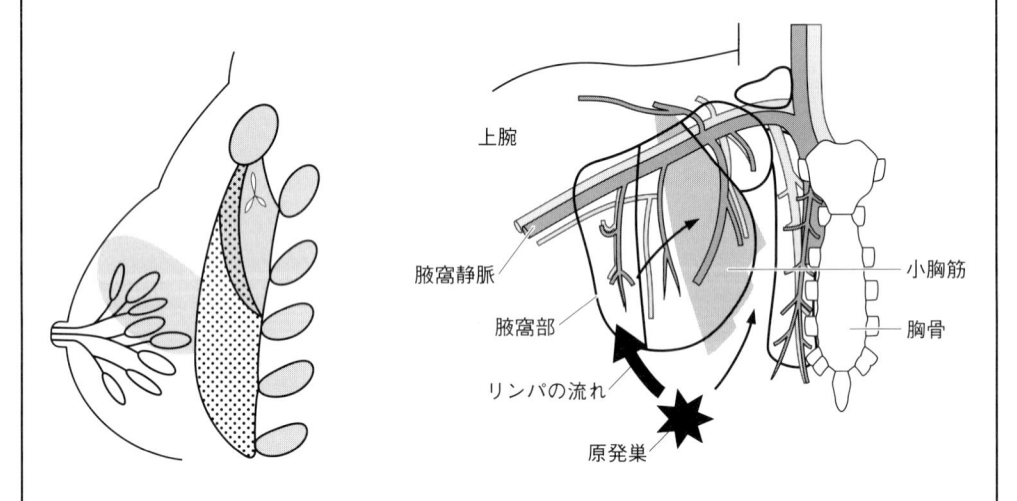

図1 リンパの流れ

(小山博記編：乳房温存療法．インフォームドコンセントのための
図説シリーズ，医薬ジャーナル社，2000)

b．病態

乳がんの進行度は腫瘍の大きさ（T），リンパ節転移（N）と遠隔転移（M）の状態で，大きく4つに分けられます。

Ⅰ期：腫瘍の大きさは2 cmまで。リンパ節は硬くなっておらず，転移がないと思われるもの。

Ⅱ期：腫瘍の大きさは2 cmを超えて5 cm以下。リンパ節が硬くなっていて，転移が疑われる。

Ⅲ期：腫瘍の大きさは5 cm以上。皮膚が赤くなったり，潰瘍ができてくずれたりする。わきの下だけでなく鎖骨上のリンパ節が硬くなることもある。
Ⅳ期：肝臓，骨など乳房から離れたところにも転移。手術で取り切れないことが多い。

あなたの乳がんは，現在，_____期の状態です。

2 この治療の目的・必要性・有効性

がんは，1-aで示したような特徴を持つために，早急に治療が必要です。このため，今回は，腫瘍を含む乳房の部分的な切除と腋窩リンパ節の郭清（乳房温存手術）を行うことを予定してます。

乳房温存療法の適応については，一般には次のようになっています。
1．腫瘍の大きさが3 cm以下のもの
2．各種の画像診断で広範な乳管内進展を示す所見のないもの
3．多発病巣のないもの
4．放射線照射が可能なもの（したがって，以下のものは除外する）
　　a）重篤な膠原病の合併症を有するもの
　　b）同側胸部の放射線照射の既往のあるもの
　　c）患者さんが照射を希望しないもの
5．患者さんが温存療法を希望すること

あなたの乳がんは，現在，1-bで示した病態にありますので，乳房温存療法の適応となります。

治療後の一般的な成績（予後）は，およそ**表1**のとおりとされています。

表1　乳がん治療後の一般的な成績

臨床病期（TNM分類）	5年生存率	10年生存率
Ⅰ期	85～95％	70～85％
Ⅱ期	65～80％	50～70％
Ⅲ期	40～55％	25～45％
Ⅳ期	5～15％	＜5％

早期の場合でも再発する可能性がゼロではなく，術後は長期にわたって，局所の再発，リンパ節再発，肝や肺や骨などの遠隔転移の有無について定期的に経過を観察する必要があります。

3 この手術の内容等

2でも示したように，本手術では，腫瘍を含む乳房の部分的な切除と腋窩リンパ節の郭清（乳房温存手術）を行います。
＊図を用いて，手順等を具体的に説明し，必要に応じてそれらを記載する。
術後，残存乳房に対して放射線照射（5～6週間）を追加します。放射線治療は残

存乳房内再発のリスクを下げるためです。なお，乳房温存療法における放射線治療は，温存された乳房内のがんの局所再発を減少させることが示されました（**図2**）。

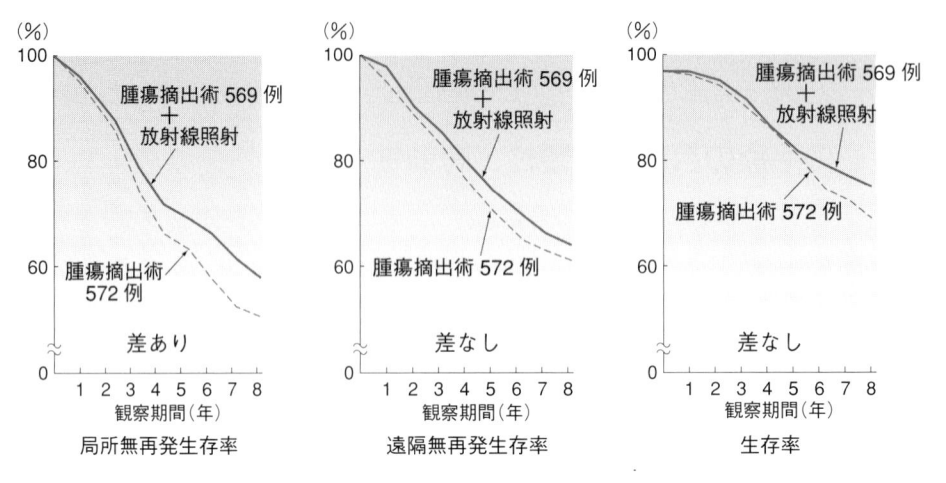

図2　乳房温存療法における放射線治療

（小山博記編：乳房温存療法．インフォームドコンセントのための図説シリーズ，医薬ジャーナル社，2000）

一方，生存率には影響を与えないとされました。これは乳房内再発の約90％は再手術（サルベージ手術）が可能だからです。

なお，切除した検体（リンパ節，乳腺）を病理組織検査に提出して，がんの転移，切除断端，悪性度，ホルモンレセプター発現の有無，ハーセプチン蛋白発現の有無などを検討します。

腫瘍の大きさ，組織型，リンパ節転移の個数などの予後因子により，術後補助療法（化学療法，ホルモン療法など）が必要になることがあります。

Box

乳房温存手術と乳房全切除術

a．乳房温存療法と乳房全切除術の利点と欠点

乳房温存手術と乳房全切除術の利点・欠点は**表2**のとおりです。

表2　乳房温存手術と乳房全切除術

	乳房温存手術	乳房全切除術
利点	1．美容的に優れている。乳房喪失に伴うイメージの変化がない。 2．術後，患側上肢の機能障害が少ない。	1．乳房を全切除するので，同側乳房から乳がんが出てくる可能性はない。 2．術後の放射線療法が不要である。
欠点	1．温存乳房から再び乳がんが出てくる可能性がある。 2．温存乳房への放射線療法が必要である。	1．乳房が失われるため，美容的に劣る。乳房喪失の精神的ダメージがある。 2．術後，患側上肢の機能障害がやや多い。

b．乳房温存療法と乳房全切除術の生存率の違い

　大規模無作為比較試験で，乳房温存療法と乳房全切除との間で，生存率に差を認めず，乳がんに対する標準治療の１つとして認知されています（**図3**）。

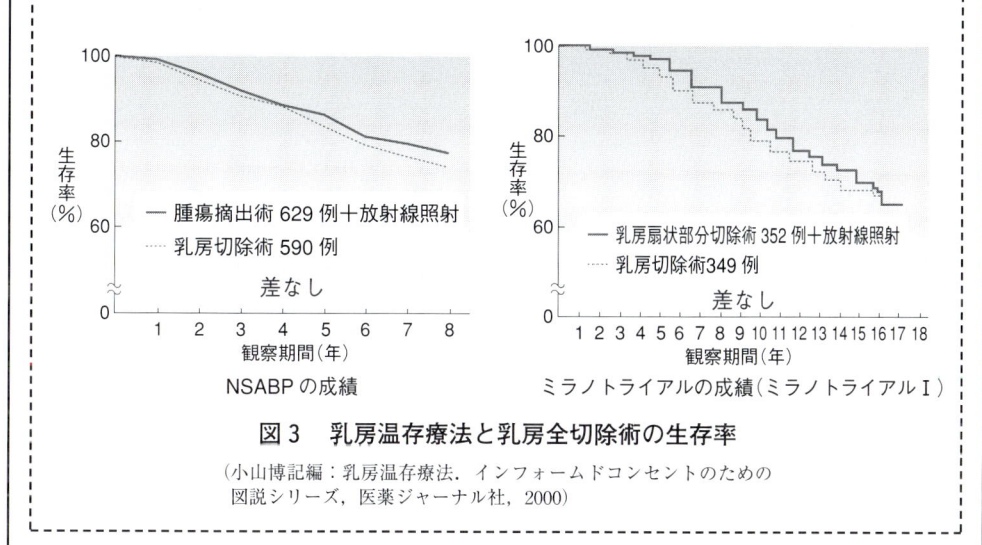

図3　乳房温存療法と乳房全切除術の生存率

NSABPの成績
- 腫瘍摘出術 629 例＋放射線照射
- 乳房切除術 590 例
- 差なし

ミラノトライアルの成績（ミラノトライアルⅠ）
- 乳房扇状部分切除術 352 例＋放射線照射
- 乳房切除術 349 例
- 差なし

（小山博記編：乳房温存療法．インフォームドコンセントのための図説シリーズ，医薬ジャーナル社，2000）

4 この手術に伴う危険性と術中偶発症

＊以下のa，b項について，危険性の内容・発生率が具体的にわかっている場合は，それらについても説明し，記載する。

a．危険性

　乳がんの手術は比較的危険性の少ない手術といえます。しかし，全身麻酔下で行われるため，麻酔による事故，アレルギー，悪性高熱症などが起こりうる可能性があるほか，他の一般の手術と同様に術中・術後の循環器系，呼吸器系合併症を発症する可能性があります。

b．術後合併症

1）術後出血

　創部から出血が持続することがあります。この場合，再開創し，止血を試みることがあります。また，緊急輸血（MAP，FFPなど）やアルブミン，PPFなどの血液製剤の投与が必要になることがあります。

2）皮膚縫合創のし開，皮膚弁の壊死

　創の緊張や血行障害により，皮膚縫合創のし開，皮膚弁の壊死が起こることがあります。

3）感染

　創部の感染や膿瘍形成などが起こることがあります。この場合，抗生物質による治療を行いますが，これに限界がある場合は，再開創による洗浄・ドレナージが必要になることがあります。

4）患側上肢・腋窩の疼痛，知覚障害

患側上肢・腋窩に疼痛，知覚障害が起こることがあります。これは，リンパ節郭清に伴い，皮膚への知覚神経が切離されるため発生する症状であるとされています。ただ，温存した場合にも起こることがあります。

5）患側上肢のリンパ浮腫，胸壁や腋窩のリンパ液貯留（seroma）

腋窩リンパ節郭清に伴い，患側上肢のリンパ浮腫，胸壁や腋窩のリンパ液貯留が起こります。術直後の多くは一過性ですが，晩期に起こるものは治りにくいとされています。

6）肩関節の可動域の低下

胸筋合併切除，創の緊張，瘢痕性収縮などから，肩関節の可動域の低下が起こります。術後の適切かつ十分なリハビリが必要です。

7）温存乳房の形態

温存乳房の形態は時に変形，偏位をきたすことがあります。

8）放射線治療に伴う有害事象

術後残存乳房に対する放射線治療に伴う有害事象が起こることがあります（前述）。

以上に挙げた偶発症，合併症は，生命に関わる事態になる可能性がありますが，仮に生じた場合は，これらの改善と救命に尽力します。

5 代替可能な治療

これまで，乳がんの乳房温存療法について説明しましたが，乳がんの治療には，通常，局所療法（手術療法，放射線療法）と全身療法（化学療法，ホルモン療法）があります。乳がんは早い時期から全身に広がる傾向があり，全身病という考え方に則って治療方針を考えることが重要とされています。

＊乳房温存療法との利害得失がわかるように説明し，必要に応じてそれらを記載する。

a．外科療法（手術）

乳がんの治療はほとんどの場合，手術が第一選択と考えられています。大きく分けると，乳房を取る手術（乳房全切除術：胸筋を切除する場合としない場合がある）と乳房を残す手術（乳房温存術：乳房部分切除）があります。

また，進行程度を知るために，乳房の手術と同時にわきの下のリンパ節を取る（腋窩リンパ節の郭清）のが一般的です。

> ※**センチネル（見張り）リンパ節生検**　腫瘍周囲のリンパ流が最初に注ぎ込むリンパ節（センチネルリンパ節）のみを摘出生検し，転移の有無を知ることで，残りの所属リンパ節への転移の可能性を予測し，郭清を省略しようとする試みです。まだ無作為比較試験と結果が出ておらず，研究段階の手法であり標準的な手法ではありません。しかし，腋窩リンパ節郭清を省略すると上肢の運動障害や浮腫がまったく起こらないという利点があります。

b．放射線療法

　正常の細胞とがん細胞では放射線に対する感受性が異なるので，適切な量の放射線を照射することにより，がん細胞を選択的に殺すことができます。

　放射線治療による副作用（有害事象）には，①照射中から直後に一過性に見られ時間とともに（照射終了後3か月位までに）治癒する急性障害（皮膚の発赤，色素沈着，落屑，びらん，乳房の腫れ，痛み，食欲不振など）と，②照射後数か月から数年を経過して照射野に一致して起こって治りにくい晩期障害〔乳房の収縮や硬化，皮膚の変化（色素沈着，ざらつき），上肢のむくみ，放射線肺炎・肺線維症，肋骨骨折，心膜炎〕があります。晩期障害の頻度は1〜5％と報告されています。

c．化学療法

　いわゆる抗がん剤による治療です。経口投与（飲み薬）と静脈内投与（注射や点滴）の2通りがあります。

　主な副作用としては，消化器症状（吐き気，嘔吐，食欲不振，下痢，口内炎），皮膚症状（脱毛，発疹，色素沈着），骨髄障害（白血球・赤血球・血小板など血液細胞の減少，貧血や感染症にかかりやすくなるなど）があります。どんな副作用が出るかは薬の種類や量によって，また患者さんによって違います。

d．ホルモン療法

　乳がんの中には女性ホルモン（エストロゲン）に反応して発育が促されるものがあります。乳がん細胞にホルモンのレセプターがあるとホルモン療法の効果が期待できます。

　副作用は抗がん剤に比べて少なく，おもな症状としては，のぼせ，吐き気，月経不順，性器出血，めまい，うつ病などがあり，抗がん剤との併用も行われます。

6 治療しない場合に予想される経過

　局所で乳がんが大きくなり，壊死，潰瘍形成，感染などを起こし，出血や悪臭を出すなどコントロールができなくなる可能性があります。

　わきの下のリンパ節の閉塞で病気の側の腕が腫れるようになることがあります。

　遠隔転移（肺，骨，肝，脳など）を起こし，胸水や無気肺のため呼吸困難，強い痛みや病的な骨折，黄疸や肝不全の症状，頭痛や嘔気，意識障害などが起こる可能性，生命の危機に瀕する状況となることがあります。

7 患者様の具体的な希望

　　　〔省略〕

8 手術の同意を撤回する場合

　　　〔省略〕

9 連絡先

〔省略〕

4-10 子宮筋腫に対する開腹式の単純子宮全摘出術

1 あなたの病名と病態

a. 病名

これまでの検査の結果,あなたは,現在,子宮筋腫にかかっていることがわかりました。

b. 病態

図1に示すように,子宮筋腫は子宮筋から発生する良性の腫瘍です。女性の約30％以上に認められるといわれています。女性ホルモンの影響で大きくなるため,個人差はあるものの,閉経するまで大きくなっていきます。

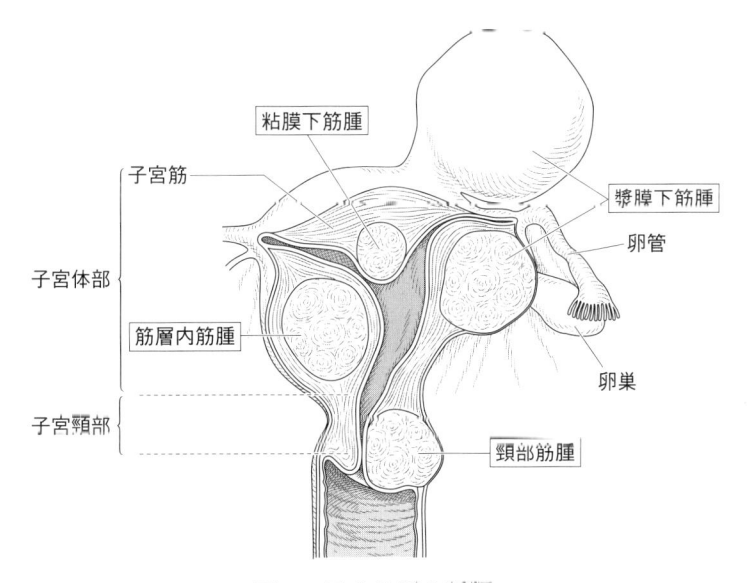

図1 子宮筋腫の種類

特に粘膜下筋腫や筋層内筋腫の場合はその影響で月経血量が増加し貧血の原因となります。また腫瘍が大きくなると月経に伴う痛みなどのいわゆる月経随伴症状が出現したり,骨盤内にある他の臓器（膀胱,腸など）を圧迫し,便秘,頻尿,排尿障害などが出現したりします。

これまでの検査の結果,あなたの子宮筋腫は,現在,次のような病態にあります。

＊治療方法として本手術を採用する上で,その理由が明らかになるように,患者の病態について説明し,それらを記載する。過多月経による貧血の状況や月経随伴症状等についても説明し,それらを記載する。

2 この治療の目的・必要性・有効性

　子宮筋腫には治療を要さない経過観察のみでよいものと，治療を要するものとがあります。また，治療を要する場合でも，その治療にはホルモン療法（月経量の調節のためにピルを飲んだり，一時的にも女性ホルモンを低下させ閉経の状態にする）などの保存的療法や，手術療法などがあります。

　これら治療法の選択は，子宮筋腫のできている場所，大きさ，貧血の程度，患者様の年齢，今後の妊娠希望などを考慮の上，患者様と相談して決定します。

　あなたの病気は現在上記のような状況であり，これらを改善するためには，手術を行うことが医学的には最も望ましいと考えられます。

　このため，今回お腹を切って，子宮を摘出する開腹式の単純子宮全摘出術を実施する予定です。これにより，子宮をすべて摘出するため月経がなくなります。その結果，過多月経（月経血の流出が著しく多い状態）による貧血が改善します。

　また月経に伴う痛みなど，いわゆる月経随伴症状は消失します。他の臓器の圧迫症状も改善させることができます。

　なお，手術により期待される他の効果として以下のことが挙げられます。

　　1）切除標本により子宮筋腫が良性のものか悪性のものかを確定することができます。
　　2）将来，子宮がん（子宮頸部がん，子宮体部がん）になる心配がなくなります。
　子宮は切除しても卵巣は残るため，卵巣ホルモンがなくなるわけではありません。

3 この治療の内容と注意事項

a．手術前の注意事項

　手術前日まで食事は普通に取っていただいて結構です。ただし，夜に下剤を飲んでください。これは，便通を良くして手術の障害となる腸の中の食物残渣を少しでも減らすためです。

　手術当日は朝から何も飲んだり食べたりしないでください。浣腸を行いますが，それは先に述べた理由からです。

b．具体的な手術の方法

　次に，具体的な手術の方法について説明します。なお，手術時の麻酔に関しては，麻酔科医から詳しくご説明します。

　　1）まず，下腹部の皮膚に約 10 〜 15cm の切開を加え，皮下組織，腹直筋膜，腹膜を切開し腹腔内に到達します。
　　2）次に子宮を摘出する上で障害となるような癒着があればそれを剝離します。
　　3）次に，子宮筋腫が認められる子宮のすべてを摘出します。その際，子宮を支持している子宮円索，卵管，固有卵巣索（付属器を切除する場合は卵巣提索），広間膜，基靱帯（仙骨子宮靱帯，膀胱子宮靱帯），腟管を順に切断していく操作により行います（図 2）。

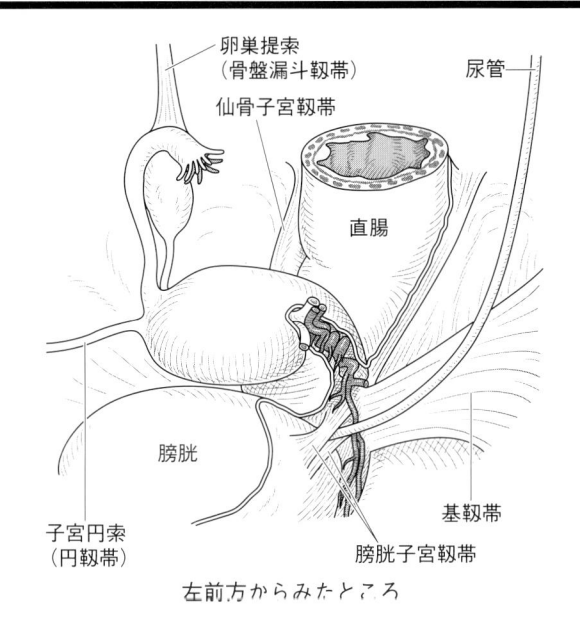

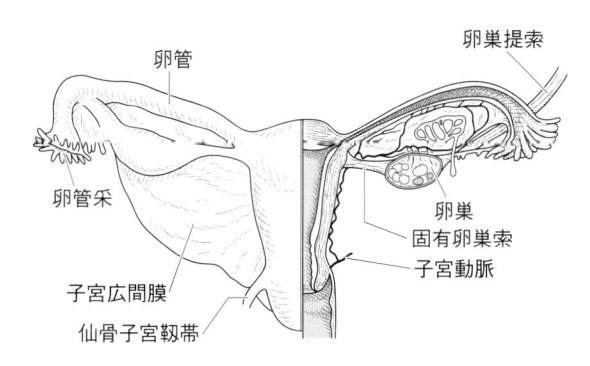

図2　子宮・付属器と靭帯

（武田佳彦編：産婦人科手術のための解剖学．メジカルビュー社，1999．をもとに作成）

4) 卵巣・卵管の温存が困難な場合には，附属器（卵巣・卵管）切除術を追加することがあります。それによる手術時間・侵襲は子宮全摘術のみのものとほとんど変わりません。
5) 子宮摘出後，腹腔側の腟断端を縫合し閉鎖します。
6) 最後に腹壁を縫合します。
7) なお，両側の卵巣を摘出した場合，卵巣機能不全による更年期障害が生じる可能性がありますが，その際にはホルモン補充療法などの治療にて対応します。

c．手術後の注意事項

手術後はできる限り早いうちから歩くようにしてください。これは，術後の癒着

による腸閉塞や術後血栓の予防のためです．お腹が痛いとは思いますが，頑張って歩いてください．

開腹式子宮摘出術の長所（①〜③）および短所（④，⑤）は以下のとおりです．
① 開腹操作（お腹を約 10〜15cm 切って手術操作を行う）であり，大きな筋腫にも対応できます．
② 術野（手術担当者が直接見える範囲）が広く，より操作が確実です．癒着剥離にも適しています．
③ 腹腔鏡による操作に比べて手術時間が短くて済みます．
④ 腹壁の手術創が大きくなります．そのため，傷が目立ち，小さい手術創の手術と比べて術後の痛みが強く，回復が遅い傾向にあります．
⑤ 術後の癒着もわずかですが起こりやすくなります．

4 この手術に伴う危険性とその対応

＊以下に示す項目のうち，術前の検査等の関係から発生の可能性が予測されるものについて，その内容や発生頻度を具体的に説明し，記載する．

代表的な術中，術後合併症は以下のようなものがあります．

1）術中大量出血

特に癒着がひどい場合などに起こりやすい状況といえます．大量の出血のため術後の回復に時間がかかることや輸血を要する場合もあります．

2）術後再出血

術中に止血を確認しても，術後に血餅（かさぶた）などがはがれ再出血することがあります．この場合に再手術や輸血を要することがあります．

3）術後感染症

腹壁，術中操作を行った臓器またその周辺臓器に感染を起こすことがあります．

4）創部離開

腹壁切開部が感染などにより離開することがあります．

5）周辺臓器の損傷

周辺にある組織は手術中の操作により損傷する場合があります．特に癒着がひどい場合などには起こりやすい傾向にあります．術中に損傷するだけではなく，術後感染，血流障害などにより手術後に起こることもあります．術中に損傷した場合にはただちに対応しますが，術後に生じた場合には再手術になることがあります．

6）術後癒着

手術後に腸などが癒着することがあります．そのため，腸閉塞を起こすことがあります．

7）術後血栓症

手術後に大腿静脈等に血栓が形成されることがあります．またそれが原因で肺塞栓症を起こすこともあります．

5 偶発症発生時の対応

万一，偶発症が起きた場合には最善の処置・治療を行います。

6 代替可能な治療

代替可能な治療として，次の治療が考えられます。

＊以下に示す事項のうち，1で説明した当該患者の病態，患者の年齢，今後の妊娠希望等との関係から，当該患者にとって代替可能となりうる医療について具体的に説明し，それらを記載する。

a．手術による治療

1）腟上部切断術

お腹を切って子宮筋腫の存在する子宮体部のみを切除する手術です。

この手術は，子宮頸部を支えている基靭帯，仙骨子宮靭帯，膀胱子宮靭帯の切断操作は伴わないため，単純子宮全摘出術と比較して，手術時間は短く，出血も少なくて済みます。また，子宮頸部を切除しないため性交渉の際にも性感を著しく損なうことはありません。ただ，子宮頸部がんの発症は予防できません。

2）腟式子宮摘出術

開腹せずに腟からの操作のみで行う手術です。子宮腟部を円周状に切開し，逆行性に子宮頸部の支持靭帯である仙骨子宮靭帯，膀胱子宮靭帯，基靭帯を順に結紮・切断した後，子宮円索，卵管，固有卵巣索を切断して子宮を摘出します。最後に腟壁を縫合して手術を終了します。

利点として，開腹しないため術後の痛みが少なく，回復が早く，美容上腹部の傷が残らないことなどがあります。

欠点として，大きな子宮筋腫には対応できません。癒着がひどい場合や予想外の大量の出血が起こった場合には開腹術になることがあります。また，術中の臓器損傷の有無の確認操作や止血の確認操作が行いにくいことなどがあります。

3）腹腔鏡補助下子宮摘出術，腹腔鏡下子宮摘出術

腹壁の数か所に小切開を加えて腹腔内に炭酸ガスを注入し，腹腔鏡という小さなカメラや操作を行う鉗子を挿入し，それらを用いて行う手術です。子宮は腟から取り出すことになります。腹腔鏡下での操作をどの程度行うかにより手術名が変わります。

利点として，腟式手術では対応しきれなかったある程度大きな子宮筋腫も腹腔鏡を用いることにより対応でき，小さい腹壁の切開創で腹腔内が観察できます。また，腹壁の切開が小さいため通常の開腹術より痛みが少なく，回復が早く，美容上よいことなどがあります。

欠点として，腟式手術と同様に癒着がひどい場合や予想外に大量の出血が起こった場合には開腹術になることがあります。また，鉗子による子宮周辺臓器の損傷が起こること，手術時間が長いこと，腹腔内に注入した炭酸ガスが皮下にたまること

などがあります。内診するような姿勢で手術を行うため手術が長時間になった場合には，下肢に血流障害，それに伴う筋，神経等の損傷を起こすことがあります。

日本産科婦人科学会内視鏡学会の統計によると，腹腔鏡下手術の合併症の発現率は 0.8 ％です。内訳は，皮下気腫 0.4 ％，血管損傷 0.116 ％，創部血腫 0.1 ％，腸管損傷 0.05 ％です。また，術中開腹術に移行したもの 0.2 ％，術後開腹術を要したものは 0.1 ％です。

4）子宮筋腫核出術（腹式，腹腔鏡補助下，腟式）

子宮筋腫のみを摘出してくる手術です。開腹による場合と腹腔鏡を使用する場合や腟式に行う場合があります。いずれの方法でも子宮筋腫のみを摘出するため，摘出した後の筋層は吸収糸にて縫合します。出血を少しでも少なくするため，私たちの施設では血管を収縮させる薬剤（ピトレッシン®）を筋腫周囲に注射して摘出しています。

利点として，子宮摘出術と比較して子宮が温存できることがあります。

欠点として，小さな子宮筋腫が残ることがあり，きわめてまれではありますが出血がコントロールできない場合には，輸血を行いながら子宮摘出を行うことがあります。

b．手術を行わない保存的治療

手術を行わない保存的治療として以下のような治療法があります。

1）鉄剤投与等により行う保存的な貧血治療

これには限界があり，月経血量が増加した場合には輸血等が必要になることがあります。

2）偽閉経療法

これは卵巣ホルモンの分泌を低下させることにより子宮筋腫を縮小させ，月経を停止させることにより貧血を改善する治療です。しかし，長期投与の場合は卵巣ホルモンの分泌低下に伴う副作用（いわゆる更年期様症状，骨粗鬆症，動脈硬化など）が問題となってきます。

3）ホルモン療法

ピルなどを飲んで，月経量を調節したり，月経随伴症状をやわらげる方法です。しかしこの方法も長期にわたって行うと，その種類，用量にもよりますが，ホルモン依存性の腫瘍（乳がん，子宮体がん）ができやすくなったり，脳卒中などの循環器疾患や血栓症（血管内で血が固まってしまう病気）を引き起こしたりします。

4）その他

7 治療を行わなかった場合に予想される結果

治療を行わなかった場合，過多月経による貧血が悪化し輸血等が必要となることがあります。また，月経に伴う痛みなどのいわゆる月経随伴症状が徐々に進行することも予想されます。腫瘍が大きくなることによる周辺臓器の圧迫症状も出現します。

＊画像診断上，悪性疾患（子宮肉腫など）が疑われる場合には，「画像診断上，悪性疾患（子宮肉腫など）が疑われるため，摘出しなければ最終病理診断を下すことができません。またこれを放置した場合，当然のことですが命に関わります」などの文章を加える。

8 患者様の具体的な希望

〔省略〕

9 手術の同意を撤回する場合

〔省略〕

10 連絡先

〔省略〕

4-11 児頭骨盤不均衡に対する帝王切開術

1 母体および胎児の状況

あなたは，現在妊娠中で出産を控えていますが，検査の結果，母体の産道が狭くて赤ちゃんの頭が通過できない，いわゆる「児頭骨盤不均衡」の状態にあることがわかりました。

＊帝王切開術を採用する上で，その理由が明らかになるように，X線検査の結果等を示しながら，具体的な状態を説明し，その内容を記載する。

2 本手術の目的など

児頭骨盤不均衡の状態で出産を行えば，正常な出産が望めず，赤ちゃんの生命・身体に危険が生じる可能性があります。また，母体の生命にも危険が及ぶ可能性があります。このため，あなたに帝王切開術を行うことを予定しています。

＊赤ちゃんの生命・身体に危険が生じる可能性や，母体の生命に危険が及ぶ可能性について，具体的に説明できる場合は，それらについて説明し，その内容を記載する。

3 本帝王切開術の内容および注意事項

具体的な手順は次の通りです。

1) 赤ちゃんが母体のお腹の中にいる様子を図1に示します。

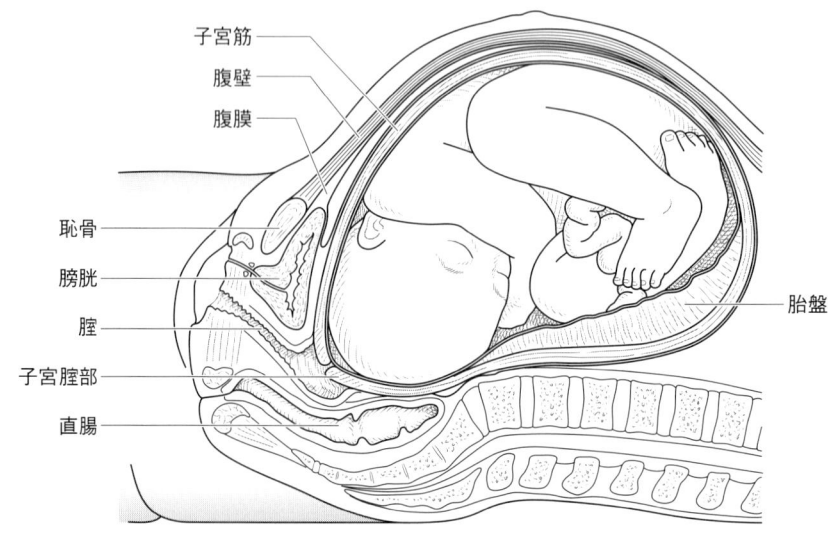

図1　赤ちゃんのいる様子

(桑原慶紀，藤井信吾，落合和徳　編著：産婦人科手術シリーズⅠ
―臨床解剖学と基本手技―，診断と治療社，1996．をもとに作成)

2) まず，下腹部の皮膚に約10〜15cmの切開を加え，皮下組織，腹直筋膜，腹

膜を切開し腹腔内に到達します（**図2**）。

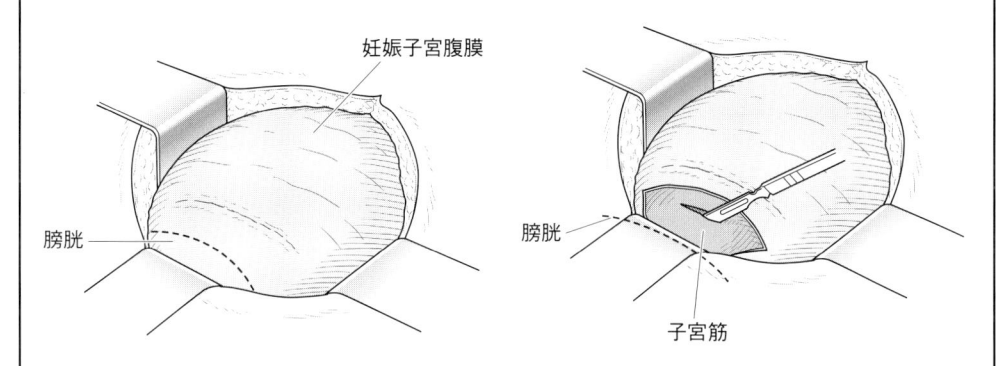

図2　お腹を開けたところ　　　　**図3　子宮筋の切開（横切開）**

（桑原慶紀, 藤井信吾, 落合和徳　編著：産婦人科手術シリーズⅠ
　―臨床解剖学と基本手技―, 診断と治療社, 1996. をもとに作成）

3）次に子宮体部下部の腹膜，子宮筋に横切開を加え子宮腔内に到達し（**図3**），胎児，胎盤を娩出します（**図4**）。

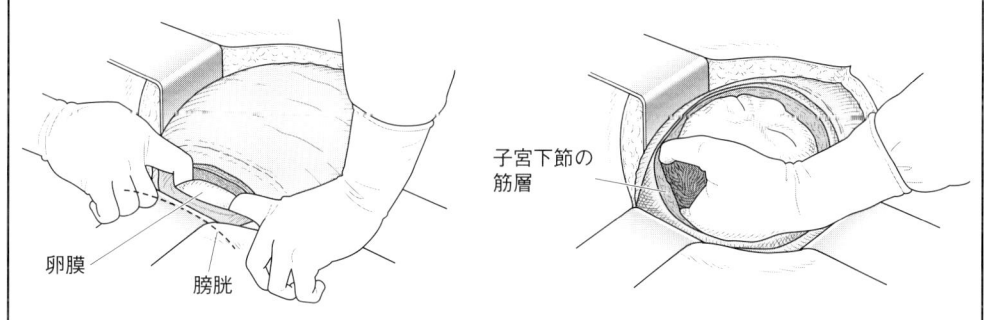

図4　赤ちゃんを出すところ

（桑原慶紀, 藤井信吾, 落合和徳　編著：産婦人科手術シリーズⅠ
　―臨床解剖学と基本手技―, 診断と治療社, 1996. をもとに作成）

4）その後，切開した子宮筋，子宮腹膜を縫合します（**図5**）。

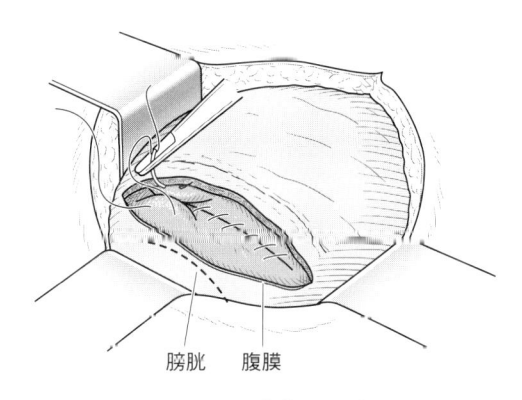

図5　子宮筋の縫合

（桑原慶紀, 藤井信吾, 落合和徳　編著：産婦人科手術シリーズⅠ
　―臨床解剖学と基本手技―, 診断と治療社, 1996. をもとに作成）

5）最後に腹壁を縫合し，手術を終了します。

4 帝王切開術に伴う危険性とその対応

＊次に示す危険性のうち，術前の検査から，発生の可能性が予測されるものについて，その内容や発生頻度を具体的に説明し，記載する。

帝王切開は一般に安全な手術ですが，当然付随する合併症もあります。

1）術中大量出血

特に前置胎盤，常位胎盤早期剥離や腹腔内の癒着がひどい場合などには起こりやすいといえます。大量の出血のため術後の回復に時間がかかることや輸血を要する場合もあります。

2）術後再出血

術中に止血を確認しても，術後に血餅（かさぶた）等がはがれ再出血することがあります。この場合に再手術や輸血を要することがあります。

3）術後感染症

腹壁，術中操作を行った臓器またその周辺臓器に感染を起こすことがあります。

4）創部離開

腹壁切開部が感染等により離開することがあります。

5）周辺臓器の損傷

周辺にある組織を手術中の操作により損傷する場合があります。特に癒着がひどい場合などには起こりやすい傾向にあります。術中に損傷するのみではなく，術後感染，血流障害などにより手術後に生じることもあります。術中に損傷した場合にはただちに対応しますが，術後に生じた場合には再手術になることがあります。

6）術後癒着

手術後に腸などが癒着することがあります。そのため，腸閉塞を起こすことがあります。

7）術後血栓症，肺塞栓症

骨盤内臓器に対する手術の後に大腿静脈などに血栓が形成されることがあります。その血栓によって肺塞栓症を起こすこともあります。肺塞栓症は，2,500～10,000分娩に1例の頻度に発症するといわれていますが，帝王切開後の発症は経腟分娩より5～10倍高いといわれています。

8）胎児損傷

胎内で異常が指摘されている児に多い傾向にあります。母体腹壁を通ってくる間に損傷することがあります。

9）次回の妊娠への影響

次回の妊娠・分娩時に帝王切開の既往のない経産婦に比べ子宮破裂を起こしやすくなります。その予防のため次回の分娩も帝王切開になることが多くなります。

10）子宮摘出

子宮からの出血がどうしても止まらない場合には子宮摘出を行う場合があります。

5 偶発症発生時の対応について

万一，偶発症が起きた場合には最善の処置・治療を行います。

6 代替可能な医療

妊娠を終了させるためには，普通分娩あるいは帝王切開分娩の2通りの様式しかありません。このため母体，赤ちゃんにとって経腟分娩がきわめて困難あるいは危険と判断される場合には，帝王切開術を選択せざるをえないのが現状です。

7 帝王切開術を行わなかった場合に考えられる結果

最初に帝王切開術の目的，必要性について説明しましたが，普通分娩を強行することにより，母体や赤ちゃんが非常に危険な状態に陥ることが予想されます。

特記

以上，お腹を切って，赤ちゃんを出産する帝王切開術について説明しました。帝王切開術の方法は，他の手術と異なり多くの方法があるわけではありません。傷が下着に隠れて目立たないようにするために皮膚を横向きに切ることもありますが，今回は，＿＿＿＿＿＿＿＿＿＿＿のため，傷は目立ちますがお腹を縦に切る予定です。

＊前回の帝王切開の傷が縦であること，お腹の中に強い癒着が予想されることなど，縦に切る理由を詳しく説明し，必要に応じて下線部に理由を記載する。

8 患者様の具体的な希望

〔省略〕

9 手術の同意を撤回する場合

〔省略〕

10 連絡先

〔省略〕

4-12 白内障手術

1 あなたの病名と病態

a. 病名

これまでの検査の結果，あなたは白内障に罹患しています。

白内障とは眼の中でレンズの役目をしている水晶体が濁る病気です。白内障に罹患すると物が"すりガラス"を通したようにかすんで見えるようになります。さらに進行すると，視力が低下します。

b. 病態

あなたの白内障は次のような状態にあります。

＊当該患者の白内障の状態について説明し，必要に応じてそれらを記載する。

2 この手術の目的など

現在あなたの白内障は1-bで示したような病態にあります。

白内障による視力低下を改善するには，現在の医療技術では手術しか方法はありません。このため今回あなたには白内障手術を行うことを予定しています。

白内障手術は，濁った水晶体を取り除いて，基本的に人工の眼内レンズをその代わりに挿入する手術です（**図1**）。この眼内レンズの役割は，眼鏡やコンタクトレンズの役割とよく似ていますが，残念ながらきわめて正確な度数の調整までをすることはできません。また，眼内レンズはピントが合う距離の幅がある程度に決まっているので，遠くと近くの物が同時にはっきりと見えることはありません。したがって，手術後は視力矯正のために，見たい距離に合わせた眼鏡を使っていただく必要があります。また手術を順調に行ったとしても，眼の奥にある網膜（カメラでいえばフィルムに相当）の状態が悪ければ，十分に視力が回復しないこともあります。

白内障手術では，もともとあった乱視の治療はできません。一方，水晶体の濁り

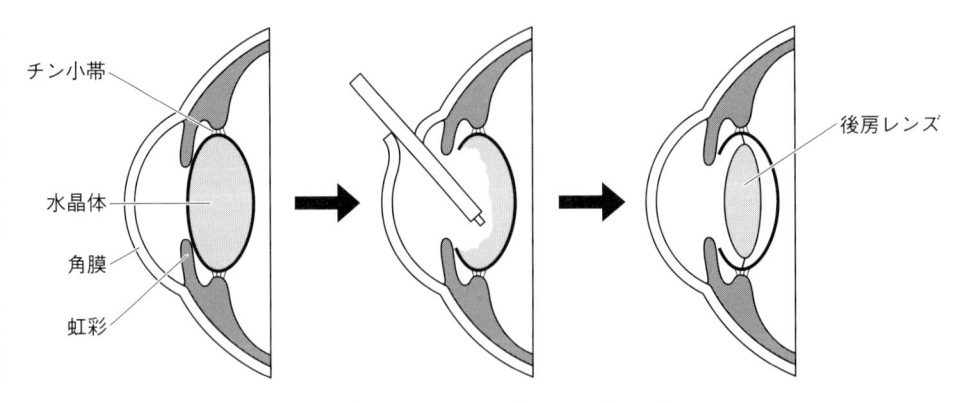

図1 囊外摘出術＋眼内レンズ挿入術

が強いため傷口を大きくした場合などでは，角膜の形状が変わって，手術後に乱視が出ることもあります。

　眼内レンズそのものは半永久的なもので将来取り替える必要はありませんが，約10％前後の症例で，手術して数か月から数年後に，眼内レンズが入っているカプセルが濁ってきて，視力が低下することがあります（後発性白内障）。ただし，この場合，外来診察時にレーザー光線でこの濁りを除去できますので，ほとんどの場合，視力は速やかに回復します。

3 この手術の内容と術中の留意点など

　白内障手術では，まず手術操作による痛みを感じないように，眼の周りの組織に麻酔を行います。局所麻酔のため，手術中は意識ははっきりしています。術者と話をすることができますから，ご安心ください。

　次に濁った水晶体の除去にかかります。
　水晶体はサランラップのような薄い膜（水晶体カプセル）で包まれており，多数の細い糸状のもの（チン小帯）で眼の中に固定されています。まず，この水晶体カプセルの前側の一部を取り除きます。次に後側のカプセルを残して中の濁った水晶体を取り除きます。

※水晶体を取り除く方法
　比較的濁りの少ない白内障の場合は，小さい傷口から超音波を利用して水晶体を砕いて吸引します。進行した白内障の場合はやや大きめの傷口から摘出します。どちらの方法を選択するかは，白内障の進行の程度によって決めます。そして，眼内レンズ（後房レンズ）を水晶体があった元のカプセルの中に挿入します。

　手術は顕微鏡を使う細かい操作となりますので，手術中に急に動いたりすることは避けてください。痛みや咳，尿意を催した際には，我慢せずに声に出して下さい。適切に対処します。
　ほとんどの手術では手術翌日から術後1か月にかけて，視力が速やかに改善します。ただし，手術後に色が青く見えたり，まぶしく感じたりすることがあります。さらに，視野の周辺に光の帯が見えたり，ライトの光が花火のように見えることがあります。これらの症状は眼内レンズという人工のレンズに変わることに伴って起こる症状で，心配はありません。通常，じきに慣れて気にならなくなることが多いようです。

4 手術合併症の頻度と対策

　白内障手術は，現在，手術方法の進歩によって安全に行うことができるようになっています。しかしながら，合併症が起こる可能性はあります。

a. 手術中に起こりうる合併症

1) 水晶体の（亜）脱臼

水晶体が入っていたカプセルやそれを支えるチン小帯の強度に問題がある場合，手術中に水晶体が眼の奥に落下したり，眼内レンズが眼の中でうまく固定されないことがあります（1～3％前後）。その場合，眼内レンズをカプセルと虹彩の間に挿入したり，縫いつけたりすることがあります。また，危険を避けるため，あえて眼内レンズを挿入しない場合もあります。この場合には，日を改めて眼内レンズを挿入するか，ソフトコンタクトレンズなどを使用していただくこともあります。

2) 駆出性出血

眼の手術では，数千件に1件程度（0.1％以下）で，偶発的に大量の出血が眼の中で起こることがあるとされています（駆出性出血）。このような場合，不幸にして視力が大きく低下することがあります。

3) その他

白内障手術では手術そのものが全身状態に影響することはほとんどありません。しかし，どんな手術であっても，予想できないことが起こることがあります。たとえば，脳梗塞や心筋梗塞などが手術中に起こり，生命に危険が及ぶ可能性もあります。また，麻酔薬によるショックや中毒症状が出ることもあります。

b. 手術後に起こりうる合併症

1) 角膜混濁

黒目（角膜）の内側には角膜を透明に保つ細胞（角膜内皮細胞）が一層存在しています。その細胞の数がもともと少なかったり，手術が複雑になったりすると，手術後に角膜が濁って視力が悪くなる場合があります。

2) 眼圧上昇

手術後の炎症などで眼圧（眼の硬さ）が上昇することがあります。多くの場合数日で下がりますが，薬で下がらない場合は眼圧を下げる手術が必要になることもあります。

3) 網膜剥離

眼の奥にあるカメラのフィルムに相当する網膜がはがれて網膜剥離という病気を起こすことがあります。この場合，手術が必要になることもあります。

4) 細菌性眼内炎

手術が無菌的に行われた場合であっても，1,000件に1回程度（0.1％以下）の割合で，白目やまぶたに存在している細菌などが傷口から眼の中に入って，眼球内で増えて炎症を起こすことがあります（細菌性眼内炎）。この場合，放置すれば失明につながる危険性があるので，直ちに眼球の中を洗い，抗生物質を投与します。

5 代替可能な治療

先に示したように，現在の医療技術では白内障による視力低下を改善するためには，手術を行うしかありません。

6 手術を行わなかった場合に予想される経過

　自然経過では視力が改善することはありません。極度に進行した白内障は視力低下のみならず，眼圧上昇や炎症性変化を惹起する危険性もあります。

7 患者様の具体的な希望

　　〔省略〕

8 手術の同意を撤回する場合

　　〔省略〕

9 連絡先

　　〔省略〕

4-13 喉頭微細手術（ラリンゴマイクロサージェリー）

1 あなたの病名と病態

a．病名

これまでの検査の結果，あなたは声帯ポリープに罹患しています。

b．病態

あなたの声帯ポリープは次のような状態にあります。
＊当該患者の声帯ポリープの状態について説明し，必要に応じてそれらを記載する。

2 この手術の目的

現在あなたは，1-bで示したような病態にあります。このため，あなたの声帯にできたポリープや結節などの"こぶ"を取り除くことにより，①悪性か良性を調べること（がん検診），②音声を改善すること，の2つの目的で手術を行うことを予定しています。今回は特に（①，②，①と②）の目的で手術を行います。

3 手術の内容

この手術は全身麻酔で行われますので，麻酔については麻酔科医からしっかりその説明を聞いてください。手術は麻酔がかかってから以下の順で行います。

①声帯は"のど仏"の後ろ辺りにあり，（図1a）左右一対の粘膜と筋肉からできています。成人では15～20mmほどの組織です（図1b）。のどにあるからといって，手術の際に頸(くび)の皮膚を切る必要はありません。口の中から直達喉頭鏡といわれる器具を挿入することにより，口から声帯を直接観察しながら手術をします。

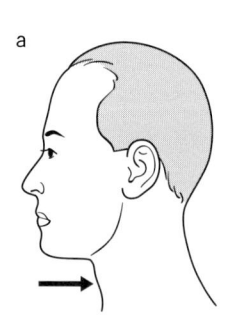

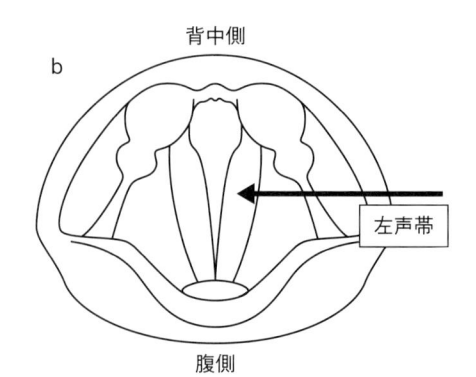

図1　声帯の位置

②直達喉頭鏡を口から挿入した後に，これを固定する器具を装着固定し，顕微鏡

にて病変部を拡大し手術を行います（図2）。

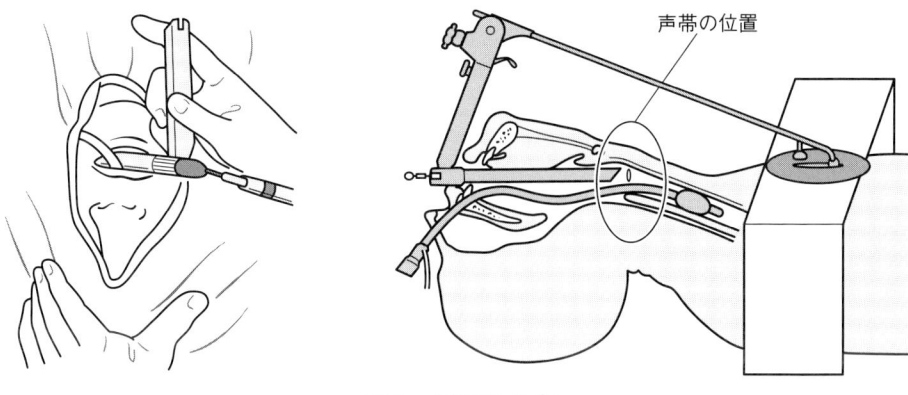

図2　手術の仕方

③次にメスや鉗子などで病変部位を取り除いて十分に止血を行った後，挿入していた直達喉頭鏡を抜いて手術が終了します。

この間はまちまちです。だいたい30分以内に終了します。

※この手術後に大切なこと―良い声で過ごすために

手術後あなたご自身もいろいろなことに気をつけて治していくことがとても大切です。

以下のことを守ってください。このことが，きれいな声への第一歩となります。

a．発声，咳払いの禁止

声帯は手術が終わった後にガーゼなどを当てて保護することができません。ですから切りっぱなしの生傷です。発声や咳払いをすると左右の声帯がぶつかってしまい，そのために傷が手術前よりも腫れたり，治り方が汚くなったりします。数日間は声を一切出さず筆談で意思疎通を図るようにしましょう。

また"ひそひそ声"は発声そのものに良い影響を与えないため，これも禁止です。

b．吸入

手術後，点滴や内服薬をお出ししますが，足のけがで消毒をするように，声帯に直接薬を塗っているわけではありません。吸入することによって薬を声帯に直接届けることが可能になります。また声帯を乾燥させないことも傷が治る過程でとても大切です。

c．音声使用

音声をいつからどれくらい使用するかということは，良い声にするためにとても大切なことです。退院後もいきなり長時間の話をするのではなく，主治医と相談しながら声を使用していきましょう。

d．歌について

歌は単に声を出すことと違い，声帯にとても負担をかけます。また声帯という楽器が手術により変化しています。今までと同じように歌っても，少し違和感などが出るかもしれません。不安があれば気軽に主治医にご相談下さい。

4 この手術に伴う危険性

頻度の多いと思われる主な障害から記載しています。

a．痛み

直達喉頭鏡挿入の際に起こる小さな傷（唇，口腔内，咽頭など）による痛み

b．前歯

直達喉頭鏡挿入固定の際に上顎歯に負担がかかり，前歯がぐらついたり，折れることがあります。必要があればマウスガードを作製することも可能です。

c．舌・味覚

直達喉頭鏡により舌が圧迫されて舌がしびれたり，味覚が低下したりする場合があります。これは正座をしたときに足がしびれるのと同じです。一過性の障害ですが，治るまでに個人差があります。ほとんどの場合，数日で治癒しますが，数か月かかることもあります。症状があれば早めに主治医までご連絡ください。

d．呼吸

のどの手術ですので，直達喉頭鏡挿入や病変摘出によってのどにむくみ（腫れ）などが出ることが時にあります。のどは食事が通るだけでなく呼吸をするとても大切な場所です。むくみにより呼吸困難が起きた場合は生命に危険があるため，経口挿管や気管切開などを行い気道を確保します。

以上のようなことが起こりえますが，そのようなことがないように手術は細心の注意を払って行います。

5 代替可能な手術（治療方法）

声帯の手術には，今回行う手術以外にも局所麻酔で行う手術もあります。
また，声帯結節といわれる疾患は音声訓練をすることにより消失してしまうこともあります。ポリープやがんの疑いでは音声訓練のみで治癒させることは不可能です。

6 手術を行わなかった場合に予想される経過

声帯ポリープの場合，手術を行わない場合，声嗄れについては改善を期待できません。音声酷使が続けば，さらに声が悪化する可能性も考えられます。定期的に歌

を歌われる場合は，なおさら改善は困難になります。

　ただ，手術を行わなくても適切な音声訓練を行うことにより悪化を防ぐことができることもあります。声帯結節の場合は，やはり適切な音声訓練を行うことによって治療することがあるという報告もあります。

　がん検診も兼ねていますので，組織を採取しなければその結果は不明なままです。手術を行わなければ，もしできものががんであった場合に治療が遅れることになってしまいますので，注意が必要です。

7 患者様の具体的な希望

〔省略〕

8 手術の同意を撤回する場合

〔省略〕

9 連絡先

〔省略〕

4-14 下顎骨インプラント手術

1 あなたの病名と病態

a．病名
あなたは現在，（むし歯，歯周病〔歯槽膿漏〕，外傷）に罹患しています。

b．病態
あなたは左側の下顎の第二小臼歯と第一・二大臼歯が失われた状態です（図1）。

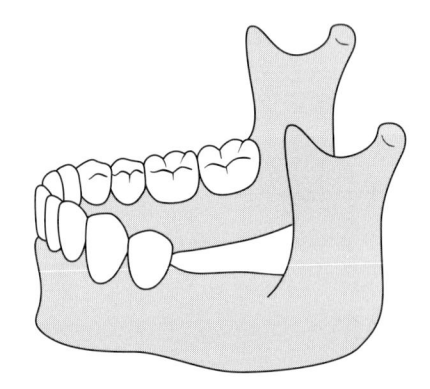

図1　左側の下顎の第二小臼歯と第一・二大臼歯が失われた状態

2 この手術の目的

あなたは現在，①-bで示したような状態にあるため，失われた歯の部位にインプラント（人工の歯根）を埋め込む手術を行う予定です。埋め込んだインプラントの上には冠を被せたり，特殊な装置を装着して，失われた咬合（かみあわせ）の回復を図ります。なお，今回の手術では，チタンのインプラントを使用します。チタンに対して金属アレルギーのある方は適応外ですので，医師に申し出てください。

3 この手術の内容と性格および注意事項

この手術は，次のような手順で行われます。
1）注射
インプラントを埋入する部位に局所麻酔剤（キシロカイン®）を注射します。また，今回，同側の下顎神経に伝達麻酔を併用します。
この薬に対し，まれにアレルギー反応を示す方がいますので，これまでに歯科治療の際，気分が悪くなった経験をお持ちの方は，必ずその旨をお知らせください。
2）粘膜切開
麻酔効果を確認した後，インプラントを埋入する部位の粘膜の切開を行い，骨面を露出します。場合によっては，骨の上方を少し削合し，インプラントを埋入しや

すくする処置が必要です。

3）ドリルによる開削

術前に計画された場所の骨にドリルで孔を開けます。通常，径の小さいものから順に径の大きいものに替えながら，決められた大きさと深さの孔を開けます。その際，ドリルが骨の中を走行する下歯槽神経に直接触れると麻酔下でも痛みを感じます。そのときは軽く手を挙げてお知らせください。なお，決して頭を動かさないでください。また，切削時の熱によって骨がダメージを受けることを避けるため，注水下で行います。風邪や蓄膿症などで鼻による呼吸が困難な方は，前もって主治医または担当医に申し出てください。

4）インプラントの埋入

開削された孔にインプラントを埋入します。今回使用するものは，ネジの付いた人工歯根です。このため，インプラントを回しながら計画された深さまで埋入します。

この際大きく口を開け，頭を動かさないでください。周囲の骨が割れる原因となります。ドリルで開削する，またはインプラントを埋入する際，周囲の骨が飛んでネジ部が露出する場合などがあります。その際，骨を誘導する膜，骨の砕片，PRP（多血小板血漿）などを用いて骨の造成を図る処置が必要となる場合があります。骨の砕片を採取する場合は顎骨の他の部位に切開を加え骨を採取します。PRPを用いる場合はあなたの血液を数ml採血する必要があります。

術前に顎骨の幅が薄いなどの条件によりネジ部の露出が予想される場合は，前もって骨を誘導する膜やPRPなどは用意しておきます。ただし今回は，現時点ではネジ部の露出が予想されていません。

5）粘膜の縫合

インプラントを植立後，粘膜を元の位置に縫合します。その際，場合によっては，粘膜が元の位置に届かず減張切開（骨膜に切開を加え，粘膜骨膜弁を伸ばす手術）が必要になることもあります。このように粘膜骨膜弁を伸ばす手術が必要であった例では，多くの場合，後日インプラント周囲の清掃をしやすくするため，顎堤の形成（頬の粘膜を下げてドテを作る）術が必要になります。

4 この手術に伴う危険性

今回の手術では，手術時間が比較的長時間と予想され，また下顎神経への伝達麻酔が併用されますが，この場合，麻酔操作により，下歯槽神経や舌神経を損傷し，術後下唇や舌のしびれが残る場合があります。多くの場合，数日で回復しますが，数週間から数か月を要する場合もあります。なお，下顎神経への伝達麻酔による後麻痺発生の頻度は0.1％から0.3％であると報告されています。

また，インプラント埋入操作時に，ドリルによって神経を傷つけたり，術後の浮腫，出血などにより神経が圧迫され下唇に知覚の麻痺が残る場合があります。この麻痺は数日で消退するものから，ごくまれに数か月を経ても完全に元通りには回復しないものまであり，術前の予測は困難です。

手術の際に顎骨周囲の粘膜・骨膜弁を形成するため，術後の疼痛，浮腫（顔の腫

れ），皮下出血斑や感染の可能性があります。

　埋入されたインプラントが100％の確率で周囲の骨と付くとは限りません。下顎のインプラントであれば，90％以上が骨と付くとされています。しかし，まれに創が感染したり，骨との癒合がうまくいかない場合は，インプラントの撤去をする場合があります。

　なお，このような偶発症の発生は事前に予測することは不可能です。

5 手術後

　今回の手術では，下顎神経への伝達麻酔を併用しますが，この場合，手術終了後も下唇・舌のしびれは持続しています。しびれが残っている間は食物を摂取しないでください。食事はしびれがなくなってから取ってください。なお，手術後の諸注意は医師の指示に従ってください。また，手術後の疼痛・感染に対して鎮痛剤・抗生物質が処方されましたら，医師の指示に従って服用してください。

　まれに，埋入したインプラントの頭部が粘膜を透けて見えたり，露出する場合があります。一般に骨との癒合には支障ありませんが，医師にご相談ください。なお，インプラントの種類によっては，最初から頭部を露出させておくものもあります。

　術後数か月（インプラントと骨が付く期間）は義歯（入れ歯）をご使用いただくか，日をおかず入れ歯の安定等に供するかは，インプラントの目的・状況によって異なります。主治医・担当医とご相談ください。

6 代替可能な処置

　麻酔法では下顎孔伝達麻酔を併用しないでも手術可能な場合もあります。しかし，手術時間が長くなると途中で痛みが出現する可能性もあります。

　インプラント手術に代わる処置としては，多くは義歯（入れ歯）となるか，隣接する歯を削ってのブリッジとなる場合が多いようです。

※費用について

　インプラント治療は健康保険適応外の処置です。術前の検査，インプラント埋入，冠を被せるなどの処置を含み，総額およそ＿＿＿＿＿＿＿円程かかります。

7 患者様の具体的な希望

　　〔省略〕

8 手術の同意を撤回する場合

　　〔省略〕

9 連絡先

　　〔省略〕

4-15 腰椎椎間板ヘルニア手術（後方椎間板切除術）

1 あなたの病名と病態

a．病名
これまでの検査の結果から，あなたは腰椎椎間板ヘルニアと診断されます。

b．病態
椎間板は背中の骨と骨を結ぶものです。中心部にはゼリー状の髄核という組織があり，その周りを丈夫な線維輪という組織が包んでいます。椎間板は背中のクッションのような役割をしていますが，椎間板ヘルニアという病気はこの椎間板の線維輪が破れて，中にある髄核が外に飛び出してしまっている状態のことです（**図1**）。あなたの腰椎椎間板ヘルニアは＿＿＿＿＿＿＿＿の椎間板に認められています。

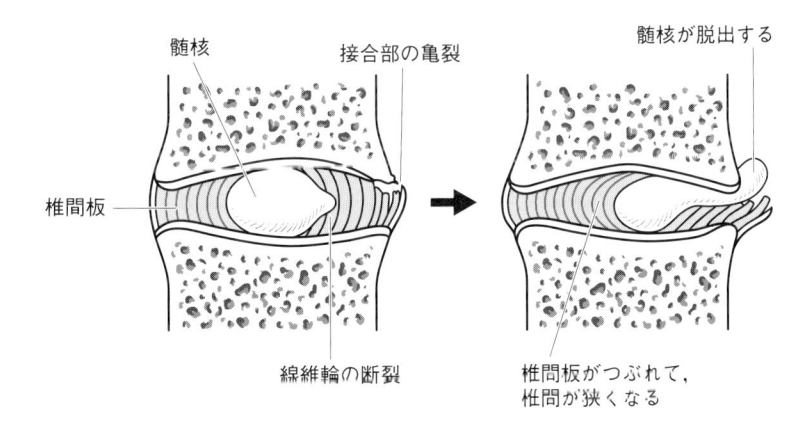

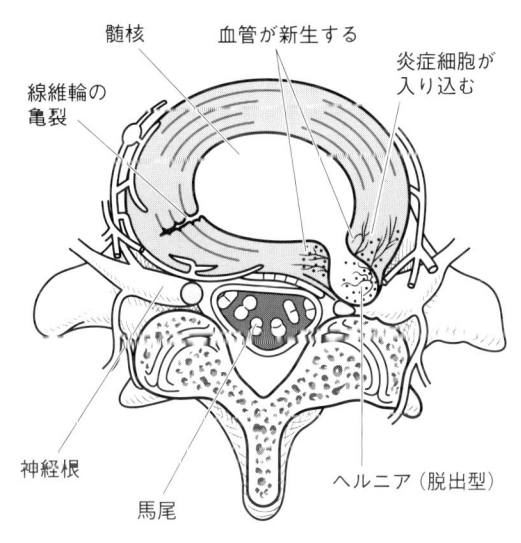

図1 椎間板ヘルニアの起こり方

腰椎椎間板ヘルニアは強い腰痛や臀部(おしり)から下肢の痛みを起こす病気ですが，これは，飛び出してしまった椎間板組織が神経を圧迫したり，神経に炎症を引き起こしたりするためで，その神経が関係している場所に痛みやしびれを感じるようになります。

　あなたの椎間板ヘルニアによって痛んでいる神経は_____です。

2　この手術の目的・必要性・有効性

　腰椎椎間板ヘルニアの患者様の大多数は，手術をしなくても症状が軽快します。症状が軽快した患者様ではヘルニアが自然に縮小することがあります。また，手術をした場合としなかった場合で比較すると，5年以上たつと治療成績の差がなくなるとの報告もあります。

　しかし，一方で手術の成績を左右する要因として発症から手術までの期間が重要であるとの報告もあり，手術をするのであればなるべく早い時期に行ったほうがよいことになります。

　以上のことから，症状が出現してから3か月程度は手術以外の治療法を行うことが多く，手術は，①下肢筋力の著しい低下など強い麻痺症状がある場合，②強い痛みが持続している場合，③手術以外の治療法を数か月間行ってきたものの，痛みなどの症状の改善が思わしくなく日常生活に支障がある場合——などに行われます。あなたの場合は_____に該当するため，今回，症状を改善するために手術を行います。

※手術後の経過

　今回予定している手術で神経の圧迫が十分に取り除くことができれば，臀部から下肢の痛みは術後即座に軽快することが期待できます。

　ただ，腰痛は椎間板ヘルニアがない患者様でも腰痛がある場合がありますし，椎間板ヘルニアを起こした場合では，椎間板はかなり傷んでいるので，この椎間板の傷みが原因で腰痛が起こることがあります。この椎間板の傷みは加齢性のものですので，今回の手術によって健康な椎間板に戻すことはできません。このことは若返りの薬や治療法がないことと同じです。また，腰痛と下肢のしびれ感・筋力低下は改善するもののそれらが残ってしまう可能性があります。

　この原因として，神経は一度傷んでしまうと回復しにくいという特徴があるので，発症してから手術までの期間に圧迫され続けていた神経が回復不能な状況になってしまっていることが考えられます。ただ，圧迫を取り除いて神経の環境を良くすると，回復する可能性が期待できます。手術後ゆっくりと回復することもあるので，しびれや筋力に関しては長い目で経過を見ていく必要があります。手術後2年間ぐらいまでは回復が期待でき，手術直後に症状が遺残していたとしても数か月の経過で回復していくこともあります。

3 この手術の内容など

予定している手術は「後方椎間板切除術」というものです。この方法は背中側から切開し，神経を圧迫している椎間板組織を摘出する方法です。

脊椎の骨の一部を削り，神経の後にある黄色靱帯（骨と骨をつなぐ線維性の組織）を切除してから，圧迫されている神経をよけて，その奥にある飛び出した椎間板ヘルニアを摘出することにより神経の圧迫を除去します（**図2**）。骨を削る量はほんの少しですので，背中の骨が体を支えることに影響することはありません。また，手術中の出血は少なく，輸血は通常必要ありません。

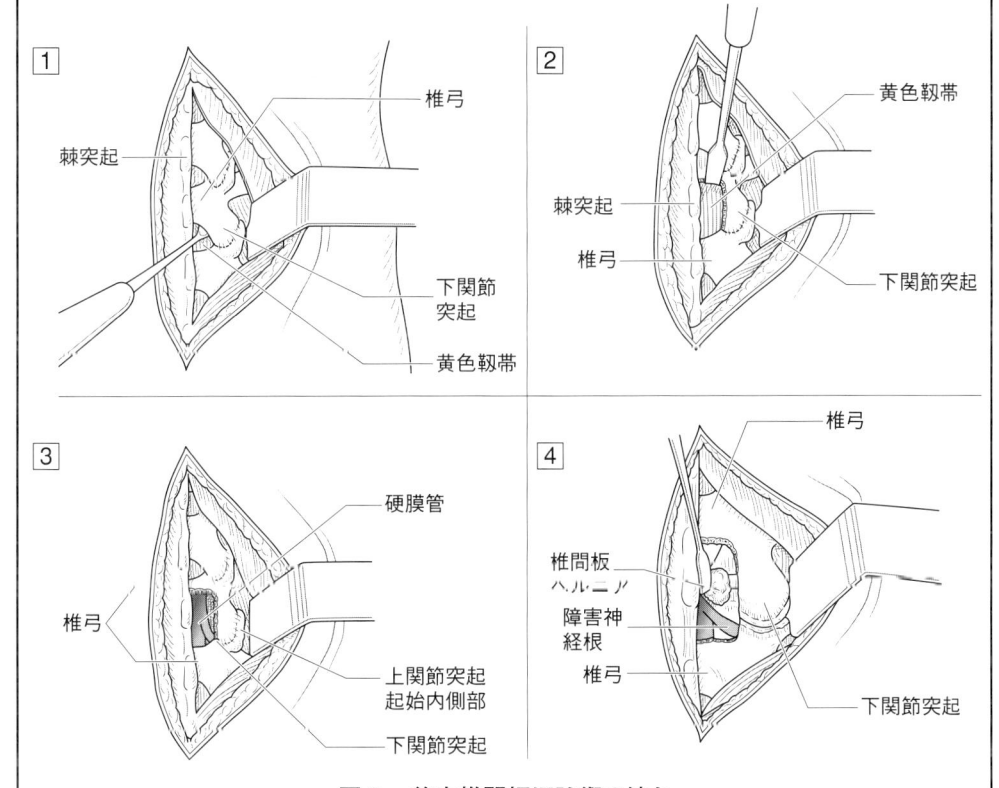

図2　後方椎間板切除術の流れ

小さい切開で済む内視鏡視下手術や顕微鏡視下手術は体に優しい手術で利点も多いのですが，今回は，視野が小さく，安全に手術を行うことが困難と思われるため通常の手術を行います。

手術後の状態は，手術当日は寝たままの状態ですが，翌日からコルセットを装着して座ったり歩行したりすることができます。しかし，手術後数日間は傷の痛みが強いこともありますので，必ず歩行しなければならないわけではありません。痛みに応じて臨機応変に対応していただいて結構です。

入院期間は，順調に経過した場合には手術後1週間から10日程度で，コルセット

を装着したまま退院していただきます。

4 この手術の危険性とその発生率

今回予定している手術は全身麻酔で行います。全身麻酔の危険性と可能性については麻酔科の医師によくお聞きください。

今回の手術によって起こる可能性のある合併症について説明します。手術の内容のところで説明したように，この手術は，圧迫されている神経をよけて，その奥にある飛び出した椎間板ヘルニアを摘出することにより神経の圧迫を除去します。この操作では神経に直接触れるので，神経症状悪化の危険性があります。正常な神経に同じような操作を行った場合には神経損傷が起こる可能性は低いですが，ヘルニアにより圧迫されている神経は傷みやすい状態にあるので，その合併症が生じる可能性は通常よりは高くなります。しかし多くの場合，麻痺は一時的です。

不幸にして神経損傷が起こった場合は手術後に下肢に麻痺症状が出現します。ただ，まったく歩けなくなるような麻痺が起こることはきわめてまれです。

また，この操作の際に神経を包んでいる硬膜という膜が破れて脳脊髄液が漏出することがあります。

神経損傷と硬膜損傷の頻度は報告によって異なりますが，永続的な麻痺は1％，硬膜損傷は3～4％とされています。当院で過去10年間に腰椎椎間板ヘルニアで手術を受けた患者様で手術後に永続的な麻痺が残った方は今のところいません。

その他に，切開した部分の感染，血腫形成などの局所の合併症の可能性もあります。

全身的な合併症では下肢の静脈血栓とそれに関連した肺梗塞の危険性が報告されています。特に肺梗塞は致命的になる場合があり重大な合併症の1つです。この肺梗塞を予防するために手術中から手術後臥床期間中は両下肢に間欠的空気圧迫法（下肢にポンプのようなものを付けて血液の循環を良くする）を行います。間欠的空気圧迫法を開始する前には後遺障害を残すような重篤な肺梗塞を併発した患者様がいましたが，開始後には今のところ発生していません。また血液検査などで肺梗塞の危険性をほぼ診断できるので，その場合でも予防的に治療すれば軽症で終わることになります。

5 代替可能な治療法

今回予定している手術以外の治療法についてです。今までに行ってこられた薬物療法，神経ブロック療法，温熱療法・牽引療法などの理学療法，コルセットの装着などの治療法を継続して，症状の改善を待つことも可能です。これらの治療法は安全な治療法ですが，あなたにとっては今までに効果がなかったのですから，今後痛みが良くなることは期待できません。

今回行う手術法と別の手術法としては，経皮的髄核摘出術（椎間板に針を刺して，その穴から髄核を摘出する方法），レーザーによる椎間板蒸散法（レーザーで髄核を蒸発させる方法）などが考えられます。しかし，これらの手術は飛び出しているヘルニアそのものを摘出するのではなく，ヘルニアの奥にある椎間板組織を摘出ないしはレーザーで蒸散させることにより，ヘルニアの神経に対する圧迫が軽減されることを期待して行う治療法です。したがって，ヘルニアのタイプによっては効果が期待できない場合があり，あなたのヘルニアの場合はこれらの治療法では病状の改善が期待できないと考えられます。また，これらの方法は椎間板組織の加齢変化を急激に進めてしまうことになりますので，腰痛が残るもしくは悪化する可能性は今回予定している手術よりも高いことになります。

　さらに，レーザーは熱が発生しますので脊椎骨や神経を傷めてしまったりすることが報告されています。全身麻酔の必要がないことや切開をする必要がないことなどの利点もありますが，治療効果が不確実なだけでなく安全性の面でも問題がある治療です。

6 手術を行わなかった場合に予想される経過

　長い目でみて，痛みが良くなって，日常生活に支障がなくなる可能性はあります。しかし，「あと何か月あるいは何年我慢すればそうなります」と断定的にはいえません。今とまったく同じ状態が続くこともあります。

7 患者様の具体的な希望

　　〔省略〕

8 手術の同意を撤回する場合

　　〔省略〕

9 連絡先

　　〔省略〕

4-16 全身麻酔

1 全身麻酔の目的など

　全身麻酔は，意識の喪失（意識を取り除くこと），無痛（痛みを取り除くこと），無動（身体を動かないようにすること）を得るために行う麻酔です。つまり，意識と痛みを取り除くことによって手術による苦痛をなくし，また，手術中にあなたの身体が無意識のうちに動かないようにすることによって安全かつ円滑に手術が行われるようにいたします。

　また，手術中の血行動態を安定させ，手術侵襲（身体的ストレス）からあなたを守ることも全身麻酔の目的です。

　なお，麻酔には，硬膜外麻酔，脊髄くも膜下麻酔，伝達麻酔などがありますが，今回あなたに行われる手術では，全身麻酔が医学的に適用となります。

2 全身麻酔の内容と手順など

　全身麻酔は，以下の手順で行われます。

a．絶飲絶食・前投薬

　全身麻酔では呼吸をコントロールするために，プラスチック製のチューブを口から喉の奥を通して気管へ挿入します。麻酔中にまれに胃内容物が逆流することがあります。胃内容の逆流（嘔吐）があると，その吐いたものがチューブの中や外側を伝って肺の中に入ることがあります。これを誤嚥といいます。胃酸はトイレ用洗剤と同じぐらい強い酸なので，誤嚥すると肺炎を高率に引き起こします。これを誤嚥性肺炎といいます。胃内容物の逆流を防ぎ，誤嚥，誤嚥性肺炎のリスクを少なくするために胃の中をなるべく空にしておく必要があり，手術前夜から絶飲絶食となります。

　また，胃酸の酸度を抑えるために，病室で胃酸を抑える薬を内服もしくは点滴いたします。

b．手術室入室・モニター機器装着

　手術室に入る前，確認のために，麻酔科医，主治医，手術室看護師があなたのお名前と手術する部位をお尋ねします。お名前をフルネームで，そして手術部位を左右どちらかなどなるべく詳しくおっしゃってください。

　手術室に入ると，術中のあなたの血圧，心電図，身体の中の酸素濃度を監視するためそれらを測定する機器をあなたに取り付けます（図1）。また，絶えず血圧を監視するために，手首もしくは足の甲の動脈に細い管を入れることがあります。通常は麻酔がかかって眠ってから挿入しますが，手術前の患者さんの状態によっては眠る前に挿入することがあります。この場合には，痛みを軽減させるように局所麻酔

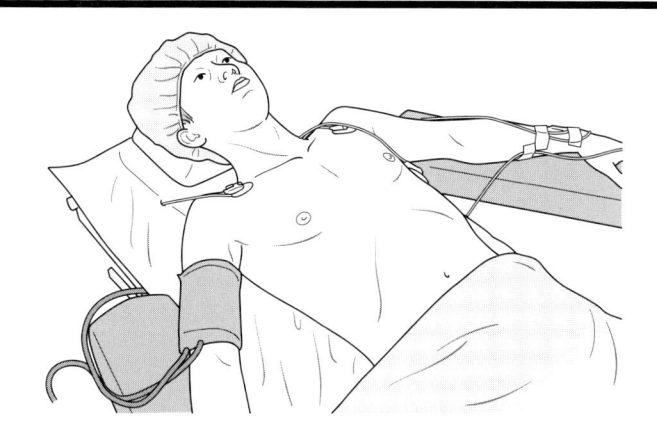

図1　手術室入室・モニター機器装着

(リドカイン剤注射) をいたします。

　手術室に入り，測定機器をつけると同時に点滴ルートを確保します。これは，手術中，①麻酔薬の投与，②水分の補給，③輸血，④血圧を調整する薬の投与——などのために大変重要です。そのため病棟でとられる点滴よりも太い針を用います。

c．麻酔導入・挿管

　眠る前にマスクから酸素が流れます。その際，大きくゆっくりと深呼吸してください。先ほどとった点滴ルートから麻酔薬が投与され始めるとだんだんと意識がなくなっていきます。次に目が覚めた時には手術はすべて終わっています。

　手術中は身体が無意識に動かないようにするため，筋肉に力が入らないようにする薬（筋弛緩剤）を用います。これにより手術中は完全に呼吸が止まります。呼吸をコントロールするため意識がなくなってから，プラスチック製のチューブを口から喉の奥を通し肺の側（気管）まで挿入します（**図2**）。

　その先端と人工呼吸器を接続し人工呼吸を行います。このチューブを挿入することを気管挿管といいます。挿管の際，閉じた口を開き，金属製の器具を口の中に入れ喉の奥を開きます。この挿管操作の際に歯が欠けたり抜けたりすることがあります。また，麻酔から覚めるときにあなたが無意識のうちに気管チューブを噛むことによっても歯が損傷することがあります。グラグラしている歯や治療中の歯などは高率に抜ける可能性があります。

　また，挿管の操作および気管チューブの留置，挿・抜管により，声帯が損傷したり，披裂軟骨（声帯の側の軟骨）が脱臼することがあり，その確率は10人/10,000症例と報告されています。その結果，嗄声（声がかれる）や誤嚥・誤嚥性肺炎を生じることがあります。

d．手術中

　麻酔が安定すると手術が始まります（**図3**）。

　手術によって身体には多大なストレスがかかります（手術侵襲）。そのため手術中

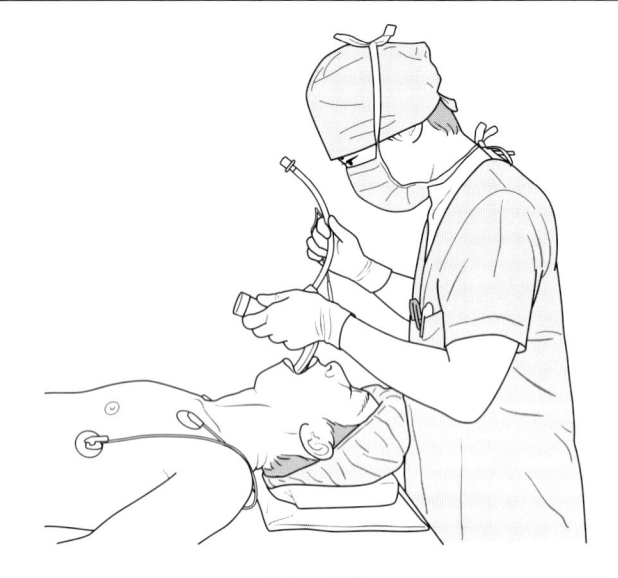

図2　挿管

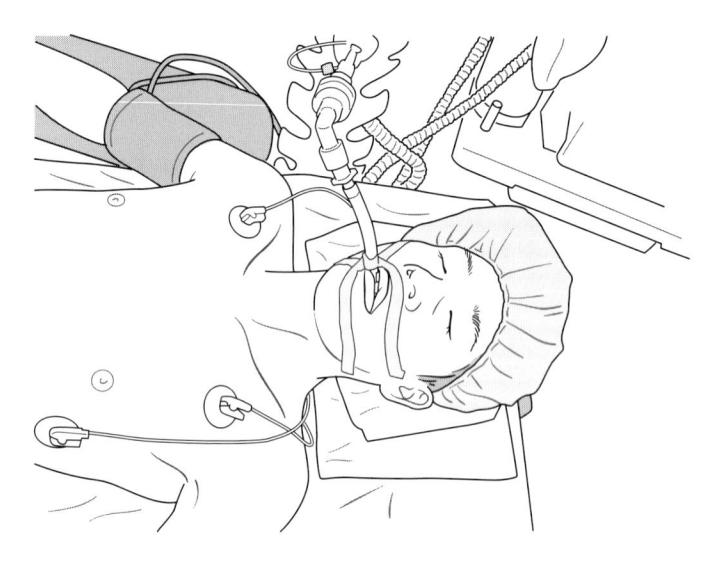

図3　手術中

は血圧が急上昇，急降下するなどの血行動態の変化が現れたり，心臓へのストレスの結果，手術中に狭心症や心筋梗塞が起こることがあります。

　心停止（6.34人/10,000症例），急激な血圧の低下（11.19人/10,000症例），高度低酸素血症（4.14人/10,000症例）などの危機的偶発症が生じると報告されており，これらの危機的偶発症による死亡率は26.5％と報告されています。さらに，小児における心停止のリスクは，1歳未満では19人/10,000症例，1〜14歳では2.1人/10,000症例と1歳未満の患児は1歳以上の患児に比べリスクが約9倍高くなると報告されています。

　同様に手術の影響から手術後に心筋梗塞や脳卒中などの合併症が起こることがあ

ります。糖尿病，腎不全，高齢などの心臓疾患を起こしやすくする要因を持った患者さんの場合ではその確率は高くなります。

1）静脈血栓塞栓症

また，手術中および手術後の重大な合併症として，静脈血栓塞栓症（肺塞栓症）があります。これは，静脈にできた血栓，脂肪，空気，腫瘍などが肺動脈（心臓から肺に向かう重要な血管）に詰まることによって，死に至るほどの重度合併症を引き起こすものです。欧米では60〜70人/10,000症例，わが国では44.1人/10,000症例の確率で生じると報告されています。生まれつき静脈に血栓を作りやすい素因を持っている方，静脈血栓塞栓症の既往がある方，高齢者，肥満，股関節・膝関節の手術，腹部外科手術，骨盤腔内手術（婦人科，泌尿器科で多い手術），妊娠・産褥，下肢ギプス包帯固定，長期臥床，経口避妊薬を服用されている方，これらの患者さんではその危険性は非常に高くなります。

2）悪性高熱症

もうひとつ，手術中に危機的症状を引き起こす合併症に悪性高熱症があります。麻酔薬によって高熱を伴う死に至るほどのショックをきたす合併症で，小児では0.67人/10,000症例，成人では0.20〜0.25人/10,000症例で生じ，その死亡率は約30％と報告されています。この悪性高熱症を引き起こす遺伝体質があり，血のつながった方の中に手術・麻酔中に危険な状態になったことがある方や，時々赤ワイン色の尿が出たことがある方は必ずそのことを担当麻酔医にお知らせください。

その他，手術侵襲，麻酔の影響，手術中の体位などにより生じる血行動態の変化および身体的変化がもたらす手術中・手術後の合併症として，脳出血，脳梗塞，心不全，肝機能・腎機能不全などの臓器障害，糖尿病の悪化，痴呆の進行，無気肺（喀痰などが肺に詰まり空気の入らない部分ができる），肺損傷，気胸，喘息，気管支攣縮（気管支が痙攣・収縮し呼吸不全に陥る），アナフィラキシーショック（薬剤や医療器具などに対するアレルギー性ショック），神経麻痺（腕神経叢麻痺，尺骨神経麻痺，腓骨神経麻痺など。10人/10,000症例），皮膚損傷，角膜損傷，視力障害，頭皮浮腫・脱毛などがあります。

e．手術終了・覚醒

手術が終わる頃になると麻酔を徐々に浅くしていきます。手術が終わると，より一層麻酔を浅くしあなた自身の呼吸が出てくるのを待ちます。あなたの呼吸が完全に戻った時点で完全に麻酔を覚まします（覚醒）。手術の終わり頃から覚醒までの麻酔が浅くなっている間に，手術室内の音や手術スタッフの声などが聞こえることがまれにあります。

f．抜管

こちらの呼びかけに応えられるぐらいあなたの意識がはっきりとし，呼吸が完全に戻り安定したことを確認し，人工呼吸の必要のない状態になれば，喉の奥に入っ

ている気管チューブを抜きます（抜管）。この間，多少むせることはありますが呼吸はちゃんとできますので，深くゆっくりと呼吸をしてください。抜管後，口の中にたまっている唾液などを吸引します。

　患者さんの状態や手術の内容によっては，手術終了後も抜管せず人工呼吸を続けることがあります。

　またまれに，抜管後に呼吸状態が悪化したり全身状態が悪化すれば，再び挿管し手術後しばらく人工呼吸をすることがあります。

g. 帰室

　抜管後，①呼吸の安定，②血行動態の安定の2点を確認すれば手術室を退室し，病棟のあなたの部屋へ帰室します。

3 その他の麻酔方法

　手術部位，手術方法，手術時間によっては以下の麻酔方法で手術が可能なことがあります。また，以下の方法は全身麻酔に併用することがあります。
- 硬膜外麻酔
- 脊髄くも膜下麻酔（腰椎麻酔）
- 伝達麻酔（神経ブロック）

＊実際には，当該患者に実施する手術の種類等の関係から代替可能な麻酔について，その内容や利害得失等を説明し，それらを記載する。

4 患者様の具体的な希望

　　〔省略〕

5 全身麻酔の同意を撤回する場合

　　〔省略〕

6 連絡先

　　〔省略〕

7 おわりに

　医学の進歩とともに麻酔も進歩し現在では非常に安全になってきましたが，合併症や偶発症の発生がゼロになったわけではありません。手術の内容や手術前の患者さんの状態によってはその危険性は非常に高くなることがあります。

　手術前は誰もが不安で緊張されると思いますが，われわれ麻酔科医は手術侵襲からあなたを守り異常事態の発生を防止し，異常が発生した場合にはそれらに対処すべく手術中はあなたのそばにいて絶えずあなたの状態を監視しています。ですから安心して手術に望んで下さい。そして1日も早く病気が治るよう頑張ってください。

4-17 脊髄くも膜下麻酔

1 脊髄くも膜下麻酔とは

　脊髄くも膜下麻酔は，脊椎麻酔または腰椎麻酔とも呼ばれ，手術中の痛みを取り手術を可能にするために行います。この麻酔では，後で示すように脊椎（背骨）の中にある脊髄の側にまで針を刺し，脊髄を包んでいるくも膜の内側（くも膜下腔）に麻酔薬を注入します。くも膜下腔は髄液に満たされており，麻酔薬はその髄液中に注入されます。

　麻酔には，脊髄くも膜下麻酔のほか，硬膜外麻酔，伝達麻酔，全身麻酔などがあります。当病院の麻酔科では，今回あなたの受ける手術に対しては，通常脊髄くも膜下麻酔を行っております。また，脊髄くも膜下麻酔はあなたにとって医学的には禁忌ではありませんので，今回脊髄くも膜下麻酔を行う予定です。

2 脊髄くも膜下麻酔の内容

　この麻酔は次のような手順で行われます。

　1）点滴，測定機器の取り付け

　手術室に入室すると，麻酔中の心拍数，血圧，心電図や体内酸素濃度の測定のため，点滴ルートを確保するとともに，測定機器を取り付けます（図1）。

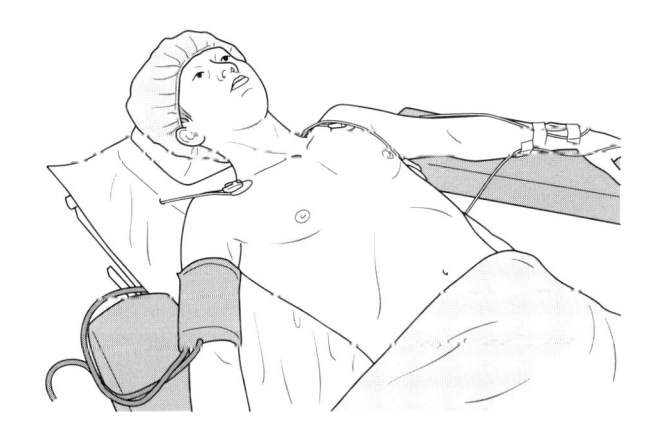

図1　手術室入室・モニター機器装着

　2）体位

　脊椎（背骨）の間から針を刺すために，背中を麻酔科医に向けるように横向きになります。このとき両膝をお腹につけ，首はおへそを見るように曲げ，できるだけ丸くなります（図2）。こうすると注射がやりやすくなるのでご協力をお願いします。

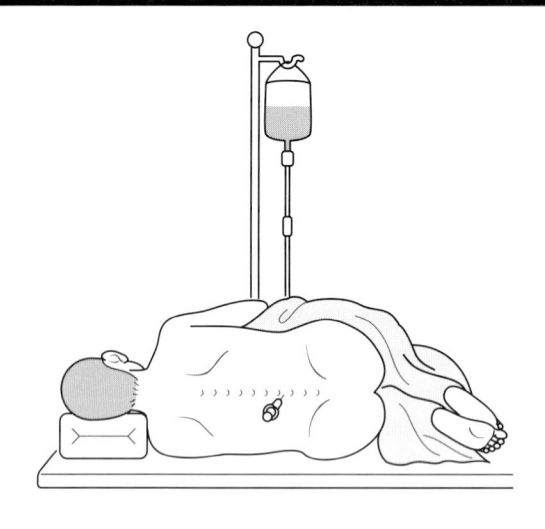

図2　麻酔時の体位

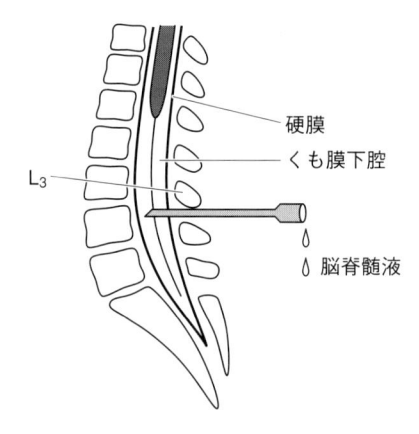

3) 脊髄くも膜下腔の穿刺（図3）

　まず，脊髄くも膜下麻酔の針を刺す部位に，細い針で痛み止めの注射をします。これはそれほど痛い注射ではありません。

　次に脊髄くも膜下麻酔の針で注射をします。痛い場合はなるべく体を動かさずに，「痛い」といってください。動くと再穿刺や他の組織を傷つける可能性があります。痛い場合は，痛み止めの薬を追加します。脊椎（背骨）の中にある脊髄の側にまで針を刺し，脊髄を包んでいるくも膜の内側（くも膜下腔）に麻酔薬を注入します。この際に，足や身体に電気が走ったように響くことがあれば，直ちに，麻酔科医にお知らせください。

　年齢に起因する背骨の変形がある場合などでは，この脊髄くも膜下麻酔の操作に少し時間がかかることがあります。困難と判断した場合は，この脊髄くも膜下麻酔を中止し，全身麻酔に変更します。この場合，あらかじめ説明します。

図3　脊髄くも膜下腔の穿刺

（土肥修司・澄川耕二編：TEXT 麻酔・蘇生学．p.179，南山堂，2001）

4）麻酔薬注入終了

麻酔薬の注入が終ったら絆創膏を貼り，その後仰向けになります。

5）手術開始

麻酔が効いている範囲を調べるために，アルコール綿で身体を触り，冷たさの感じ方を確かめるのでご協力ください。

麻酔の効いている範囲が十分であることが確認できたら，手術を開始します。麻酔が効いていても，触った感じやしびれた感じは残ることがあります。麻酔の効いている範囲が不十分な場合や，手術が始まり麻酔の効果が不十分とわかった場合，手術が長びいた場合には，説明した上で，全身麻酔に変更することがあります。

脊髄くも膜下麻酔を行った後少し眠った状態にすることも可能です。また，硬膜外麻酔を併用することもあります。

＊硬膜外麻酔を使用する場合は，4-18（p.136）を参照して必要な部分を説明し，記載する。

6）手術終了

手術が終了すれば，手術室から病室へと帰室します。

手術後は数時間足を動かせないかもしれませんが，次第に足がしびれるような感覚とともに動かせるようになってきます。動かせるようになっても足の力は弱くなっていますので，歩く場合には十分な注意が必要です。

3 脊髄くも膜下麻酔に伴う合併症

1）血圧低下，徐脈，吐き気，嘔吐

この麻酔の影響で，あなたの血圧が下がって，脈拍が減少することがあります。血圧や脈拍が，極度に低下した場合には，心臓や脳に十分な血液が送り出せないことになり，その結果吐き気がしたり，気分が悪くなって吐くことがあります。その場合には，麻酔科医は直ちに輸液をしたり，薬を投与して対応します。手術が終了するまで，麻酔科医はずっとあなたのそばにいますので，何か気分が悪ければ言って下さい。

2）呼吸抑制

この麻酔作用が，あなたの胸あたりまで及ぶと，呼吸筋にまで影響し，少し息が苦しいと感じることがあります。これは通常はあまり起こりませんが，高年者，妊婦，年少者などに起こることがあります。さらに頭あたりまで麻酔作用が及んだ場合には，声が出にくかったり，息ができなくなる場合があります。この場合は，あなたの呼吸を補助し，適切にします。

3）頭痛

手術後に見られる症状です。脳脊髄液が麻酔の針穴から漏れるために起こると考えられます。体を起こすと頭痛はひどくなりますが，横になると楽になります。場合により数日ぐらい続くことがありますが，日がたつことにより消失します。水分を取ったり，点滴をすることにより軽くなります。特にひどい場合は，もう一度背中から麻酔の針を刺して，あなたの血液を注入することがあります。

4）感染症

麻酔を行った後に，くも膜と軟膜を含んだ髄膜に炎症が起こり髄膜炎などの感染症が起こることがありますが，まれと思われます。

5）神経障害

一過性神経症状として，脊髄神経麻痺が起こります。また，麻酔の針による穿刺部の疼痛，腰痛があります。さらに，神経の分布に沿った痛み，感覚の麻痺などの神経根症状があります。上部の脳神経障害としては，ものが二重に見えたり，聴覚の異常があります。下部の障害としては，馬尾症候群があります。くも膜の内側にある脊髄神経がお尻の近い部分では細くなり馬尾神経と呼ばれています。この神経が損傷を受けると会陰部や下肢の運動麻痺，知覚鈍麻，疼痛，排尿・排便の障害などがしばらく残ることがあります。このように，手術後に足や背中の一部にしびれが残ったり，感覚が鈍ったり，痛みが残ったりすることがありますが，その発生はまれと思われます。

6）その他

麻痺薬によるアレルギー反応，心停止などがあります。

以下におおよその合併症の発生頻度を示します。

頭痛：2％，一過性神経症状：1～15％，脊髄くも膜下麻酔後腰痛：16％

それ以外により発生頻度の少ない合併症として，心停止，神経障害（神経根症状，馬尾症候群），脳神経障害などがあります。

4 代替可能な処置

麻酔には，脊髄くも膜下麻酔のほか，硬膜外麻酔，伝達麻酔，全身麻酔などがあります。

＊当該患者に代替可能な麻酔について，利害得失がわかるように説明し，必要に応じて，それらを記載する。

1）硬膜外麻酔

あなたの意識がある状態で，背中から注射をします。脊髄くも膜下麻酔と比べて，麻酔状態になるのに少し時間がかかります（4-18 を参照）。

2）伝達麻酔

あなたの意識がある状態で，末梢神経の特定の部位に麻酔薬を注入し，その部位より末梢部の無痛などを得る処置です。

3）全身麻酔

全身麻酔が始まると意識がなくなり眠ってしまいます。目が覚めると手術は終わっています。この麻酔では，あなたの呼吸が弱くなりますので，口からチューブを入れて呼吸を適切にします（p.127 参照）。

5 患者様の具体的な希望

〔省略〕

6 脊髄くも膜下麻酔の同意を撤回する場合

〔省略〕

7 連絡先

〔省略〕

4-18 硬膜外麻酔

1 硬膜外麻酔とは

　硬膜外麻酔は，手術中の痛みを取り手術を可能にし，また持続して麻酔薬を注入することにより術後の痛みをやわらげるために行います。脊椎（背骨）の中にある脊髄の側まで針を刺し，その中にカテーテル（細いチューブ）を通し，脊髄を包んでいる硬膜の外側（硬膜外腔）にカテーテルを留置し，そこから麻酔薬を注入します。

　麻酔には，硬膜外麻酔のほか，脊髄くも膜下麻酔，伝達麻酔，全身麻酔などがあります。当病院の麻酔科では，今回あなたの受ける手術に対しては，通常硬膜外麻酔を行っています。また，あなたにとって硬膜外麻酔は医学的に禁忌ではありませんので，今回これを行う予定です。

2 硬膜外麻酔の内容

　この麻酔は，次のような手順で行われます。

1）点滴，測定機器の取り付け

　手術室に入室すると，麻酔中の心拍数，血圧，心電図や体内酸素濃度の測定のため，点滴ルートを確保するとともに，測定機器を取り付けます（図1）。

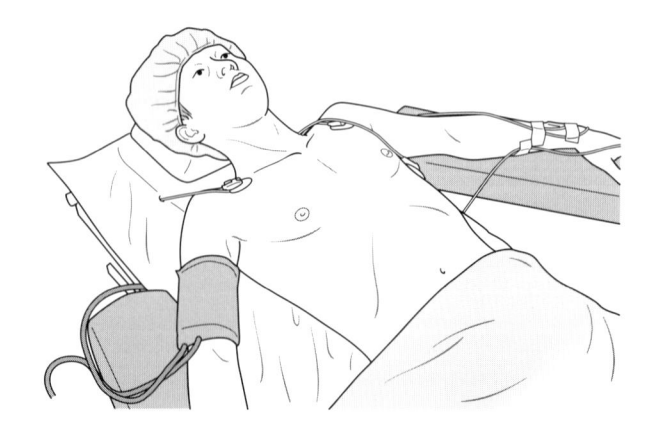

図1　手術室入室・モニター機器装着

2）体位

　脊椎（背骨）の間から針を刺すために，背中を麻酔科医に向けるように横向きになります。このとき両膝をお腹につけ，首はおへそを見るように曲げ，できるだけ丸くなります（図2）。こうすると注射がやりやすくなるのでご協力をお願いします。

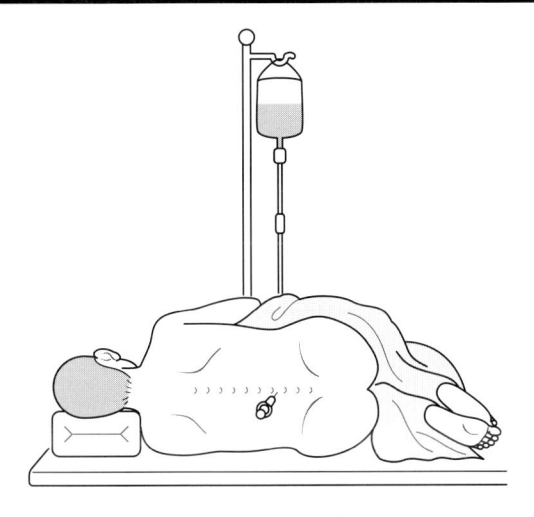

図2　麻酔時の体位

3）硬膜外カテーテル挿入

　まず，硬膜外麻酔の針を刺す部位に，細い針で痛み止めの注射をします。これはそれほど痛い注射ではありません。

　次に太い硬膜外麻酔の針で注射をします。痛い場合はなるべく体を動かさずに，「痛い」といってください。動くと再穿刺や他の組織を傷つける可能性があります。痛い場合は痛み止めを追加します。

　この太い針が硬膜外腔に達すると，硬膜外腔に細いカテーテルを挿入し，留置します。この際に，足や身体に電気が走ったように響くことがあれば，直ちに，麻酔科医にお知らせください。

　カテーテルの留置後，次にそこから麻酔薬を注入します。

　年齢に起因する背骨の変形がある場合などでは，この硬膜外カテーテルの挿入（図3）の操作に少し時間がかかることがあります。困難と判断した場合は，この硬膜外麻酔は中止し，全身麻酔に変更します。この場合も，あらかじめ説明します。

4）カテーテルの固定

　硬膜外カテーテルの挿入が終わったらテープで固定し，その後仰向けになります。

5）手術開始

　麻酔が効いている範囲を調べるために，アルコール綿で身体を触り，冷たさの感じ方を確かめるのでご協力ください。

　麻酔の効いている範囲が十分であることが確認できたら，手術を開始します。麻酔が効いていても，触った感じやしびれた感じは残ることがあります。麻酔の効いている範囲が不十分な場合や，手術が始まり麻酔の効果が不十分とわかった場合には，ご説明した上で，全身麻酔に変更することがあります。

　この麻酔を行った後少し眠った状態にすることも可能です。また，脊髄くも膜下麻酔や全身麻酔を併用することもあります。

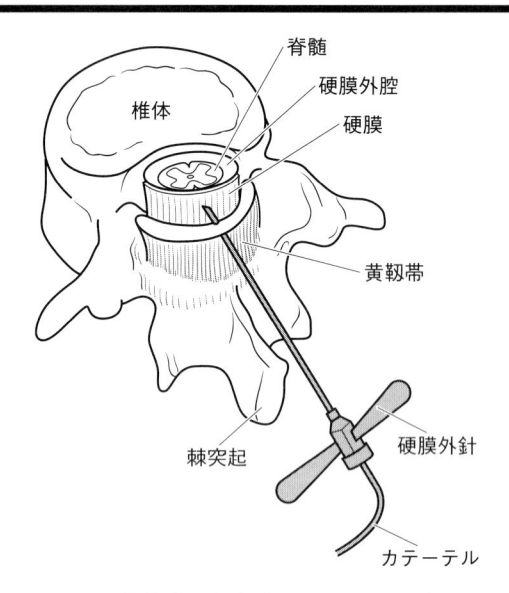

図3　硬膜外の解剖とカテーテルの挿入
〔土肥修司・澄川耕二編：TEXT 麻酔・蘇生学．p.173，南山堂，2001〕

＊脊髄くも膜下麻酔や全身麻酔を使用する場合は，4-16（p.126），4-17（p.131）を参照して必要な部分を説明し，記載する。

6）手術終了

手術が終了すれば，手術室から病室へと帰室します。

手術後の痛みを軽減させる方法は数多くありますが，術後もこのカテーテルを使用する方法をとると，個人差はあるものの手術後の痛みがかなり楽になります。

カテーテルが入っている間は，足のしびれ，吐き気，かゆみなどが起こる可能性があります。手術後は足の力が少し弱くなっているので，歩く場合には十分な注意が必要です。

3　硬膜外麻酔に伴う合併症

合併症としては，脊髄くも膜下麻酔とほぼ同じものがあげられています。血圧低下，徐脈，呼吸抑制，吐き気，嘔吐，頭痛，感染症，穿刺部痛，神経障害などです。カテーテルを使用する場合にはカテーテルに伴う合併症，また，麻酔薬による中毒症状，アレルギー反応，心停止もあります。

1）血圧低下，徐脈，吐き気，嘔吐

この麻酔の影響で，あなたの血圧が下がったり，脈拍が減少することがあります。血圧や脈拍が，極度に低下した場合には，心臓や脳に充分な血液が送り出せないことにより，その結果吐き気がしたり，気分が悪くなり吐くことがあります。その場合には，麻酔科医は直ちに輸液をしたり，薬を投与して対応します。

2）呼吸抑制

あなたの体の上の部分（胸や頸の部分）に麻酔が影響すると，呼吸に影響し，息

が少し苦しいと感じることがあります。場合により，声が出にくかったり，息ができなくなる場合があります。この場合にはあなたの呼吸を補助し，適切にします。

3）頭痛

手術後にみられる症状です。脊髄くも膜下麻酔後の頭痛と原因および対応はほぼ同じですが，発生頻度は低くなっています。硬膜外腔の内側にある硬膜を穿刺することで起こると思われる。

4）局所麻酔中毒の症状

局所麻酔薬の血液中の濃度が上昇して起こる全身的合併症です。また，カテーテルが血管内に迷入することで局所麻酔薬が直接注入されることでも起こります。初期の症状としては，舌のしびれ，興奮，血圧上昇，過呼吸，痙攣があります。この血液中の濃度がさらに上昇すると，意識がなくなり呼吸停止，循環の抑制が起こります。その場合は，直ちに心肺状態の改善に対応します。急性麻酔中毒を予防するには，局所麻酔薬の不用意な大量投与を避けることと，ゆっくり注入することが大切であるといわれています。

5）神経障害など

麻酔の針による穿刺部の疼痛があります。さらに，神経の分布に沿った痛み，感覚の麻痺などの神経根症状があります。また硬膜外腔に血液が貯留した状態（血腫）や膿が貯留した状態（膿瘍）が起こることがあります。カテーテルを使用している場合でもこの状態が起こることがあります。また，カテーテルが切れて体内に残るなどの合併症や血腫が神経を圧迫することにより，より広い範囲の麻痺となり時に手術が必要となりますが，このような症状の発生頻度はわずかです。そのほかにも，手術後に，足や背中の一部にしびれが残ったり，感覚が鈍ったり，痛みが残ったりすることがありますが，まれと思われます。

6）硬膜下ブロック

硬膜とくも膜の間にある硬膜下腔に麻酔薬が注入されて，より広い範囲の脊髄神経が遮断される状態です。

7）その他

麻酔薬によるアレルギー反応，心停止などがあります。

以下におおよその合併症の発生頻度を示します。

硬膜穿刺：1～5％，硬膜穿刺後頭痛：0.5～1％

硬膜外カテーテルの血管内迷入：8％

それ以外に，より発生頻度の少ない合併症として，心停止，痙攣，硬膜下ブロック，硬膜外血腫，硬膜外膿瘍，神経根症状などがあります。

4 代替可能な処置

麻酔には，硬膜外麻酔のほか，脊髄くも膜下麻酔，伝達麻酔，全身麻酔などがあります。

＊当該患者に代替可能な麻酔について，利害得失がわかるように説明し，必要に応じてそれらを記載する。

1）脊髄くも膜下麻酔
　あなたの意識がある状態で，背中から注射をします。この麻酔では麻酔状態になるのに，硬膜外麻酔より時間がかかりません〔4-17（p.131）を参照〕。

2）伝達麻酔
　あなたの意識がある状態で，末梢神経の特定の部位に麻酔薬を注入し，その部位より末梢部の無痛などを得る処置です。

3）全身麻酔
　全身麻酔が始まると意識がなくなり眠ってしまいます。目が覚めると手術は終わっています。この麻酔では，あなたの呼吸が弱くなるので，口からチューブを入れて呼吸を適切にします（p.126参照）。

5 患者様の具体的な希望

〔省略〕

6 硬膜外麻酔の同意を撤回する場合

〔省略〕

7 連絡先

〔省略〕

4-19 下顎神経への伝達麻酔

1 この麻酔法の目的

この処置は，
①下顎智歯（親知らず）が水平に埋伏（まいふく）している場合
②智歯に限らずその抜歯等に比較的困難が予想される場合
③同一側の比較的多数の歯の処置を同時に行う場合
④下顎骨内の囊胞等の摘出で比較的長時間を要する場合
に用いられます。

これらのうち，あなたには，特に＿＿＿＿＿＿＿＿＿＿＿＿＿＿＿＿＿の目的で，この麻酔法を実施します。

2 この術式の内容と注意事項

この麻酔を受ける前に，次のことをお守りください。
①術後感染の防止のため，手術に先立って歯磨き，うがい（ぶくぶくうがい）をしておきましょう。
②その日の体調は必ず申告しましょう。
③この処置は，下顎の歯に分布する神経（下歯槽神経）が下顎骨に入る部位に局所麻酔剤を注射して，下歯槽神経を麻酔する方法です。この薬に対し，まれにアレルギー反応を示す方がいますので，これまでに，歯科治療の際，気分が悪くなった経験をお持ちの方は，必ずその旨をお知らせください。また，他の医科的処置時の異常の有無なども必ずお知らせください。
④一般に用いられる歯科用の局所麻酔剤には血管を収縮させ，心臓の脈拍を高める副作用を持つ薬が配合されています。そのため，健康な方でも2，3分間，脈拍が速くなったり，血圧が上がったりします。この反応は異常なことではありません。通常数分で元に戻ります。**ただし，心臓に疾患をお持ちの方等は，前もって必ず申し出てください。**

この麻酔を行う手順は次の通りです。
①まず注射を行います。この際は，口を大きく開け，決して頭を動かさないでください。注射の針が折れたり，神経を傷つける恐れがあります。
②薬液注入中に何か異常を感じたら，手を軽く挙げてお知らせください。その際も決して頭を動かさないでください。
③薬液注入後，2，3分ほどで，注射した側の下唇が腫れたような感じになります。これは，麻酔が奏効したことを示すサインです。術者に知らせてください。この際，下歯槽神経のすぐ近くにある舌神経が麻酔され，同側の舌がしびれることもあります。

④抜歯等では，この注射のみでは麻酔が効かない歯の周り（歯肉）に注射を追加します。
⑤麻酔が効いたのを確認した後，抜歯等の操作に入ります。
⑥まれに，下唇がしびれているにもかかわらず，手術操作中に歯の痛みを自覚される方がいます。これは，他の神経（顔面神経）の枝が顎骨中に分布しているためか，直接神経に触っているために生じます。前述のように手で合図をしてお知らせください。

3 この麻酔法に伴う危険性

　この麻酔法は下顎の内側の下歯槽神経の入口（下顎孔）近辺に局所麻酔剤を注入する操作です。その部位には目標である下歯槽神経や舌神経，下歯槽動・静脈が走行しています。よって，注射針によって神経を傷つけたり，血管を傷つける可能性があります。神経を傷つけた場合，下唇や舌に麻痺が残る場合があります。多くの場合数日で回復しますが，数週間から数か月を要する場合もあります。なお，下顎孔伝達麻酔による後麻痺発生の頻度は0.1〜0.3％であると報告されています。
　ごくまれですが，血管を傷つけた（血管に触った）場合，皮膚に貧血帯が出現したり，注射部位に出血し皮下出血斑を形成したり，口が開かない等の症状をきたしたりします。前2者は特別な処置を要さずに自然に消退しますが，数日しても口が開かない症状が出た場合，単なる出血または浮腫によるものか，感染によるものかを見分ける必要がありますので直ちに申し出てください。
　なお，このような偶発症の発生は事前に予測することは不可能です。
　また，血が止まりにくい方にはこの麻酔法は適していませんので，術前に必ず申し出てください。

4 手術後について

　手術終了後も下唇のしびれは持続しています。しびれが残っている間は食物を摂取しないでください。特に小児の場合，ご自分の頬や唇を噛んで傷つけることがありますのでご注意ください。**食事はしびれがなくなってから取ってください。なお，手術後の諸注意は医師の指示に従ってください。**
　また，手術後の疼痛・感染に対して鎮痛剤・抗生物質が処方されたら，医師の指示に従って服用してください。

5 代わりの麻酔法

　局所麻酔薬にアレルギーのない方であれば，浸潤麻酔（処置する歯の周りに行う麻酔）のみでも手術可能な場合もあります。ただ，その場合でも，途中で痛みが出る恐れがあります。
　局所麻酔薬にアレルギーのある方，浸潤麻酔のみでは手術が不可能と予想される方等には，全身麻酔下に手術が可能です。しかし，全身麻酔によるリスクもあり，可能な施設が限られます。いずれの場合も，担当医や主治医とよくご相談ください。

6 患者様の具体的な希望

〔省略〕

7 下顎伝達麻酔の同意を撤回する場合

〔省略〕

8 連絡先

〔省略〕

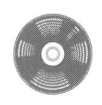

4-20 輸血

1 あなたの病名と病態

a. あなたの病名

あなたは現在，_____に罹患しています。

b. あなたの病態

＊輸血の必要性がわかるように，患者の病態について説明し，必要に応じてそれらを記載する。

2 この治療の目的

あなたは現在，1-b で示したように，体の血液が不足しており，生命維持に悪影響があると考えられます。このため，「血液の不足を補う」ために輸血治療を行う予定です。このうち，あなたは，特に（赤血球の不足を補う，血小板の不足を補う，血漿成分の不足を補う）の目的で，この治療を実施します。

体の中の血液の量は，体重 1 kg あたり，約 80ml です。出血量がこの 20％以上になると，血圧が保てなくなり，ショック状態になります。場合によっては脳死に陥ることがあります。これを避けるためには，血液の量を補わなければなりません。

3 この治療の内容と性格および注意事項

この治療は，次のような手順で行われます。

1）まず，あなたの血液型を検査によって判定します。この血液型に合う血液を準備し，交差適合検査といって，輸血する血液とあなたの血漿とを実際に混ぜ合わせて適合することを確認します。

2）実際に輸血を行う際には，まず静脈内に針を刺し，この針と輸血用のチューブ（輸血回路）をつなぎます。次に，適合が確認された輸血用血液をこの輸血回路に接続し，輸血を開始します。

3）輸血開始後 5 分，15 分，輸血終了時，の各時点で，十分な観察を行い，輸血による副作用（アレルギー反応など）がないことを確認します。

4 この治療に伴う危険性

輸血に伴って，感染やアレルギー反応などが起こる危険性があります。

日本赤十字社は，献血者のスクリーニング検査として肝炎ウイルスおよび HIV ウイルスの抗原/抗体検査を実施していることに加え，微量ウイルスの混入を検出できる検査も行っています。このような検査の進歩など，輸血副作用を防ぐための努力の積み重ねによって，副作用の発生率は以前より随分少なくなっています。ただ，ゼロではありません。

患者様1人あたりの副作用の発生確率は，現在，およそ以下のようです。
（約10人の献血者の血液を輸血した場合）

1）肝炎：1/1,000以下

　主にC型ですが，まれにB型肝炎もあります。B型肝炎ウイルスは症状が激烈で，黄疸などの肝機能障害を起こし，重症になると肝不全や肝がんで死亡することがあります。C型は比較的症状は穏やかですが，長期的にはやはり肝不全や肝がんを起こします。治療は，インターフェロン療法が有効なことがあります。G型についてはよく分かっていません。

2）エイズ：1/200万以下

　エイズは，エイズウイルスによってリンパ系を破壊され，感染や悪性腫瘍などのさまざまな合併症を発症する病気です。

3）輸血後移植片対宿主病（GVHD）：1/2万～1/10万

　輸血血液によりあなたの体組織が攻撃・破壊される合併症です。
　あらかじめ輸血用血液を放射線照射することで予防可能です。
　予防対策が普及して，2000年以降国内では1例も報告されていません。

4）アレルギー，蕁麻疹，発熱：1/20～1/100

　ショックなどの重症型は1/1万とされています。

　輸血関連急性肺障害（TRALI）という呼吸器の障害が問題になっていますが，これもアレルギーの一種ではないかといわれています。輸血開始後数時間で肺水腫を起こし，呼吸困難と低酸素血症になって生命の危険もある重篤な病態です。発症率は2/10,000とされていますが，いったん起こると死亡率はきわめて高く，12～13％という統計が出ています。

5 治療後について

　十分な観察により，輸血後の副作用（アレルギー反応など）がないことを確認します。

　さらに輸血前に，あなたの血液をあらかじめ保管しておきます。そして3か月後に再検査して，あなたが肝炎やエイズにかかっていないかどうか確認します。もし術前は陰性で，術後に陽性になった場合，治療には援助が受けられます。あなたには検査を拒否することもできますが，もし検査を受けなければ，この援助を受けられないことがあります。

6 代わりの治療

a．輸血を行わない場合

　血液の不足が軽度な場合には，輸血をしないで，血液ではない薬剤を使用することや，安静を保ち十分な栄養を取ることで，対応できる場合があります。

b. 自己血輸血

　輸血に伴う副作用は，他の人の血液を輸血するために起こります。そのため，①時間的余裕があり，②貧血もない——などの条件が合う場合には，「自己血輸血」が非常に有用です。これは，あなた自身の血液をあらかじめ採血して貯めておき，手術の出血に備える方法で，他の人の血液を使わないで手術を行うためのものです。

　ただ，あなたの場合，＿＿＿＿＿＿＿のため，今回は自己血輸血は困難です。

7 患者様の具体的な希望

〔省略〕

8 輸血の同意を撤回する場合

〔省略〕

9 連絡先

〔省略〕

注）以上の説明文書は，東京大学医学部附属病院で実際に使われている説明文書の内容をもとに，本書の企画に合わせて形式を担当者（原田）が改変したものです。

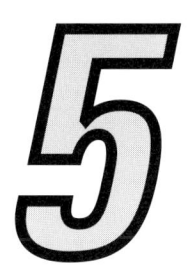

5 治療の説明文書の実例

　治療は，第4章で示した手術とともに，その他の医療行為と比べて，一般に，危険性が高まる。このため，可能な限り第2章で示した記載方法に即して，その必要性や危険性，代替療法などについて示すことが望ましい。ただし，副作用や合併症などの危険性については，その発生率が必ずしも十分には明らかになっていない場合があろう。その場合は，その旨を伝えることが望ましい。

　本章においては，治療の説明文書の実例として，次の実例を示した。

5-01	**未分化型急性骨髄性白血病に対する化学療法**
5-02	**悪性リンパ腫に対する化学療法**
5-03	**レーザー治療（頬部の太田母斑を例として）**
5-04	**脳腫瘍に対する放射線治療**
5-05	**硬膜外ブロック（腰痛症を例として）**
5-06	**肝動注リザーバー留置術（リザーバーからの反復肝動注化学療法）**
5-07	**中心静脈カテーテルの挿入**

5-01 未分化型急性骨髄性白血病に対する化学療法

1 あなたの病名と病態

a. 病名

これまでの検査の結果，あなたが現在かかっている病気は白血病です。正式な病名は，急性骨髄性白血病 未分化型骨髄性白血病です。

白血病は，"血液のがん"と呼ばれています。血液は，白血球・赤血球・血小板という3つの血液細胞などから構成されており，これら3つの血液細胞は，骨の中心部にある骨髄で造られています。白血病とは，具体的には，3つの血液細胞が造られる過程で，血液細胞をつくる細胞（造血幹細胞）ががん化して（白血病細胞化）骨髄の中で無制限に増殖をする病気です。

骨髄の中で白血病細胞が増殖すれば，正常な白血球・赤血球・血小板がつくられにくくなります。このため，正常な白血球・赤血球・血小板は減少します。

白血球は細菌や異物に対して生体を守る働きがあります。また，赤血球は身体全体へ酸素を運搬します。血小板は出血を止める機能があります。しかし，白血病になると，上記のように，これら3つの血液細胞が減少するため，その結果，白血球減少による感染症状，赤血球減少による貧血症状，血小板減少による出血症状が現れます。そして，放置すると死に至ることになります。

b. 病態

あなたが罹患している「急性骨髄性白血病 未分化型骨髄性白血病」は，具体的には，次のような状態にあります。
　　＊患者の病態について具体的に説明し，それらを記載する。

2 白血病に対する治療（化学療法）の目的・必要性・有効性

あなたの白血病は，1-bでご説明した病態にあり，放置すれば，致命的な結果をもたらします。自然治癒することはほとんど見込めません。あなたの白血病を治療するには，増殖した白血病細胞を完全になくしてしまう必要があります。このため，あなたに対し，今回，抗がん剤を全身投与する化学療法を行う予定です。

後にも示すように，今回予定している塩酸イダルビシン＋キロサイド®による寛解導入率は約80％，化学療法終了後，患者さんが5年後に生存している確率（5年生存率）は約40％です。

3 治療の内容と性格および注意事項

治療（化学療法）は，数種類の抗がん剤を用いて行います。最初に，寛解導入療法を行い，続いて寛解後療法（地固め・強化療法，維持療法）を行います（図1）。

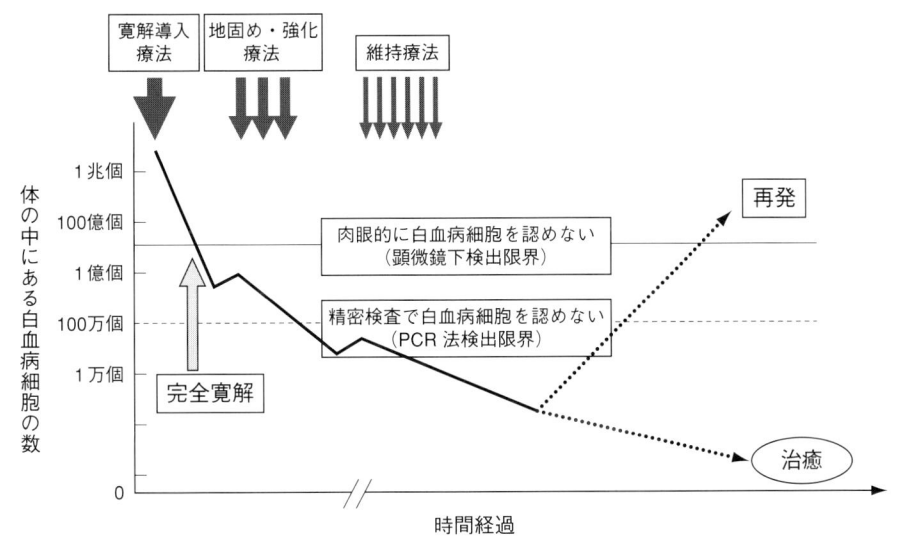

図1　白血病の治療と効果

1）寛解導入療法

　化学療法により体内の白血病細胞が一定の数以下に減少し，正常な造血能力が回復すると，貧血や白血球減少，血小板減少は解消され，すべての症状も消失します。この状態を完全寛解といい，そのために行う治療が寛解導入療法です（ただし，寛解は血液中の白血病細胞が検査で認められなくなることで，完全に治癒したわけではありません）。

　あなたに行う寛解導入療法は，塩酸イダルビシン（イダマイシン®）という抗がん剤とシタラビン（キロサイド®）という抗がん剤を用いて行います。この方法は，イダルビシン＋キロサイド®療法といわれ，現在，急性骨髄性白血病に対する標準的な治療となっています。

　具体的には，第1～3日に塩酸イダルビシンを，第1～7日にキロサイド®を投与します。

2）寛解後療法

　完全寛解の状態となり血液検査では一見正常になっても，体の中には少ないながら白血病細胞が残っています。ここで治療を中止すると，残っている白血病細胞が再び増加し再発してしまいます。そこで，残っている白血病細胞を化学療法で少なくします。これが地固め・強化療法です。

　寛解後療法（地固め・強化療法）としては，キロサイド®を大量投与します（キロサイド®大量療法）。

　具体的には，第1～5日にキロサイド®を大量投与します。

3）寛解後療法（地固め・強化療法）が終了した後

　必要に応じて，維持療法を行います。維持療法が必要な場合は，改めて説明します。
　＊維持療法が必要になる場合を簡単に説明し，必要に応じてその内容を記載する。

　これまでにご説明した化学療法によって治癒が望める場合は，この化学療法単独で

治療を終了します．しかし，この化学療法を終了した段階で予後不良が予想される場合は，骨髄移植に代表される造血幹細胞移植を前提に治療を行います．この場合は改めてご説明いたします．

4）治療の効果

塩酸イダルビシン＋キロサイド®による寛解導入率は約80％，化学療法終了後，患者さんが5年後に生存している確率（5年生存率）は約40％です．

4 治療に伴う危険性

白血病ではもともと正常の血液細胞が減少しているため，重症の感染症や貧血，出血傾向をきたしやすい状態となっています．

さらに，化学療法を行うと腫瘍細胞のみならず同時に正常な細胞も障害を受けることは避けられません．感染症の予防には，手洗い，うがいなどの励行，空気清浄機や無菌室の使用などを行いますが（これらについては別に説明します），実際に感染症が生じた場合は十分な抗生物質による治療を行います．また，貧血や血小板減少に対しては，赤血球・血小板輸血を行います．

シタラビン，塩酸イダルビシンの個々の副作用は，以下に示すとおりです．両方の薬剤を使いますので，発生率はやや大きくなります．

1）シタラビン（キロサイド®）

①骨髄抑制：抗がん剤によって血液を産生する細胞が障害を受けます．最も多く危険な副作用です．全血球減少症，白血球減少症（12.9％），血小板減少症（4％），貧血（1.8％）などで，場合によって輸血，血小板輸血などの治療を必要とすることがあります．

②ショック・呼吸困難：ごくまれですが（頻度不明），起これば重篤です．

③消化器障害：潰瘍による出血の例があります．その他，悪心・嘔吐，食欲不振（26.8％，他の抗がん剤との併用で42.7％），口内炎，下痢などがあります．

④呼吸器障害：呼吸促迫，間質性肺炎などで，危険な状態になることがあるので，投与中止して治療します．

⑤心臓の異常：急性心膜炎，心嚢液貯留（いずれも発生率不明）．起こった場合は投与中止して治療します．

⑥肝障害：5％

⑦腎機能異常：ごくまれ．

⑧神経に由来する症状：倦怠感，頭痛など．

⑨その他：結膜炎，血栓性静脈炎など．

2）塩酸イダルビシン（イダマイシン®）

①骨髄抑制：シタラビンと同じです．

②消化器症状：食欲不振67.2％，悪心・嘔吐59.4％，口内炎42.5％，下痢23.1％など．

③心臓：頻脈など．心筋障害にまでなるものは2.26％で，場合により心不全になる場合もあります．発生するときわめて危険です．

④発熱：58.2％
　　⑤肝臓の酵素の上昇
　　⑥過敏症：ごくまれですが，アレルギー症状が出る場合があります。まれにショックを起こすこともあります。
　　⑦その他：腎障害，筋肉痛など。
　3）その他
　　脱毛，不妊，末梢神経障害など。
　　副作用に伴う死亡率は 11 ％であり，ほとんどは造血障害（骨髄抑制）によってさまざまな血球が減少する汎血球減少に伴うものです。

5 治療後について

　十分な観察を行い，副作用・合併症が出現した際には直ちに適切な処置や治療を行います。

6 代わりの治療

　この病気を治すためには抗がん剤による化学療法を受けなければなりません。今回，ご説明した治療法以外にも，他の抗がん剤を組み合わせた化学療法を行うことが考えられます。その場合も使用する薬剤が異なるものの同じような効果と副作用があります。
　＊今回実施する化学療法と他の化学療法との利害得失がわかるように説明し，必要に応じて，その内容を記載する。
　いったん寛解になった場合は，①他の薬剤を用いた化学療法を続ける，②造血幹細胞移植を行う，③治療を中止するという選択が可能となります。これらの結果については，現段階では予想できません。

7 治療を行わなかった場合に予想される経過

　あなたの白血病は，治療しなかった場合，急速に全身状態が悪化し，死に至ります。自然治癒はほとんど望めません。

8 患者様の具体的な希望

　　〔省略〕

9 本治療の同意を撤回する場合

　　〔省略〕

10 連絡先

　　〔省略〕

5-02 悪性リンパ腫に対する化学療法

1 あなたの病名と病態

a. 病名

あなたが現在かかっている病気は，悪性リンパ腫（びまん性大細胞型B細胞リンパ腫）といいます。

「びまん性大細胞型B細胞リンパ腫」は，すべての悪性リンパ腫の30～40％を占める比較的多い病気で，悪性度からいえば中程度の病気です。

Box

※悪性リンパ腫について

通常血液の中には血球というたくさんの細胞があります。その一種，白血球は，働きや形によってさらに好中球，単球，リンパ球等に分類されます。その中のリンパ球という細胞ががん化した病気を悪性リンパ腫といいます。

今からリンパというシステムについて少し説明します。面倒だとは思いますが，大事なことですので，お付き合いください。

【リンパ】

リンパは，人体の中に異物（細菌やウイルス）が入ってくると，それを排除し，人体を守るシステムです（図1）。

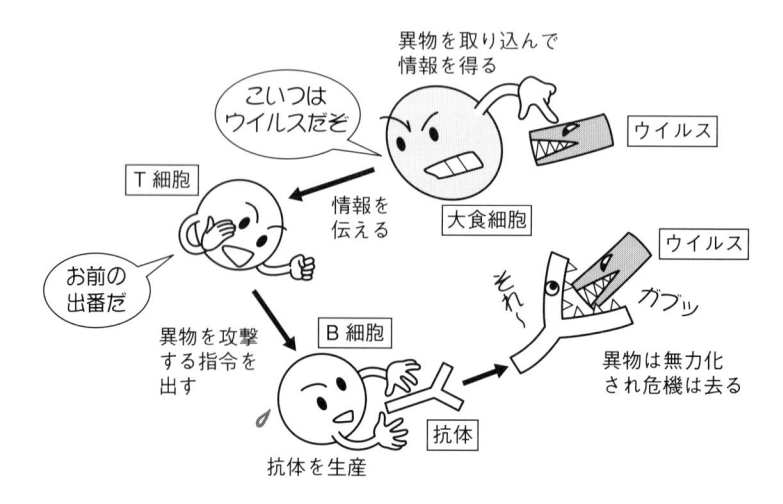

図1　リンパ系のシステム

体内に異物が入ってくると，まず大食細胞（マクロファージ）という細胞が駆けつけて，これを調べにかかります。大食細胞は，異物を取り込み，分析し，相手が何かという情報を得ます。そして，その情報をリンパ球の一種であるT細

胞という細胞に伝えます．T細胞は，攻撃部隊の司令官のようなもので，B細胞という細胞に，異物を攻撃するよう指令を出します．B細胞もリンパ球の一種ですが，指令を受けるとフル稼働で抗体という物質（蛋白質の一種）をつくりはじめます．

　抗体は，異物を攻撃するミサイルのようなものです．相手に合った正しい抗体がつくられ，それが異物と反応すると，異物は無力化され危機は去ります．抗体が反応する相手を，特に抗原と呼びます．そして，この人体の一連の防衛システムを「免疫力」といいます．

【悪性リンパ腫】
　リンパ球は血液内部にもいますが，主にリンパ系という特殊なシステムの中に存在します．リンパ系は，身体中に血管とは別に網の目のような流れを持っています．これはリンパ管と豆粒様のリンパ節から成り立っていて，人体を感染から守っています．

　悪性リンパ腫は，先に示したようにこのリンパ球が悪性化（がん化）して起こる病気です．したがって，身体のあちこちにあるリンパ節が腫れるのが主な症状になります．

　悪性リンパ腫は，大きくホジキンリンパ腫と非ホジキンリンパ腫の2種類に分類されます．また，細胞の性質からT細胞リンパ腫やB細胞リンパ腫に分けることができます．この2つの病気は，原因細胞が違うだけではなく，性質や治療法も大きく異なります．

　B細胞由来の悪性リンパ腫は，がん細胞の分化度（悪性度といい換えてもよいですが）によって，さらに30数種類の病型に細かく分類されます．

b．病態

　悪性リンパ腫は，CTやGaシンチ，FDG-PET検査などで病変の広がりを診断します．その進行の程度で4つの病期に分類します．

1期：病気が1か所のリンパ節領域にのみ存在すると考えられるもの．
2期：病気が2か所以上のリンパ領域にあるが，横隔膜を境界として同じ側にあるもの．
3期：病気が横隔膜の両側にあるもの．
4期：リンパ節以外の臓器（肝臓，肺，骨髄，血液中など）に病気が転移したもの．

当然ながら病期が大きいほうが悪く，治療法も異なります．

これまでの検査の結果，あなたは現在次のような状態にあります．

＊当該患者の病態について説明し，それらを必要に応じて記載する。

2 この治療の目的・必要性

a．この治療の目的

悪性リンパ腫は，白血病とともに，血液のがんとも言うべき病気です（医学的には肉腫と言います）。放置すれば，そのまま進行し，致命的な結果をもたらします。このため，悪性リンパ腫細胞を一斉に死滅させることが，今回の治療（化学療法＋抗体療法）の目的です。

b．この治療の必要性

例えば，胃がんなどの特定の臓器に発生するがんは，早期がんと進行がんに分けられます。進行がんとは，がん細胞がリンパに入り込んだ状態をいいます。がん細胞がリンパに入り込むと，そのままリンパ流に乗って身体のどこにでも転移するので，死亡率がきわめて高くなります。

悪性リンパ腫は，リンパの中に出現しますから，発生した当初からすでに進行がんといえます。したがって，一部分を切除したり，一部分に放射線を当てたりすることは，よほど早期でない限り効果的ではありません。治療は，抗がん剤を全身投与する化学療法や，がん細胞に対する抗体療法（後述）などの全身療法が主体になります。

3 治療の内容および性格

びまん性大細胞型B細胞リンパ腫に対する治療法は，抗がん剤による化学療法が主体になります。さらに近年，抗体療法という新しい治療法が開発されました。現在もっともスタンダードとなっている治療法は，この2つを組み合わせたものです。今回も，あなたの治療法として，この治療法を行うことを予定しています。

a．抗がん剤療法

抗がん剤療法は，いくつかの抗がん剤を組み合わせて使うことが多いのです。それは，1つの抗がん剤を大量に使うより，多くの抗がん剤を少量ずつ使うほうが，効果が大きく副作用が少なくなることが期待できるからです。

今回予定している抗がん剤の組み合わせは，CHOPと略称されています。内訳は，
 C：シクロホスファミド（エンドキサン®）第1日
 H：塩酸ドキソルビシン（アドリアシン®）第1日
 O：硫酸ビンクリスチン（オンコビン®）第1日
 P：プレドニゾロン（プレドニン®）第1・2・3・4・5日
となります。これを3週ごとに繰り返し（1クールといいます），合計6クールから8クール行います。

CHOP療法は，1970年代に開発された最も早期の治療法ですが，その後開発された多くの組み合わせも，CHOP療法の効果を上回るものではないことが明らかにな

って，現在でもこの病気の標準的治療法となっています。

b. 抗体療法

抗体療法は，ごく最近開発された新しい薬剤であるリツキシマブ（リツキサン®）を使う方法です。この薬は，ヒトのB細胞由来の悪性リンパ腫細胞の表面にある，CD20という物質に反応するよう遺伝子工学的につくられた，人工的な抗体です。この場合，リツキサン®ががん細胞の表面で抗原抗体反応を起こすと，補体やNK細胞といった細胞破壊屋が寄ってきてさらに反応しがん細胞が壊されるというわけです（図2）。

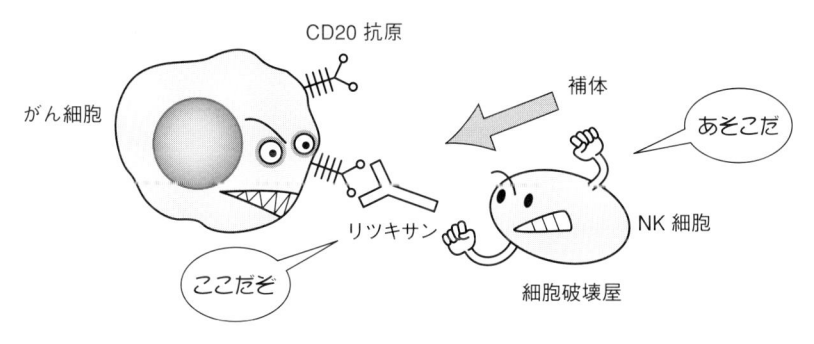

図2　CHOP療法

したがって，通常の抗がん剤と違ってがん細胞に選択的に働き，副作用も比較的少ないといわれています。今までの経験より，リツキサン®をCHOP療法に併用して使うと，CHOP療法単独より，生存率が10％程度良くなることが明らかになっています。そのため，世界的にはリツキサン®＋CHOP療法が標準療法となっています（ここでは，R-CHOP療法と呼びます）。

※有効率・成功率

悪性リンパ腫の予後（治癒する率）を決定する要素は，5つあります。

1) 60歳以上という年齢
2) 病期が3期以上
3) 身の回りのことが自分でできる体力がない（performance-status）
4) リンパ節以外に2つ以上の病変がある（転移）
5) 血液検査でLDHという酵素が高い

これらの要素をいくつ持っているかで予後が悪くなります。

1期2期の患者さんには，R-CHOP療法を3クールと，その後に放射線療法を追加する治療法が最も成績が良いとされています。患者さんが5年後生き残っている確率は82％，さらに腫瘍が再発していない確率は77％となっています。

3期4期の患者さんには，R-CHOP療法を6クール行います。効果は，CHOP療

法のみでは3年生存率で54％，病気が再発していない率は41％とかなり悪化しています。やはり，病気は早期発見，早期治療が必須のようです。

R-CHOP療法については，薬が新しいためにまだ長期成績が出ていませんが，60歳以上の高齢者（予後が悪い）では，CHOP療法単独の2年生存率が57％，病気を再発していない生存率が38％であるのに対し，リツキサン追加によりそれぞれ70％と57％と，CHOP療法単独を上回る成績が出ています。

4 危険性と発生率

副作用：抗がん剤は，細胞が分裂して増加する時に必要な，核酸（遺伝子の元），蛋白質などに作用し，細胞を傷害します。これは，細胞分裂を盛んに行っている部分に影響を与えるということです。ところで人体には，他の部分より盛んに細胞分裂を行っている細胞があります。それが，血液細胞（白血球，赤血球，血小板など）を造る骨髄細胞，口の中の粘膜細胞，胃や腸の粘膜細胞，毛根の細胞などで，抗がん剤はこれらの細胞にも障害を与えます。副作用の多くは，これから来るものです。

1）血球減少

骨髄細胞が傷害されると，白血球，赤血球，血小板などが減少します。

白血球が減少すると感染にかかりやすくなります。白血球の中でも好中球という細胞は感染に対する抵抗力に大きく関わっており正常では1,500個/μl以上ありますが，500個/μl以下になるとマスクをしたり人混みの中に行かないというような注意が必要です。さらに，100個/μl以下の状態が長期になると，無菌室にこもるようなことも必要となります。もっともR-CHOP療法ではそういう事態になることはまれですが，もし感染症にかかってしまえば，抗生物質などによる治療が必要になります。また，白血球の減少そのものに対しては，G-CSFという，白血球を増加させる薬を用いることがあります。

血球成分の1つである血小板が減少すると，出血しやすくなります。血小板は，身体の中で出血を止める働きをするからです。血小板が2～3万/μlを切ると，皮下に出血による青あざができたりして極めて危険な状態になります。1万/μlを切ると，消化管出血，脳出血，肺出血（肺出血はまれです）などの生命の危険に直結する危険性が出てきます。この場合，血小板を輸血で補う，血小板輸血も行う必要が出てくる場合もあります。

赤血球が減少すると貧血になります。赤血球の寿命は比較的長いため，化学療法を始めてかなり経ってからでしか出てきませんが，あまりひどくなると，赤血球を濃縮した赤血球製剤を輸血することがあります。

2）消化器症状

口内炎（27％），吐き気・嘔吐（42％），食欲不振・便秘（38％），下痢が主な症状です。これらの程度はさまざまですが，ほとんどの人に出てきます。一番つらい吐き気・嘔吐に対しては，現在は強力な吐き気止めができており，これによりかなり軽くすることができます。また頻度的にはごくまれですが，腸閉塞，潰瘍などの重篤な症状が出ることがあります。

3）心筋毒性

抗がん剤アドリアシン®の副作用です。使用した総量がかなり大量（体表面積 1 m² あたり 550mg，成人量では約 1,000mg になります）になると，約 7％の率で起こります。もっとも，約 1 g といえばかなりの量で，通常の化学療法ではめったにこの量になることはありません。

4）出血性膀胱炎

エンドキサン®の特徴的な副作用です。これは尿の量とその酸性度に関係があるといわれており，利尿をつけ，尿をアルカリ性にすれば予防できるようです。

5）末梢神経障害

50〜60％。オンコビン®による副作用です。手足のしびれ，便秘，腱反射の低下などで，軽症のものを含めるとほとんどの人に出てきます。多くは軽度で，オンコビンを中止すると回復しますが，回復にはかなりの時間がかかり，数週間から数か月かかります。筋力低下などの症状が出るとこの薬剤を中止しなければならないこともあります。

6）脱毛

97％。ほとんどすべての人に出てきます。頭を冷やして抗がん剤の毛根への移行を抑えるキャップもありますが，効果は低いようです。抗がん剤を止めればまた生えてきますので，それまでの間，かつらを着用される方もおられます。

7）薬剤性の肝障害

46％。肝臓は薬剤の代謝をつかさどっていますので，抗がん剤に限らず肝臓に異常が出ることはあります。ただ，血液検査で出る程度のことが多く，重篤になることはあまりありません。

8）肺呼吸器障害

33％。気管支痙攣や間質性肺炎などの呼吸器の異常が出ることがあります。場合によっては，治療を中止することがあります。

またリツキサン®には，抗体性の薬剤に特有な Infusion reaction という副作用が起こることがあります，これは，アレルギー性の反応で，発熱，寒気，吐き気，頭痛，発疹，咳，倦怠感，喘息様症状，むくみなどです。この予防のため，リツキサン®投与 30 分前に抗ヒスタミン剤などを投与します。またリツキサン®の副作用で重篤なものとしては，重症のアレルギー反応であるアナフィラキシー（ショックを伴う），肺障害（肺に水がたまる），心障害や，スティーブンス・ジョンソン症候群（アレルギー反応で皮膚粘膜が重篤な障害を受ける），腫瘍崩壊症候群（多くの腫瘍細胞が一度に崩壊することで，潰れた細胞内成分が腎臓の尿管に詰まり腎不全になる）などがありますが，いずれもごくまれです。

なお，副作用による死亡率は，約 0.6％で，ほとんどは感染症によるものです。

副作用の強さによっては，抗がん剤の量を減量したり，中止することがあります。ある報告では，治療をした 202 名の患者さんのうち，80％の人がフルコース治療を完了できています。

5 代替医療の内容と危険性

　自己造血幹細胞移植：血液中を流れている，血液を造る幹細胞を採集して，保存しておきます。そして通常よりも大量の抗がん剤を投与して強力な治療をし，保存しておいた幹細胞を戻すのです。一般的には病気が再発した時にこの治療法を考慮します。

　ただし，抗がん剤が多いだけあって副作用も強く，治療による関連死が数％あります。血球減少症による感染症の頻度も高いです。

　また，治療後に新たに別のがんが発生する率は，その後の15年間で11％となります。これは一般人の率の3.3倍となります（かなりの高頻度です）。

6 治療をしなかった場合の結果

　この病気は悪性であり，まったく治療しなかった場合，月単位で病気が進行します。病気が進むと，大きくなった局所のリンパ節が近くの臓器を圧迫することによってさまざまな症状が出ます。リンパ管や血管の流れが妨げられ，腕や足が腫れたり，気管を圧迫して呼吸困難が起こったり，胃や腸を圧迫して胃腸の動きを止め腸閉塞症状が出たりします。

　また，重要な臓器である，肝臓・肺・腎臓・脳などに転移すると，生命自体が危険になります。さらに，血球成分を生産する場所である骨髄に転移すると，白血球が減少して感染症にかかりやすくなり，生命が危険な状態になります。

7 患者様の具体的な希望

　　〔省略〕

8 治療の同意を撤回する場合

　　〔省略〕

9 連絡先

　　〔省略〕

10 おわりに

　あなたにとってこのような大きな病気にかかられたことは，大きな不幸とお感じのことでしょう。確かにお気の毒ではありますが，現在悪性リンパ腫は決して治らない病気ではありません。副作用などの危険はありますが，医学的に効果が認められている治療法が確立されているのです。

　今，悪性リンパ腫を克服して社会で活躍されている方も，大勢おられます。

　あなたも，1日も早く元気になって元のご自分の場所へ帰られるようご努力ください。われわれもできる限りの治療と協力をいたします。

5-03 レーザー治療（頬部の太田母斑を例として）

1 あなたの病名と病態

a. 病名
診察の結果，あなたは頬の部分の斑は，太田母斑です。

b. 病態
太田母斑とは，顔面の目の周り，頬に生じる，多くは片側性の青褐色のあざです。あなたの場合，左の頬に青褐色のあざがあり，大きさは____cm×____cmとなっています。皮膚の断面図（**図1**）を示します。正常では，メラニン色素を産生するメラノサイトは表皮の下端に存在しますが，太田母斑では真皮にも存在するため，青褐色の色調を呈します。

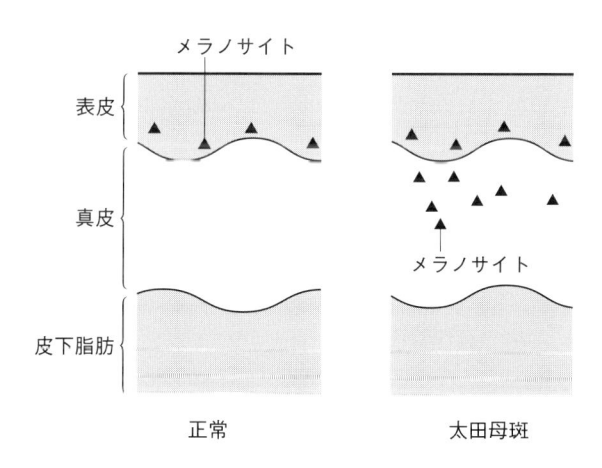

図1　皮膚の断面図

2 この治療の目的など

あなたの頬のあざは①-bのような状態であることから，あなたの太田母斑の色調の減弱，消失のためにレーザー治療を行うことを予定しています。

3 この治療の内容など

今回使用するレーザーはメラニン色素とそれを産生するメラノサイトを特異的に破壊するレーザーです。このレーザーを太田母斑に照射すると，正常にはない真皮のメラノサイトを破壊することができ，このため皮膚の色調が薄くなります。ただし，1回の治療ではすべてのメラノサイトを破壊できないので複数回の治療が必要となります。照射の際，表皮のメラノサイト，メラニンも障害を受け軽いやけどを生じますが，ほとんどの場合，傷跡を残すことなく軽快します。

【手順】
この治療は，次のような手順で行われます。

1）写真撮影

診察で照射範囲を確認した後に，写真を撮影します。写真は治療経過を記録するためのものです。

2）局所麻酔

局所麻酔薬のテープを貼ります。麻酔が浸透して効果が出るまで少なくとも2時間待っていただきます。場合によっては，局所麻酔薬を照射部位に注射することもあります。この場合には待つ必要はありません。この薬に対し，まれにアレルギー反応を示す方がいますので，これまでに，内視鏡検査や歯の治療の際，気分が悪くなった経験を持つ方は，必ずその旨をお知らせください。

3）眼の保護

レーザー光線が直接目に入ると，網膜細胞が傷害され，場合により視力障害を起こします。目の保護のため，専用ゴーグルを装着していただきます。決して裸眼でレーザー光を見ないでください。

4）レーザー照射

患部にレーザー照射を行います。テープによる麻酔の場合，麻酔が十分でなく，一般に照射時は痛みを感じます。

レーザー照射直後にその場で軟膏塗布，ガーゼ処置を行います。氷袋をお渡ししますので，3〜6時間程度ガーゼあるいはテープの上から十分に冷やしてください。十分に冷やすことによって痛みがやわらぎます。

4 この検査に伴う危険性

照射部に瘢痕が残ったり，色が白くなりすぎたり，色むらができる可能性があります。すべての症例に有効ではなく，中にはまれに色が濃くなることがあります。

※治療後について

照射後約3日〜1週間でかさぶたができ，7日〜10日でかさぶたが脱落します。翌日から水に濡れても大丈夫ですが，かさぶたが自然にとれるまでは不潔にならないようにし，入浴はシャワー程度にして，患部を擦らないようにしてください。また，レーザー照射を行った頬の部分は洗顔石けんの泡で優しくなでるようにして洗い，タオルや化粧パフで擦らないでください。毎日ガーゼ，テープをご自宅で交換してください。照射部位は軽いやけど状態になり，赤黒い色になり，時には水疱を形成しますが心配ありません。

照射期間中あるいは治療期間終了後少なくとも半年は照射部位が日焼けしないように遮光してください。あなたには，頬の部分に照射しましたので，毎日，日焼け止めを塗ってください。

照射部位はかさぶたがとれた後2〜3か月後をピークに一時的な色素沈着が生じることがあります（長い場合は4〜5か月続くことがあります）。照射後の色素沈着は

紫外線やこすれなどの刺激の影響を大きく受けます。UV ケアを徹底してください。かぶれのご心配な方は，「紫外線吸収剤不使用」のものをお選びください。

　レーザー治療は通常，複数回の繰り返し照射が必要になります。

5 代替可能な治療法

　太田母斑では，以前は冷凍凝固療法が行われていましたが，現在ではレーザー治療が一般的です。

6 患者様の具体的な希望

　　〔省略〕

7 治療の同意を撤回する場合

　　〔省略〕

8 連絡先

　　〔省略〕

5-04 脳腫瘍に対する放射線治療

1 あなたの病名と病態

a．病名
これまでの検査の結果，あなたは，現在，脳腫瘍（具体的に：＿＿＿＿＿＿＿＿＿＿）に罹患しています。

b．病態
あなたが罹患している脳腫瘍は，具体的には，次のような状態にあります。

＊X線フィルムなどを用いて，現在の病状をわかりやすく説明し，必要に応じてそれらを記載する。また，リニアックによる放射線治療を採用する上で，その理由が明らかになるように，患者の全身症状もわかりやすく説明し，必要に応じて記載する。

2 リニアックによる放射線治療の目的

①-bでご説明したあなたの病気の状態と全身状態を総合的に評価すると，現在，放射線治療があなたの脳腫瘍に対する最も適した治療であると判断されます。このため，今回は，脳腫瘍の死滅または増殖の抑制を目的として放射線による治療を行います。

この放射線による治療は，次のような腫瘍細胞の特性を利用して行うものです。つまり，増殖が盛んな腫瘍細胞は，正常細胞より放射線に対する感受性が高い場合が多く，そのため，同じ放射線の量でも，正常細胞に比べて腫瘍細胞のほうが大きくダメージを受けることになります。ただし，放射線を照射する以上，正常細胞もダメージを受けるので，できるだけ正常細胞への線量を少なくするように照射方法を工夫します。

なお，治療中の病気の状態により，放射線治療のみではなく，さらに他の治療（化学療法など）が必要になることもあります。その場合にはそのつど，ご説明します。

3 この治療の内容

具体的には治療は，次のような手順で行います。

1）固定具の作成および治療計画用CTの撮影（図1）
複数回の治療が同様の体位で行えるように，治療の際には，毎回，固定具を用います。まず，治療に先立ち，この固定具を作成します。

次に，CTスキャンにて，放射線を照射する部位の画像情報を取得します。

照射部位に，特殊なマジックペンでマークをつけます。

2）治療計画
取得したCT画像をコンピュータに送り，医師が照射部位・照射方向・線量などを決定します。通常，この治療計画の決定に数日を要します。

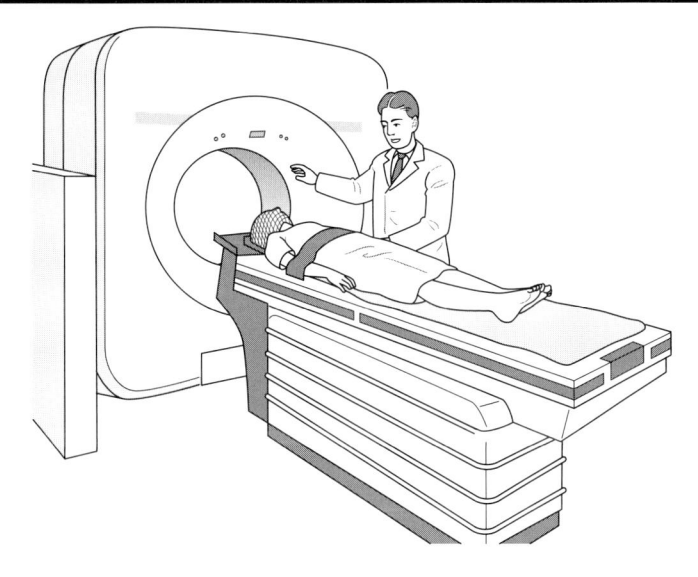

図1　CTの撮影

3）治療（図2）

　治療計画を決定したら，放射線治療室において治療を開始します。放射線治療室は，放射線が外部に漏れないように厚い壁でできており窓などはありませんが，通常の部屋と変わりありません。部屋の中央にリニアックという放射線を照射する機械が備えられていますので，その機械のベッドの上に寝た状態で，放射線を照射します。実際に放射線の出ている時間は，2，3分程度で，痛みや熱さなどはまったくありません。

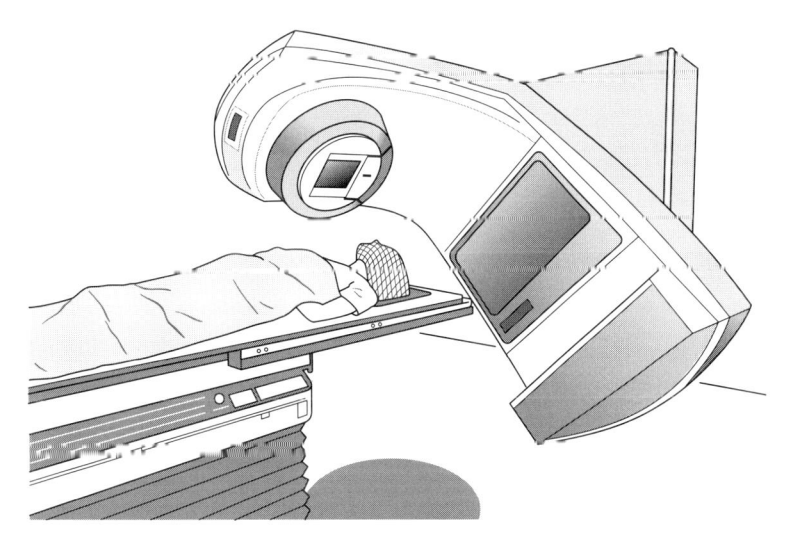

図2　治療の様子

　なお，あなたの治療回数は，現在のところ，週＿＿＿＿回，合計＿＿＿＿回の予定です（総線量は，＿＿＿＿Gyという量になります）。ただし，あなたの病気の状態によって，この治療計画が変更されることがあります。その際は，改めてご説明します。

4）診察

治療期間中は定期的に診察を行うので，何か体に異常を感じたり，不安や疑問がある場合は，遠慮なく申し出てください。

4 この治療に伴う副作用とその発生の可能性

この治療に際しては，下記のような副作用が発生することがあります。これらに対しては，その発生防止に最大限の努力を払うことは言うまでもありませんが，発生した場合には万全の対処をいたします。

なお，放射線治療により生じる副作用には，①治療期間中または終了後まもなく生じる急性の副作用，②放射線治療後数か月以降に生じる晩発性の副作用があります。副作用は，通常，放射線の照射部位によって異なり，小児の場合には，下記に加えて知能発達の遅れ，骨やその周囲の成長障害などを起こすことがありますが，今回のあなたには，次のような副作用が発生することが予想されます。

＊下記の点につき具体的に発生頻度等を説明し，必要に応じて記載する。

a．治療期間中または終了後まもなく生じる急性の副作用
　1）放射線皮膚炎
　2）全身倦怠感，食欲不振，吐き気
　3）白血球減少，他の血球成分の減少
　4）耳の炎症
　5）脱毛（まれに永久脱毛）

b．放射線治療後数か月以降に生じる晩発性の副作用
　1）中耳炎，難聴（まれ）
　2）脳の壊死，記憶力低下（まれ）
　3）脊髄の障害（まれ）
　4）眼球，視神経の障害（まれ）
　5）下垂体機能低下（まれ）
　6）発癌（きわめてまれ）

5 代替可能な治療

＊手術等も適応となる場合は，必要に応じて記載する。
＊ガンマナイフによる治療が適応となる場合にはそれについて説明し，患者が希望する場合は他院へ紹介する。

6 治療を行わなかった場合に考えられる結果

＊当該患者の病変の部位との関係から，四肢麻痺など予測される結果について具体的に説明し，必要に応じて記載する。

7 患者様の具体的な希望

〔省略〕

8 治療の同意を撤回する場合

〔省略〕

9 連絡先

〔省略〕

　以上から，あなたにはリニアックによる放射線治療をお勧めします。十分ご考慮され，本治療を受けるかどうか決めてください。治療を受けられる場合には，安全で実りあるような治療ができますよう，お互い協力し合って頑張りましょう。

5-05 硬膜外ブロック（腰痛症を例として）

1 あなたの病名と病態

a．病名

これまでの検査の結果，あなたは現在，腰痛症と診断されています。

b．病態

＊当該患者の病態について説明し，それらを記載する。

2 この治療の目的など

現在，あなたは 1 − b で説明したような状態にあるため，あなたの腰痛を改善するために，今回硬膜外ブロックを行うことを予定しています。

Box

※硬膜外ブロックの適応と効果

椎間板ヘルニア，坐骨神経痛など，腰や手足に感じる痛みやしびれ，首より下に発症した帯状疱疹の痛みは，脊髄や脊髄への神経が圧迫を受けることによって傷ついたり，神経根に炎症が起こることによって生じます。傷ついたり，炎症が起きている脊髄や神経根の周りに痛み止めの薬（局所麻酔薬）を注入することにより，痛みをやわらげる効果が期待できます。神経根の炎症が強い場合には，炎症を抑える目的で消炎剤を注入することもあります。

また，閉塞性動脈硬化症をはじめとする血行障害疾患では，局所の血流を増やすことによって痛みがやわらぐ効果が期待できます。

その他，外傷，内臓疾患など，末梢の神経から脊髄に，脊髄から脳に痛みが伝わることで，"痛い"と感じる疾患では，通過点である脊髄を薬で麻痺させることによって痛みをやわらげることができます。

一度で十分な効果が得られる場合もありますが，多くの場合 3〜4 回程度行い，ブロックの効果を判断します。

---

3 この治療の内容など

身体の中心を通る"背骨（椎骨といいます）"の中を，頭からおしりに向かって太い神経が通っています。この神経のことを脊髄といいます。脊髄は，首からおしりに至るまでに左右にたくさんの神経の枝を出しており，知覚（痛い，熱い，冷たい，触っているなど）を脳に伝えたり，からだを動かそうとする脳からの命令を手足の先まで伝えたりしている大切な神経です。

この脊髄は"くも膜"という膜に覆われ，さらにその外側を"硬膜"という膜で覆われています（図1，2）。"硬膜外ブロック"とは，硬膜の外側に薬（主に局所麻酔

5-05. 硬膜外ブロック（腰痛症を例として）

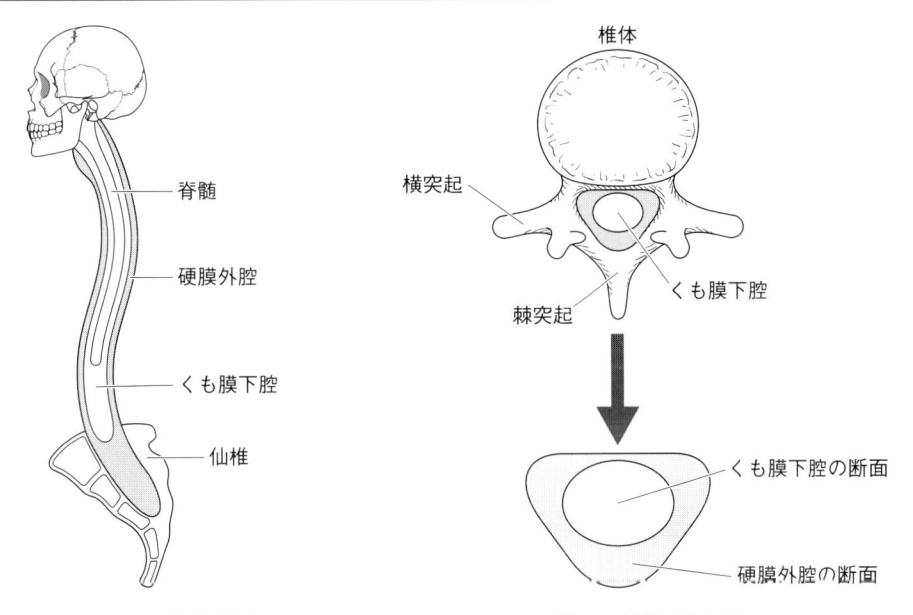

図1　脊髄硬膜外腔　　　　　　　　**図2　硬膜外の形**

（髙崎眞弓編：ペインクリニックに必要な局所解剖．麻酔科診療プラクティス12，p.71，p.72，文光堂，2003．）

薬）を注入し（**図3**），注入部位付近の脊髄と脊髄から枝分かれする神経の根元（神経根）を一時的に麻痺させ痛みをとる方法です。

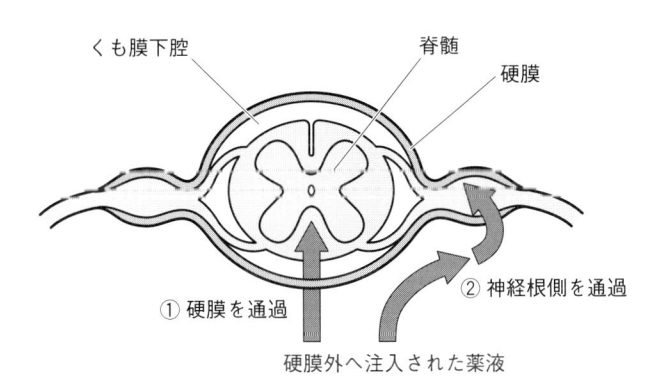

図3　硬膜外から脊髄への薬液の広がり

（髙崎眞弓編：ペインクリニックに必要な局所解剖．麻酔科診療プラクティス12，p.73，文光堂，2003．）

硬膜外ブロックの手順

1) まず，処置台の上に仰向けになり，血圧測定をします。
2) 次に，横向きになり，膝を抱え込むような姿勢になります。この時，注射をする辺りの衣類を上下にずらして広く開けていただきます（**図4**）。
3) 注射を行う場所を中心に消毒を行い，穴のあいた布を身体にかけます。
4) 背中の表面と硬膜外ブロック針の通り道に，細い針を使って痛み止めの注射をします。その後，硬膜外ブロック針を硬膜外腔に進め，薬（主に局所麻酔薬）を注入します。

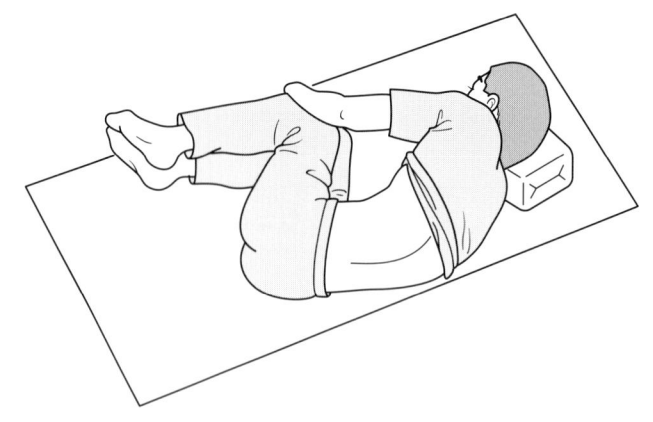

図 4　硬膜外ブロックを受ける際の姿勢

5）注射の後は，再び仰向けになって休みます．休んでいる間に，血圧測定や，足のしびれの有無などを調べます．

　30分から60分の休憩後，気分が悪い，体に力が入らない，息苦しいなどの症状がなければ帰宅していただきます．

4 危険性と合併症

　硬膜外ブロックは，外来診療で一般に行われるブロックですが，合併症を引き起こす危険があります．

a．ブロックを行っている間・ブロック後早期に起こりうること

1）アナフィラキシー反応

　局所麻酔薬によるアレルギー反応で，ごくまれに起こる合併症です（頻度不明）．かゆみや蕁麻疹が生じたり，気分が悪くなったり，重篤な場合には，しばらくの間意識を失ったり，呼吸できなくなってしまう場合があります（アナフィラキシーショック）．外来ではそのような場合に備えて，呼吸管理・循環管理が行えるように常に準備しています．

2）局所麻酔薬中毒

　硬膜外腔に薬を注入する際，血管内に局所麻酔薬が入ってしまう場合があります．血中に入った局所麻酔薬の濃度が高くなると，頭がふらつく，ろれつが回らない，喋りにくい，唇がしびれる，眠いなどの症状が起こります．通常なら，10分程度で治まりますが，症状が重篤な場合には，呼吸管理・循環管理を行わなければならない場合があります．

3）神経損傷

　硬膜外腔へブロック針を進めていく途中で，まれに針が神経を傷つけてしまい，強い痛みやしびれが生じることがあります（0.06％）．いったん生じた痛みやしびれは，多くの場合，針を抜くことで治まりますが，針を抜いた後も強く残ってしまう場合も

あります。痛みやしびれの強さによっては，薬の内服や，入院して様子を見なければならない場合もあります。

4）くも膜下ブロック

最も頻度の多い合併症です（0.4％）。硬膜外腔は非常に狭いすきまで，針のすぐ先には脊髄が入っているくも膜下腔があります。くも膜を傷つけてしまい，くも膜下腔に薬が入ると，強い麻酔作用が生じ，力が入らず，感覚も麻痺した状態になり，回復に2～3時間要する場合があります。ブロックを行う場所によっては，息が苦しくなったり，急激な血圧低下を引き起こしてしまいます。症状が強い場合には点滴や，呼吸管理，循環管理を行います。また，ブロックからの回復に時間がかかるようであれば，入院して様子を見る場合もあります。

5）出血

ブロック針によって血管を傷つけてしまう場合があります。ほとんどの場合，出血は自然に止まりますが，まれに大きな血腫となり，血腫が神経を圧迫し下半身が麻痺してしまうことがあります。このため，ブロック前には血液検査を行い，血が止まりやすいかどうか調べます。

特に，心臓病や，脳梗塞の既往がある方の中には，血を止まりにくくする薬（バイアスピリン®，ワーファリン®，プロレナール®，パナルジン®など）を飲んでいる方がいらっしゃいます。このような方は，お申し出ください。なお，現在，何らかの薬を飲まれている方もお申し出ください。

b．帰宅後に起こりうること

1）感染症

ブロックは清潔な状態で行いますが，針を刺す場所の近くや，針の通り道が感染を起こしている場合，感染症を起こしてしまうことがあります（0.01％以下）。多くの感染は，注射後1週間以内に，針を刺した跡が痛い，背中を動かすと痛い，発熱，頭痛などで現れます。状態によっては，抗生物質の内服，点滴をしたり，感染した場所を手術で取り除くなどの処置が必要になります。

2）硬膜外血腫

4 a-5）で説明した出血が硬膜外腔で生じ，血の大きな塊となる場合です（0.01％以下）。ブロック後，半日～1日で針を刺した辺りが痛い，足に力が入らないなどの症状として出てきます。この場合，手術で血腫を取り除く処置が必要になります。

上に挙げた合併症が主なものです。特に，帰宅された後で，不安に感じる症状がある場合には，いつでも病院までお問い合わせください。

5 代替可能な治療法

*1-bで説明した病態との関係から，ほかに考えられる治療法について，利点，欠点がわかるように説明し，必要に応じてそれらを記載する。

6 患者様の具体的な希望

　硬膜外ブロックは，ペインクリニック外来でよく行う治療の1つですが，治療効果は行ってみなければ分からないという点，頻度は低いが合併症を引き起こす可能性があるという点で，ブロックを望まない方もいらっしゃると思います。あなたの具体的な希望があれば申し出てください。

7 硬膜外ブロックの同意を撤回する場合

　　　〔省略〕

8 連絡先

　　　〔省略〕

5-06 肝動注リザーバー留置術
（リザーバーからの反復肝動注化学療法）

1 あなたの病名と病態

a．病名
これまでの検査の結果，あなたは現在，肝腫瘍に罹患しています。

b．病態
*これまでの検査をふまえて，現在の病態について詳しく説明し，必要に応じてそれらを記入する。

2 この治療の目的

あなたの肝腫瘍は現在，1-b で説明したような状態にあり，医学的には早急に治療することが必要です。

1）肝腫瘍の治療

当院では肝腫瘍に対する治療手段として，外科的肝切除術，肝動脈塞栓術，リザーバーからの反復肝動注化学療法，経皮的局所療法（エタノール注入療法，マイクロ波凝固壊死療法，ラジオ波焼灼術），開腹または開胸によるマイクロ波凝固壊死療法，ラジオ波焼灼術などを採用しています。

治療にあたっては，以上の治療手段を単独で，またはいくつかを組み合わせて行うことになります。あなたには，今回，肝動注リザーバー留置術（リザーバーからの反復肝動注化学療法）を行う予定です。

2）リザーバーからの反復肝動注化学療法（図1）

【これまでのカテーテルを用いた肝腫瘍の治療】

これまでは，足の付け根の動脈から肝臓まで細い管（カテーテル）を入れて，腫瘍の近くから，薬と，それをなるべく長く停滞させるための物質を混ぜて投与していました（肝動脈塞栓術）。しかし，この治療法では，1回の治療では腫瘍が完全に治ることは少ないので何回か治療を繰り返す必要があり，そのたびごとに入院しカテーテルを入れ直さなければなりません。

また，この方法では1回に多量の薬を投与すると副作用（肝臓の正常部分に薬が入るために起こる機能障害）が生じる，という欠点もあります。

※リザーバーからの反復肝動脈化学療法

そこで，肝臓の血管にカテーテルを留置して「リザーバー」という小さな器具に接続し，それを右大腿部の皮下に埋め込む方法を行うようになりました。この方法であれば，皮膚の上からリザーバーに針を刺すだけで，カテーテルを通して肝臓に直接薬を送り込むことができるようになります。また，少量ずつの薬を持続的に長時間かけ

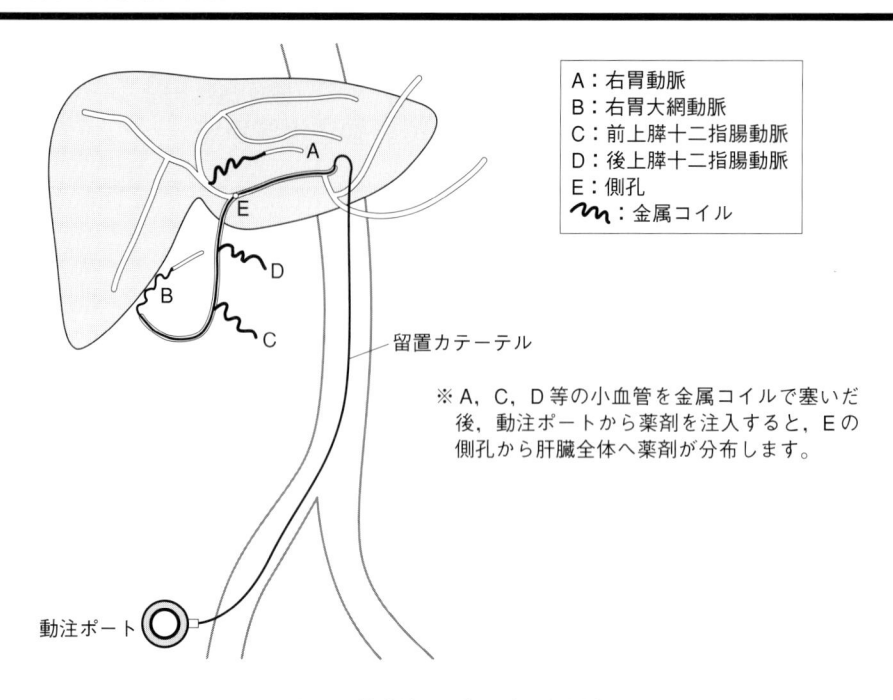

```
A：右胃動脈
B：右胃大網動脈
C：前上膵十二指腸動脈
D：後上膵十二指腸動脈
E：側孔
〜：金属コイル
```

留置カテーテル

※ A, C, D等の小血管を金属コイルで塞いだ後，動注ポートから薬剤を注入すると，Eの側孔から肝臓全体へ薬剤が分布します。

動注ポート

図1　肝動注リザーバー留置術

て，もしくは反復して注入でき，結果として比較的多量のお薬を肝臓へ投与することが可能になります。しかも，薬の投与が終われば針を抜きますので，激しい運動をしない限りは生活に制限がなく，お風呂にも入れます。場合によっては外来通院で治療を受けることもできます。治療を再開する時もカテーテルを入れ直す必要はなく皮下のリザーバーに針を刺すだけで可能です。

　リザーバーからの反復肝動注化学療法は，基本的には肝切除，肝動脈塞栓療法，経皮的局所療法の適応となりにくい場合や，それらのみでは制御困難と判断される場合に行います。全身状態が良くない場合や，肝機能が著しく低下している場合，肝臓以外に治療を要する臓器がある場合は，本治療を積極的に行うことは有益ではありません。

　先ほど説明したように，あなたは現在，＿＿＿＿＿＿のような状態にあるため，＿＿＿＿＿＿の理由から，本治療を行うことが医学的には最も好ましいと思われます。

3　この治療の手順と内容および注意事項

1）病棟にて

①管を入れる部位の毛剃りをします（鼠径部あるいは肘の体毛）。
②検査を行いやすいように，病衣または下着を脱いで専用の検査衣に着替えていただきます。
③安心して検査が受けられるよう，軽い鎮静剤を筋肉注射し，点滴を開始しておき

ます。

④動脈を穿刺しますので，一晩トイレに行けません。このため，尿道カテーテル（おしっこの管）を検査前から検査終了後（通常6時間）まで入れさせていただきます。

2）検査室にて

①大腿部の付け根を麻酔して，その下側にある大腿動脈に針を刺してカテーテルを入れます。チクッとした痛みの後，ズーンとした重い感じがしますがカテーテルが一度血管内に入ってしまうとその後は基本的には痛みは感じません。その後血管造影を行い，肝臓に入る血管を確認してカテーテルを留置します。

　留置にかかる時間は人によって違います。大部分の方は腹部の大動脈から肝臓に入る血管は1本ですが，人によっては2,3本ある方もいます。このような場合には，肝臓全体または腫瘍の存在する領域に薬が入るように，カテーテルを入れる1本の血管以外の血管を塞ぎますので，少し時間がかかります。また，肝臓に入る血管と胃や十二指腸などに入る血管がつながっている場合には，薬が胃や十二指腸などに流れ，胃潰瘍や十二指腸潰瘍が起こることがあるため，胃や十二指腸とつながっている血管も塞ぐので，さらに時間がかかります。このように，それぞれの処置が時間を要するため，普通は検査全体で3〜4時間ぐらいかかります。

　血管の走行が複雑であるなどの理由で一度に全工程を済ませてしまうことが困難な場合もあります。その時は機会を改めて留置術を行うこともあります。いったん本治療を開始しても，血管走行の関係でカテーテルを留置できない場合や血管を塞ぐことが難しい場合は，別の治療方針をお勧めすることもあります。

②大腿部の皮膚を2〜3 cm切開し，リザーバーと接続します。リザーバーを皮下に埋め込み，皮膚を縫合して処置はすべて終了となります。

　現在，日本では鎖骨下動脈や上腕からカテーテルを留置している病院がありますが，脳梗塞の危険性や入れ替えの際の安全性から当院では大腿動脈からの留置を行っており，高い成功率を得ています。

3）帰室後，病棟にて

止血を確認して消毒後絆創膏を貼り，テープで固定して病室に戻ります。動脈に針を刺しているので，検査・留置が終了しても内出血の予防のため次の日の朝までベッド上で安静にしなくてはいけません。

4）安静解除後，病棟にて

翌朝，安静解除後は，日常の動作が可能です。無理のない程度に体を動かして結構です。ただし，リザーバーを入れた方の足を深く曲げないように注意してください。同様に，正座，和式トイレ，あぐらは控えてください。トイレは洋式トイレを利用しましょう。

5) 退院後，ご自宅にて

数か月間は少なくとも以下の注意を守ってください。

① 1週から10日に1度は，リザーバーが固まらないように抗血栓薬のヘパリンを入れておく必要があるので，忘れずに担当医の外来を受診してください。

② 腹部またはリザーバーの周囲に痛み，違和感，発熱など何か異変があったら，我慢しないで早めに主治医に知らせてください。

③ 原因ははっきりしませんが，留置したカテーテルや肝臓の血管がすぐに詰まってしまうことがあります。当院では経験していませんが，入れた次の日にはもう詰まっていたという方も他の病院では報告されています。治療が進んでから詰まることもあります。いつ頃詰まるのかは予想がつきません。詰まった時には入れ替えをしていただくことになります。この場合には，もう一度詳しくご説明いたします。

4 この治療に伴う危険性

1) 副作用

血管を塞ぐ処置を行った場合，吐き気などの一過性の消化器症状や腹痛，発熱などの症状が出ることもあります。一般的には数日で治ることが多いのですが，患者さんによっては長期間にわたることがあります。

2) 合併症

a) 血管造影における一般的な合併症

軽微な合併症

穿刺部の小さな一時的な血だまり（血腫）やカテーテルを納入した血管の一時的な縮み（攣縮）などが2％に起こります。

重篤な合併症

約0.5％に起こるといわれています。それらには，

① 穿刺部の血管がしっかり塞がらずに大出血をきたす状態（仮性動脈瘤）

② ほかの臓器に血栓が運ばれてその機能低下をきたす状態（脳梗塞，肺塞栓，心筋梗塞など）

③ カテーテル自体で血管の壁を破ってしまう状態（動脈損傷，大動脈瘤破裂など）

④ これらのことや造影剤の副作用によってショック状態になり，さまざまな臓器の機能低下をきたす状態（腎不全，肝不全，心不全など）

⑤ これらのストレスによる二次的な合併症（消化管出血，膵炎，血栓症，感染症など）

があります。これらの中で特に重篤で致死的な状態に至る合併症は数千人に1人ぐらい（0.03～0.06％）発生するといわれています。

b) 血管を塞ぐ処置に伴う合併症

動脈損傷，消化管壊死・穿孔，肝不全，コイルの移動による動脈閉塞，感染症など。

c) 留置に伴う合併症

皮下出血，皮膚感染症，仮性動脈瘤など。

これらの頻度は一般に5％以下程度といわれています。

このほかにも生命に関わる，もしくは重篤な障害を残す合併症が起こり得ます。まったく予想できないことも起こり得ます。検査および治療は熟練した医師が行いますが，低いながらもある一定の確率で合併症が起こることは否定できません。

なお，わからないことがあれば必ず事前に主治医に聞いてください。また，もし合併症が起こり家族に連絡がつかない場合は，救命のための手術などの緊急処置を施行することもあります。

また，合併症ではありませんが，特に長期留置している場合には，カテーテルの位置がずれてしまったり，また肝動脈が閉塞してしまうこと（前述）が約10％程度にみられます。このような場合でもさらに続けて治療が必要な場合は，反対側の鼠径部から新たにリザーバーを留置することができる場合もあります。

5 代替可能な治療

当院では，1つの病気に対して複数の治療法が考えられる場合には，関連する科で合議して医学的な観点から患者様に一番合った治療法を提供するようにしています。この動注リザーバー療法は放射線科が施行している治療法で，放射線科では他に動注療法・塞栓療法，放射線療法も行っています。内科では経皮アルコール注入，ラジオ波焼灼，マイクロ波凝固療法など，外科では切除・移植などを行っています。今回はさまざまな観点から，当科の施行する動注リザーバー療法が最も良い方法の1つであろうと判断したので，お勧めしました。

　＊実際には，患者の病態，希望との関係から，代替可能な治療法について利点，欠点が分かるように説明して必要に応じてそれらを記載する。

6 患者様の具体的な希望

　〔省略〕

7 治療の同意を撤回する場合

　〔省略〕

8 連絡先

　〔省略〕

5-07 中心静脈カテーテルの挿入

1 あなたの病名と病態

a. あなたの病名

あなたは現在，＿＿＿＿＿＿＿＿＿＿＿に罹患しています。

b. あなたの病態

＊中心静脈カテーテルの挿入の必要性がわかるように，患者の病態について説明し，必要に応じてそれらを記載する。

2 中心静脈カテーテルの挿入の目的

中心静脈カテーテルとは点滴方法の1つですが，手や足の末梢の静脈ではなく，心臓の近くにあるもっとも太い静脈（上大静脈・下大静脈）に入れて点滴するための細いチューブです。中心静脈カテーテルの挿入は，通常，①病気やその治療のため食物を口から食べることができない場合に高いカロリーの栄養をより効果的に補給する，②薬物を用いた治療をより効果的に行う，③心臓の近くの血管の圧力を測定することで，体の水分や血液の過不足や心臓の状態を予測するなどの目的で行います。

あなたは，現在，1−bで示したような状態にあるため，今回あなたには，特に＿＿＿＿＿＿の目的で，中心静脈カテーテルの挿入を行います。

3 中心静脈カテーテルの挿入の方法と手順

中心静脈カテーテルの挿入方法には，①鎖骨のすぐ下または上の部分から鎖骨下静脈に針を穿刺して入れる方法，②首の横の部分から内頸静脈や外頸静脈に針を穿刺して入れる方法，③足の付け根の部分から大腿静脈に針を穿刺して入れる方法，④肘の静脈から針を穿刺して入れる方法などがあります（図1）。あなたの場合は，（＿＿＿＿＿＿＿）から挿入します。

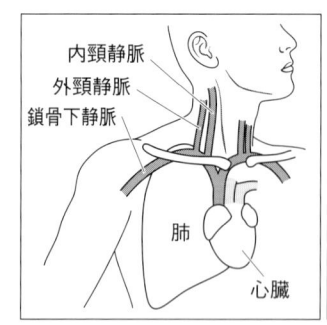

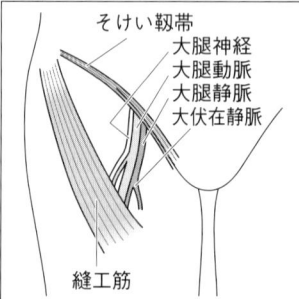

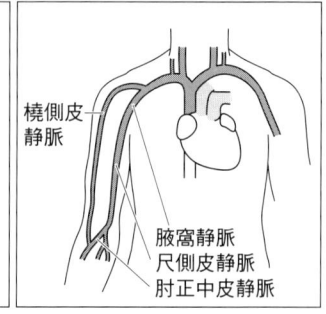

図1　中心静脈カテーテルの挿入方法

a．穿刺部位の皮膚の消毒

まず，挿入する部分の皮膚を消毒し，その部分を消毒した無菌のシートで覆います。

b．痛み止めの局所麻酔の実施

次に，細い針で刺すことに伴う痛みを軽減するために，刺す部分に局所麻酔を行います。この薬に対し，まれに具合の悪くなる方がいますので，これまでに，歯の治療の際等に，気分が悪くなった経験を持つ方は，必ずその旨をお知らせください。

c．カテーテルを導くための挿入針の刺し入れ

カテーテルを挿入しやすくするために，まず，カテーテルを導くための挿入針を静脈に刺します。この後，この挿入針に沿ってカテーテルを挿入した上で，挿入針のみを抜き取ります。カテーテルの挿入にあたってはガイドワイヤー（カテーテルを挿入する手助けとなる細いワイヤー）を使うこともあります。

d．中心静脈へのカテーテルの挿入とカテーテルの固定

カテーテルを中心静脈（心臓に注ぐ太い静脈）まで挿入し，カテーテルを皮膚に糸で固定して動かないようにします。

e．X線写真の撮影

カテーテルが適切な位置に挿入されていることを確認するために，最後に挿入した部分のX線写真を撮影します。なお静脈の太さや走行の違いにより，カテーテルが，中心静脈まで挿入できなかったり，屈曲したり，中心静脈ではなく頭部へ走行する静脈へ挿入されたりすることがあります。このX線写真の結果でカテーテルの位置が適切でない場合には，位置の調節や入れ替えが必要な場合もあります。

4 合併症

中心静脈カテーテルを挿入する場所は，近くに大きな静脈や動脈，また肺や心臓があるため，まれですが以下のような合併症を起こす危険性があります。

a．気胸

挿入針を刺す際に肺に針が刺さり，肺に穴があいてしぼんでしまうことがあります。この場合，咳や呼吸困難といった症状が見られることがあります。気胸が生じた場合，肺から漏れた空気を排出するために胸腔内に細いチューブを入れて空気を抜く処置（胸腔ドレナージ）が必要になることがあります。息苦しくなった時，胸が痛い時などはすぐに申し出てください。

b．血腫

針を刺す時に周りの静脈や動脈が傷ついて血液が皮膚の下にたまったり（血腫），

心臓の周りや胸郭の中にたまったり（血胸）することがあります。血腫の場合，紫斑，腫脹や痛みが現れます。内頸静脈からカテーテルを入れて血腫ができた時には，ごくまれにですが，血腫が気管を圧迫して呼吸困難を引き起こすことがあります。

c．動脈穿刺

針を刺す時に近くを走行している周りの動脈を刺すことがあります。多くは圧迫することで出血が止まりますが，場合によっては止血が困難なことがあります。

d．不整脈

ガイドワイヤーを使用する場合，それが心臓の内壁を刺激して不整脈を誘発することがあります。

e．空気塞栓

カテーテルを挿入する際に空気が血管内に入って血管が詰まることがあります。

f．血栓症

カテーテルの挿入の際，または留置の経過でカテーテルに小さな血の塊が付着したり，それが肺の血管などに詰まることがあります。

g．感染

カテーテル挿入，留置に伴い細菌などがチューブについて刺入部に炎症を起こしたり，それが原因で敗血症を起こすことがあります。

また，治療経過中に，挿入部の感染，カテーテルの閉塞，カテーテルの位置ずれなどが原因で，再度，新しいカテーテルを挿入しなければならないことがあります。またカテーテルを繰り返し挿入することにより，血管の壁が肥厚したり，血栓が発生したり，カテーテルの挿入が困難になることもあります。

以上のような合併症が起こらないように細心の注意を払って処置を行いますが，これらの発生により生命の危機に関わる場合もあります。合併症が生じた場合には，胸腔ドレナージ，輸血，手術などを含めて最善の処置を行います。

5 代替可能な医療とそれに伴う危険性

体内に栄養や薬剤等を投与するには，中心静脈ではなく腕などの末梢の血管から薬物を点滴投与する方法もあります。ただ，この方法は，中心静脈を利用する方法に比べ，十分な栄養を投与することができない，強い薬剤の長期の投与で血管に痛みを生じたり血管炎を起こす可能性がある，同じ場所での長期間の留置が難しいなどの理由で，治療をうまく進めることができない場合があります。栄養の投与のみが目的の時は，可能であれば中心静脈カテーテルによる投与の代わりに経鼻・経管栄養が可能な

場合があります。

6 患者様の具体的な希望

〔省略〕

7 処置の同意を撤回する場合

〔省略〕

8 連絡先

〔省略〕

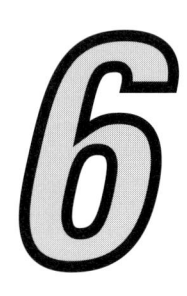

6 検査の説明文書の実例

本章においては，次の検査の説明文書を実例として示した。

- 6-01 上部消化管内視鏡検査
- 6-02 下部消化管内視鏡検査
- 6-03 超音波ガイド下で行う肝生検・腫瘍生検
- 6-04 内視鏡的逆行性膵管胆道造影検査（ERCP）
- 6-05 内視鏡的乳頭括約筋切開術（EST）
- 6-06 血管造影検査（肝がんの手術前の検査を前提に）
- 6-07 冠動脈造影検査
- 6-08 造影剤を用いた CT 検査

なお，本書の第3章で示したように，検査の場合でも，患者が検査の必要性などを理解できるように，患者の現在の症状や疑われる疾患について，記載することが望ましい〔第2章の説明文書の記載方法の中の「1．あなたの病名と病態」（p.19）を参照。〕。

ただし，患者の症状などは，実際にはさまざまであるため，本章の実例においては，この記載は省略している。このため，現場で使用される場合は，各患者に応じて追記していただきたい。

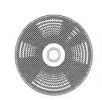

6-01 上部消化管内視鏡検査

1 この検査の目的

この検査は，口から直接内視鏡を挿入し，食道，胃および十二指腸を観察し（図1），潰瘍，ポリープ，がん，炎症などの病気の診断を行うことを目的としています。

2 検査の内容・性格・注意事項

検査前日は21時以降に食事を摂取しないでください。検査当日の内容と注意事項は以下の通りです。

1) 前処置

① のどの麻酔：嘔吐反射を防ぐために，のどにキシロカイン®による麻酔を行います。まれにこの薬によるアレルギー反応（血圧低下や呼吸困難）が起こる場合があります。以前，内視鏡検査や歯の治療で気分が悪くなったことがあればお申し出ください。

② 注射：検査をしやすくするために胃や腸の動きを抑える薬（抗コリン薬）を筋肉注射します。緑内障，前立腺肥大症，心臓病，甲状腺機能亢進症の経験のある

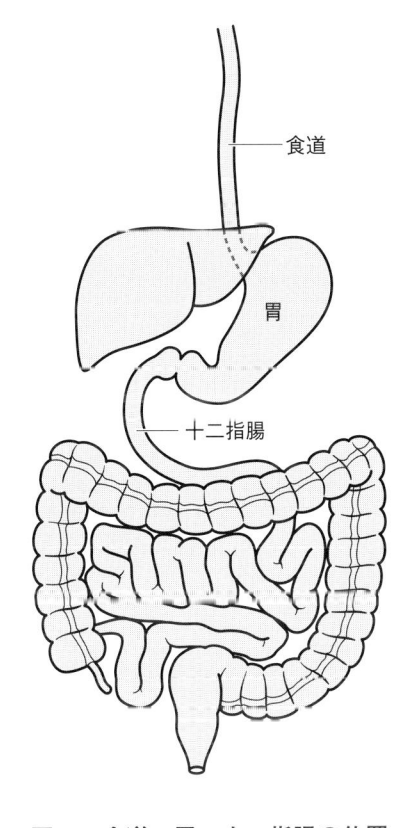

図1　食道，胃，十二指腸の位置

方は，薬剤の使用を控えたり，他の薬剤に変更しますのでお申し出ください。
　また，検査を楽にするために鎮静剤（静脈注射による麻酔）を使用することがあります。この薬を使用した場合，眠気，ふらつきが生じることがありますので，薬の使用を希望される場合は，検査当日の乗り物の運転を控えてください。

2）内視鏡の挿入

内視鏡を口から挿入し，食道，胃，十二指腸に挿入します。内視鏡挿入時にごくまれに，のどや食道，胃，十二指腸を傷つけ，出血や穿孔（胃や腸に孔があく）などが起こることがあります。

3）内視鏡による食道，胃，十二指腸の観察

内視鏡を通じて空気を送り，食道，胃，十二指腸を膨らませて，隅々まで観察を行います。そのため，検査中は多少お腹が張ります。また，ごくまれに観察中にも食道，胃，十二指腸を傷つけ，出血や穿孔が起こる場合があります。

4）生検（組織採取）

検査中に異常が見つかった場合には，その部位より小さな組織を採取する場合（生検）があります。これはがんや特別な炎症などの診断には重要な検査です。この場合少量の出血を伴いますが，通常，自然に止まります。しかし，まれに出血が持続したり，大量出血となる場合があります。血液が固まるのを防ぐ薬（ワーファリン®，パナルジン®，バファリン®など）を服用中の方や肝臓疾患・血液疾患がある方などは，その危険が増すため，生検を控えますのでお申し出ください。

3 検査に伴う危険性

（発生頻度は，日本消化器内視鏡学会 1998 ～ 2002 年の全国調査による）

1）前処置によるもの

のどの麻酔に用いるキシロカイン®によるアレルギー（ショックなど），抗コリン薬によるショック，鎮静剤による血圧低下，呼吸抑制などがありますが，頻度は 0.0059 ％（約 17,000 検査に 1 件）です。

2）検査自体によるもの

内視鏡の挿入時や内視鏡による観察時に生じる出血や穿孔，生検による出血などがありますが，その頻度は，0.012 ％（約 8,300 検査に 1 件，ただしこれには内視鏡的治療時のものが含まれる）です。

なお，出血がひどい場合には，内視鏡的処置や輸血が必要となることがあります。また，止血が困難な場合や穿孔が生じた場合には手術となることがあります。

4 検査後の注意事項

検査後は，のどの麻酔が効いていますので，約 1 時間は飲食を控えてください。また，特に静脈麻酔を受けられた方は，眠気やふらつきが残りますので，しばらく病院内で休んでいただく必要があります。生検が行われた場合には，帰宅後も再出血することがありますので，体の違和感，吐血や黒色便などにお気付きの場合には，遠慮なくご連絡ください。

5 代替可能な検査

　食道，胃，十二指腸の検査は，上述の内視鏡検査以外に，バリウムなどの造影剤を用いた上部消化管X線検査（いわゆる胃透視）があります。しかし，X線検査では異常を認めた場合に生検（上述）を行うことができません。

　＊個別の患者の状況に応じ，代替可能な検査についてその内容や利害得失を説明し，それらを記載する。

6 患者様の具体的な希望

　　〔省略〕

7 検査の同意を撤回する場合

　　〔省略〕

8 連絡先

　　〔省略〕

6-02 下部消化管内視鏡検査

1 この検査の目的

この検査は，肛門から直接内視鏡を挿入し，大腸（および小腸の末端）を観察し（図1），ポリープ，がん，炎症などの病気の診断を行います。

2 検査の内容・性格・注意事項

検査前日の21時以降は食事を摂取しないでください。また，便秘の強い方は，下剤を服用していただく場合がありますので，あらかじめお申し出ください。検査当日の内容と注意事項は以下の通りです。

1）前処置

大腸内に便が残っていると，観察が不十分となるため，腸管洗浄液（ニフレック®またはマグコロールP®）による腸管内の洗浄を行います（詳細については，後ほど説明があります）。

2）注射

検査をしやすくするために腸の動きを止める薬（抗コリン薬）を筋肉注射します。

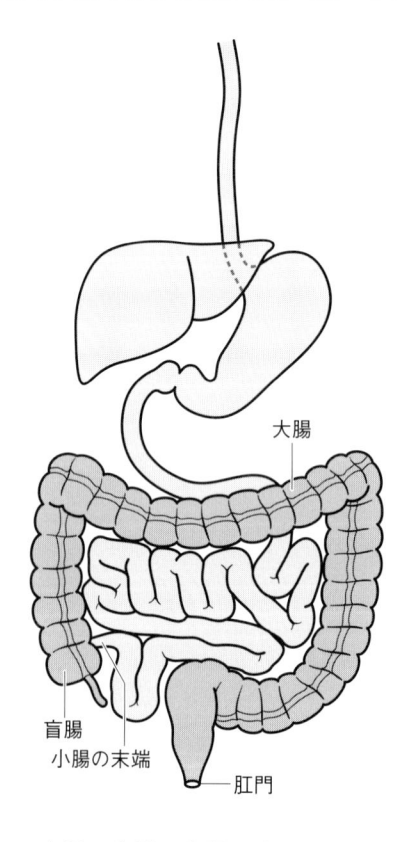

図1 小腸の末端，盲腸，大腸，肛門の位置

緑内障，前立腺肥大症，心臓病，甲状腺機能亢進症の経験のある方は，薬剤の使用を控えたり，他の薬剤を使用しますのでお申し出ください。

また，検査を楽にするために静脈注射による麻酔（鎮静剤や鎮痛剤）を使用する場合があります。この薬を使用した場合は，眠気，ふらつきが生じることがありますので，検査当日は乗り物の運転を控えてください。

3）内視鏡の挿入

内視鏡を肛門から挿入し，大腸を短縮しながら，内視鏡の先端を盲腸まで到達させます（図1）。内視鏡挿入時，ごくまれに，大腸を傷つけ，出血や穿孔（大腸に孔があく）などが起こることがあります。また，内視鏡挿入時に痛みが強い場合（お腹の手術を受け腸管癒着が強い方など），適宜，鎮痛剤や鎮静剤を使用します（上述）。

4）内視鏡による大腸の観察

内視鏡を通じて空気を送り，大腸を膨らませて，隅々まで観察を行いながら，内視鏡を肛門のほうへ抜いてきます。そのため，検査中は多少お腹が張ります。

また，ごくまれに観察中にも大腸を傷つけ，出血や穿孔が起こる場合があります。

5）生検（組織採取）

検査中に異常が見つかった場合には，その部位より小さな組織を採取すること（生検）があります。これはがんや特別な炎症などの診断には重要な検査です。この場合少量の出血を伴いますが，通常，自然に止まります。しかし，まれに出血が持続したり，大量出血となる場合があります。血液が固まるのを防ぐ薬（ワーファリン®，パナルジン，バファリン®など）を服用中の方や肝臓疾患・血液疾患のある方などは，その危険が増すため，生検を控えますのでお申し出ください。

3 検査に伴う危険性

（発生頻度は，日本消化器内視鏡学会 1998 ～ 2002 年の全国調査による）

1）腸管洗浄液によるもの

特に腸管狭窄（がんや炎症による影響で腸が狭くなっている）が存在する場合には，腸管内圧上昇により穿孔を起こす場合があります。症状や他の検査にて，腸管狭窄が疑われる方には，腸管洗浄液の使用は控えますが，事前に予測が不可能な場合があります。

2）注射によるもの

抗コリン薬（上述）によるショック，鎮静剤や鎮痛薬（上述）による血圧低下，呼吸抑制などがありますが，頻度は 0.0059 ％（約 17,000 検査に 1 件）です。

3）検査自体によるもの

内視鏡の挿入時や内視鏡による観察時に生じる出血や穿孔，生検による出血などがありますが，その頻度は，0.069 ％（約 1,450 検査に 1 件，ただしこれには内視鏡的ポリープ切除など治療時のものが含まれる）です。

なお，出血がひどい場合には，内視鏡的処置や輸血が必要となることがあります。また，止血が困難な場合や穿孔が生じた場合には手術となることがあります。

4 検査後の注意事項

　鎮静剤や鎮痛剤による静脈麻酔を受けられた方は，眠気やふらつきが残りますので，しばらく病院内で休んでいただく必要があります。生検が行われた場合には，帰宅後，再出血することがあるので，体の違和感や血便などにお気付きの場合には，遠慮なくご連絡ください。

5 代替可能な検査

　大腸の検査は，上述の内視鏡検査以外に，バリウムなどの造影剤を用いた大腸X線検査（いわゆる注腸造影）があります。しかし，X線検査では異常を認めた場合に生検（上述）を行うことができません。

　＊個別の患者の状況に応じ，代替可能な検査についてその内容や利害得失を説明し，それらを記載する。

6 患者様の具体的な希望

　　〔省略〕

7 検査の同意を撤回する場合

　　〔省略〕

8 連絡先

　　〔省略〕

6-03 超音波ガイド下で行う肝生検・腫瘍生検

1 この検査の目的

　肝臓の病気は，肝臓の線維化の程度を知ることで，どの程度肝硬変に近づいているか，肝がんが発生する確率はどの程度かを知ることができます。また，炎症の程度で，現在どの程度活動性があるのか，今後さらに進行するかどうかがわかります。また，腫瘍が腹部超音波検査やCTで見つかった時には，それが良性か悪性かで治療法がまったく異なりますが，組織を調べることで良性か悪性かを正確に診断することができます。

　肝生検は，
　①肝障害の原因を調べる
　②肝臓の炎症と線維化の度合いを調べる
　③肝腫瘍の組織診断を行う（良性か悪性かの鑑別）
などを目的として行われるものです。

　このうち，あなたには，特に＿＿＿＿＿＿＿＿＿＿＿＿＿＿＿＿＿の目的で，この検査を実施します。

2 この検査の内容と手順および注意事項

　この検査は，次のような手順で行われます。
　1）肝生検が実施可能かどうかについての検査
　肝臓に針を刺すために出血傾向がないか，針を刺す間，息を止めることができるか，腹水はないか，閉塞性黄疸はないかなど，肝生検が可能かどうかについて検討します。
　2）皮膚の消毒
　針を刺す部分の皮膚を消毒し，その部分を滅菌した清潔なシートで覆います。
　3）局所麻酔
　生検針を刺す場所の皮膚の表面および深部に局所麻酔をします。この薬に対し，まれにアレルギー反応を示す方がいますので，これまでに，歯の治療時などに気分が悪くなった経験のある方は，必ずその旨をお知らせください。
　4）穿刺（生検針の挿入）
　超音波で観察しながら肝臓の中の大きな脈管を避けて細い針を刺し，肝臓の組織や腫瘍部の組織を採取します（図1）。針を刺している間，呼吸を止めていただきます。針を刺している時に呼吸をすると肝臓の表面に裂け目が入り出血の原因となります。
　5）検査後の処置と安静
　組織の採取が終わったら，穿刺した場所の消毒をして検査を終了します。採取した組織は，顕微鏡で調べるために，病理検査に提出します。

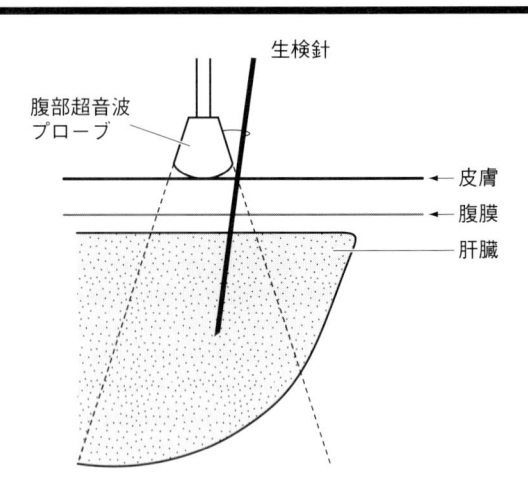

図1　超音波ガイド下肝生検

　検査後は，翌朝の主治医の診察までベッド上安静となります。検査後4時間，血圧の低下や貧血の出現がなければ，トイレへの歩行のみ可能です。場合によっては翌朝までトイレもベッド上となることがあります。気分が悪かったり腹痛が生じた場合は必ずお知らせください。

3　この検査に伴う危険性

1）腹腔内出血
　肝臓に針を刺すことにより腹腔内に出血をきたすことがあります。出血をきたす頻度は，アメリカのメイヨークリニックという有名な病院の報告では9,212件の肝生検で32例（0.35％）とされています。多くの場合は安静で自然に止血しますが，場合によっては輸血や，血管造影に引き続いて出血の原因となっている肝動脈を詰めて止血したり（肝動脈塞栓術），開腹手術で出血を止める治療を行う必要があります。

2）胆道出血
　ごくまれに肝臓の中から十二指腸につながる胆管の中に出血することがあり，この場合も肝動脈塞栓術などが必要になることがあります。

3）生検による悪性細胞の播種
　肝臓がんなどの悪性の腫瘍を生検する場合，針が通る道筋に悪性の細胞がばらまかれる可能性があります。

4）気胸
　ごくまれに生検の針が肺を傷つけて肺に小さな孔があき，空気が抜けることがあります。

5）ショック
　皮膚の麻酔に使う局所麻酔薬によるアレルギー反応でショックになることがあります。

6) 迷走神経反射（徐脈）
生検時の疼痛，緊張などで脈が遅くなったり，血圧が低下することがあります。
7) その他
頻度は少ないですが，感染，胆汁性腹膜炎，胸腔内出血などの偶発症の可能性があります。

以上，このような偶発症の発生は事前に予測することが不可能ですので，発生した時に対処することになります。異常を感じた時は，早めにお知らせください。

4 検査後の後遺症など

偶発症が発生しない限り，通常検査後特に後遺症が残ることはありません。検査後2，3日用心をしていただければ，その後はまったく通常どおりの生活ができます。

5 代替可能な検査

肝障害の原因，肝臓の炎症と線維化の程度や肝腫瘍の質的診断などは，採血による肝機能検査や腹部超音波検査，腹部CT，MRI検査，血管造影検査などの画像検査である程度までは診断できますが，正確に診断するためには肝生検によって実際の組織の状態を知ることが必要です。

*個別の患者の状況に応じ，代替可能な検査についてその内容や利害得失を説明し，それらを記載する。

6 患者様の具体的な要望

〔省略〕

7 検査の同意を撤回する場合

〔省略〕

8 連絡先

〔省略〕

6-04 内視鏡的逆行性膵管胆道造影検査（ERCP）

1 この検査の目的

この検査は，胆管および膵管（図1）の情報（狭窄，閉塞，結石の有無など）を得るために行われるものです。このうち，あなたには，特に＿＿＿＿＿＿＿＿＿＿＿＿の目的で，この検査を実施します。

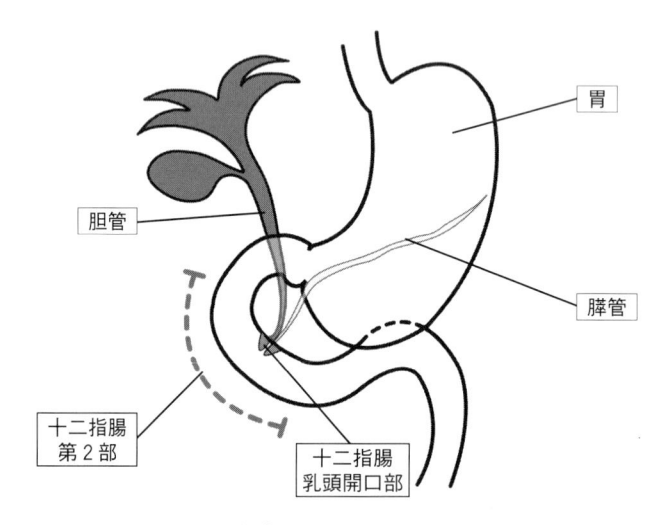

図1 検査に関係する臓器の位置

2 この検査の内容と性格および注意事項

この検査は，次のような手順で行われます。

1）のどへの局所麻酔剤の噴霧

この検査では，まず，内視鏡を口から十二指腸へ挿入します。その際の嘔吐反射（はきけ）を軽減するために，のどへ局所麻酔剤（キシロカイン®）を噴霧します。

この薬に対し，まれにアレルギー反応を示す方がいるので，これまでに，内視鏡検査や歯の治療の際，気分が悪くなった経験のある方は，必ずその旨をお知らせください。

2）注射

この検査では，検査をしやすくするために胃や腸の動きを止める薬（抗コリン薬）を注射します。緑内障，前立腺肥大症，心臓病，甲状腺機能亢進症の経験のある方には，この薬の使用を控えるのでお申し出ください。

また，この検査では，内視鏡を比較的長時間挿入するため，苦痛緩和のための鎮静薬を静脈注射します。この薬の使用後は眠気が残ることがあるので車での来院はお控えください。

3) 内視鏡を口から十二指腸へ挿入

この検査では，次に，内視鏡を十二指腸の中ほど（第2部）（**図1**）まで，挿入します。

4) 内視鏡の先端よりカテーテルを乳頭開口部に挿入

この検査では，続いて，内視鏡の先端よりカテーテルを十二指腸乳頭開口部（**図1**）に挿入します。この挿入には，細心の注意を払います。しかし，挿入による物理的刺激や注入した造影剤の化学的刺激により，検査後に膵炎や胆管炎に伴う腹痛・発熱を生じることがあります。この場合，加療が必要となるため，入院（検査入院の場合も含む）期間が延びることがあります。

5) 胆管および膵管に造影剤を注入後，X線撮影

この検査では，4）のあとに，胆管および膵管に造影剤を注入し，X線撮影を行います。

造影剤を注入しX線撮影を行えば，胆管および膵管が鮮明に写し出されるため，治療上有用な所見を得ることができます。ただ，その反面，造影剤を注入するため，他の内視鏡検査に比べて偶発症の発生率がやや高くなります。

3 この検査に伴う危険性

内視鏡を挿入する際に強い嘔吐・咳反射が起きた場合や，胆管や膵臓の進行悪性腫瘍等によって消化管の位置関係が正常と大きく異なる場合には，のどや食道・胃・十二指腸（特に壁の薄い十二指腸）を傷つけたり，それらの場所に，穿孔（孔があく）・出血等を生じさせることがあります。この際，場合によって，輸血や緊急手術が必要になることがあります。

また，異常な部分から小さな組織を採取する場合があります（生検）。これには，少量の出血を伴いますが，通常，自然に止血します。ただし，きわめてまれに止血処置や輸血が必要になることがあります。

日本消化器内視鏡学会による集計ではERCPに伴う偶発症の頻度は0.112％で，約890回の検査に1件となっています（膵炎0.09％，穿孔0.01％，胆管炎0.007％，ショック0.005％）。このような偶発症の発生は事前に予測することが不可能です。

4 検査後について

上記2の2）でご説明したように，苦痛を緩和するため少量の鎮静薬を使用します。そのため，検査後には，一時的にベッド上で安静の上，鼻の中に酸素の投与や呼吸を補助するための管を挿入することがあります。

5 代替可能な検査

胆管および膵管の情報は，CTやMRI等，この検査以外の検査によってもある程度は得ることができます。ただし，それらの検査は，この検査（ERCP）に比べてやや精度が落ちます。

＊個別の患者の状況に応じ，代替可能な検査についてその内容や利害得失を説明し，それらを記載する。

6 患者様の具体的な希望

〔省略〕

7 検査の同意を撤回する場合

〔省略〕

8 連絡先

〔省略〕

6-05 内視鏡的乳頭括約筋切開術（EST）

注）EST については，本来であれば第5章（治療の説明文書）で例示すべきであるが，ERCP との関連性から，本章において例示する。

1 この処置の目的

EST とは，胆管および膵管の出口である十二指腸乳頭部を内視鏡を使って電気的に切開し，出口を広げる処置です。主として胆管の閉塞や狭窄がある場合，あるいは胆管内の結石を取り除く際に行います。このうち，あなたには，特に＿＿＿＿＿＿＿＿＿＿＿＿＿＿＿＿＿＿の目的で，この処置を実施します。

2 この処置の内容と性格および注意事項

この検査は，次のような手順で行われます。
①のどに局所麻酔薬（キシロカイン®）を噴霧
②注射（抗コリン薬，鎮静薬等）
③内視鏡を口から十二指腸へ挿入
〔①〜③については ERCP 同意書をご参照（p.190）ください〕
④内視鏡の先端よりワイヤー付きのカテーテルを乳頭開口部に挿入（図1）
⑤通電しながら，乳頭括約筋を切開（図2）
⑥結石がある場合は，結石を除去（図3）。腫瘍などによる胆管の狭窄・閉塞がある場合は，ステントと呼ばれる細い管を挿入する（図4）。

3 この処置に伴う危険性

通常，全例で切開部から出血のないことを確認して処置を終わります。しかし，きわめてまれですが，しばらく時間が経過した後に切開部から出血（後出血）すること

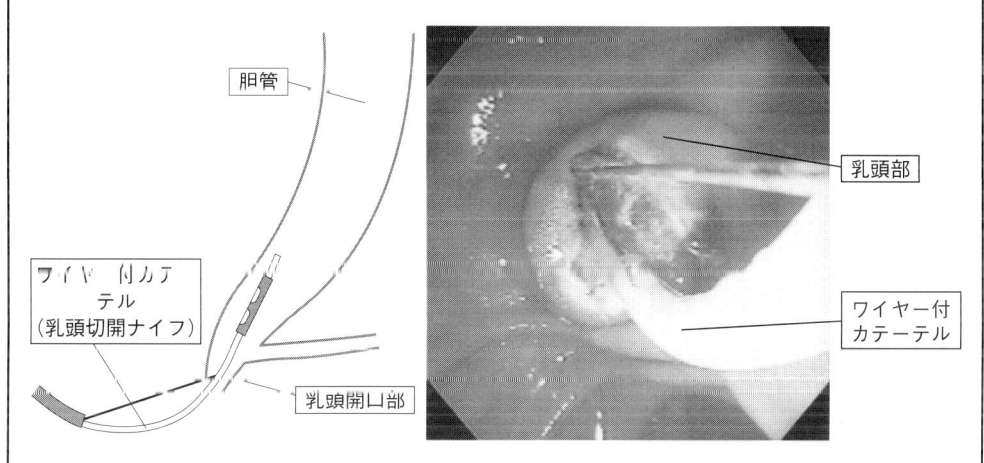

図1　ワイヤー付きカテーテルを乳頭開口部に挿入

図2　乳頭括約筋を切開

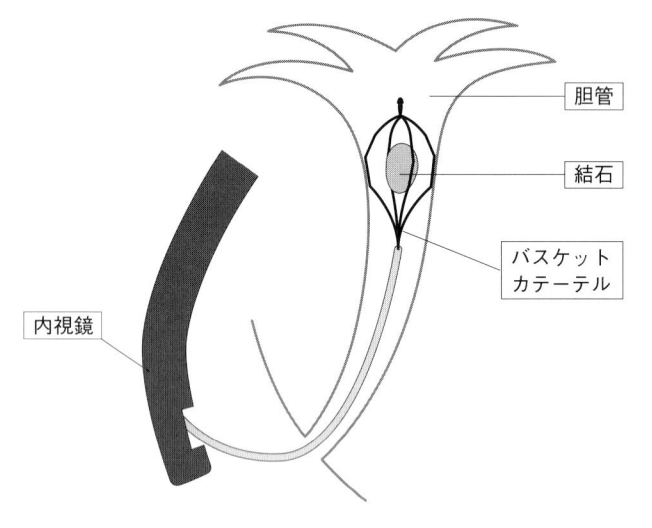

図3　結石を除去

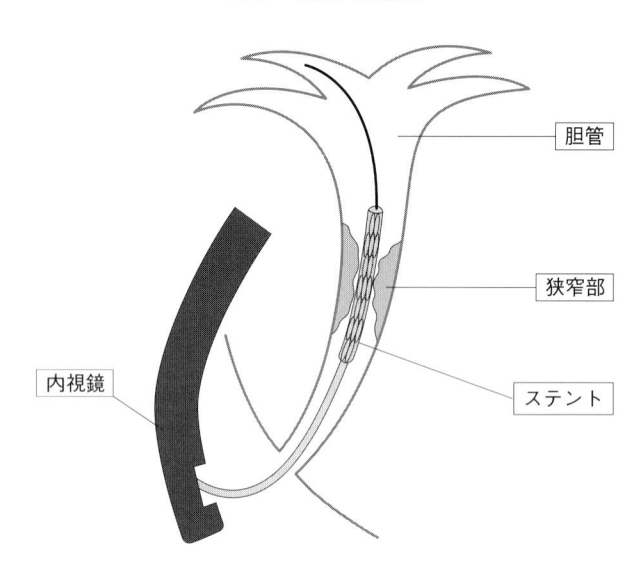

図4　ステントを挿入

があります。止血剤等の点滴投与で出血がおさまらない場合，すぐさま緊急に内視鏡を挿入し止血を試みます。多くの場合は内視鏡的に止血が可能ですが，不可能な場合は輸血・緊急開腹止血術などの治療が必要になることがあります。また切開処置中にどうしても止血できない出血に遭遇した場合にも開腹緊急止血術が必要になることがあります。また肝硬変等の血が固まりにくい病気をお持ちの場合は，さらにその危険度が増します。

　乳頭部の切開には電気メスを使用します。電気メスは切開と止血を同時に行うことができ，出血のリスクはきわめて少ないのですが，電気的に「焼く」ことで乳頭部の腫れ（浮腫）が生じ，膵管からの膵液の流出や胆管からの胆汁の流出が一時的に障害されます。このため膵炎・胆管炎を生じ，腹痛や発熱が出現することがあります。こ

の場合，膵炎あるいは胆管炎に対する治療が必要になります。

　乳頭部を切開する際に十二指腸と胆管のすき間に「穴」が開いてしまうことがあります。この場合，手術をせずに保存的に治るのがほとんどですが，きわめてまれに開腹手術が必要になることがあります。

　日本消化器内視鏡学会による集計ではESTに伴う偶発症（膵炎，出血，穿孔等）の頻度は0.679％，約147回の処置に1件となっています。このような偶発症の発生は事前に予測することが不可能です。

4 処置後について

　上記2の②でご説明したように，苦痛を緩和するため少量の鎮静薬を使用します。そのため，検査後には，一時的にベッド上で安静の上，鼻の中に酸素の投与や呼吸を補助するための管を挿入することがあります。

5 代替可能な処置

　侵襲（体に対する負担）はやや大きくなりますが，この処置以外の同様の方法として，お腹の表面から肝臓を通して管を胆管に挿入する経皮経肝胆道ドレナージ術（PTCD）もしくは開腹手術があります。

　　＊個別の患者の状況に応じ，代替可能な検査についてその内容や利害得失を説明し，それらを記載する。

6 患者様の具体的な希望

　　〔省略〕

7 処置の同意を撤回する場合

　　〔省略〕

8 連絡先

　　〔省略〕

6-06 血管造影検査 (肝がんの手術前の検査を前提に)

1 この検査の目的

　血管造影検査は，血管病変や腫瘍の状態などを診断するのに有用度の高い検査です。ことにこの血管造影とCTを組み合わせた検査（CTAP，CTHAと呼ばれるものが含まれます）は，現在，最も精度の高い肝臓の検査とされています。手術前に血管の走行をみるために行うこともあります。他の検査では見つけられない病変が見つかることもあります。検査と同時に血管塞栓術・動注療法という治療も同時に行うことも可能ですが，今回は検査のみで治療は行わない予定です。場合によっては，静脈に管を入れて検査や採血を行うこともあります。

2 この検査の内容および注意事項

　まずこの検査の概略ですが，はじめに足の付け根にある大腿動脈より，カテーテルという細長い管を血管内に入れます。次に大腿動脈から腸骨動脈，大動脈を通って目的とする血管（　　　　　　　　　　）までカテーテルを進めます（図1）。最後にカテーテルより造影剤を流すことによって腫瘍などの病変を診断します。ちょっと苦しい検査ですが，診断・治療に必要な検査ですから，頑張ってください。

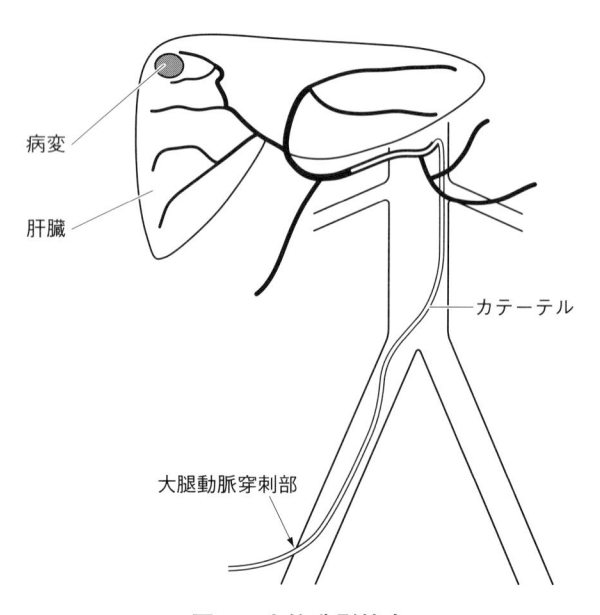

図1　血管造影検査

※**この検査の具体的な手順**
　1）病棟にて
　① 管を入れる部位の毛剃りをします（鼠径部あるいは肘の体毛）。

② 検査を行いやすいように，病衣または下着を脱いで専用の検査衣に着替えます。
③ 安心して検査が受けられるよう，軽い鎮静剤を筋肉注射し，点滴を開始しておきます。
④ 動脈を穿刺しますので，一晩トイレに行けません。このため，尿道カテーテル（おしっこの管）を検査前から検査終了後（通常 6 時間）まで入れておきます。

2）検査室にて
＊血管造影専用の部屋で放射線科の医師が施行します。
① 予定の時間までに検査室へ入ります。
② 血圧計を腕に付けます。血圧は自動的に測定するのでそのつど圧迫されたような感じがします。
③ 大腿動脈の周囲を局所麻酔して，皮膚の上から動脈に針を刺します。チクッとした痛みの後，ズーンとした重い感じがします。
④ この部位からカテーテルを導入し，（　　　　　）まで進めます。
⑤ カテーテルから造影剤を注入しながら撮影します。このため，おなかや腰の部分もしくは検査でよく見たい部分（　　　　　）がカーッと熱くなることがあります。これは，徐々におさまります。
⑥ 撮影時，息を止めるように合図があった時は，「楽にしてください」と声がかかるまで頑張って息を止めていてください。
⑦ 検査中は看護師がそばにいるので，気分が悪くなったり，かゆい所などがあったら，ご自分で動いたり我慢をしたりせず声をおかけください。
⑧ 検査は 1 時間程度で終了します。
⑨ 止血を確認して消毒後，絆創膏を貼り，小さな圧迫枕子をのせて，テープで固定して病室に戻ります。

3）帰室後，病棟にて
動脈に針を刺しているので，検査や治療が終了しても内出血の予防のため次の日の朝までベッド上で安静にしなくてはいけません。許可があるまでは（通常は 6 時間）針を刺した方の膝を曲げないでください。

3 この検査に伴う危険性

1）副作用
検査のみであれば，通常は副作用が出ることは少ないのですが，検査中あるいは検査後まれに造影剤による副作用（発疹，かゆみ，嘔吐など）が出ることがあります。

2）合併症
軽微な合併症
穿刺部の小さな一時的な血だまり（血腫）やカテーテルを挿入した血管の一時的な縮み（攣縮）などが 2% に起こります。
重篤な合併症
約 0.5% に起こるといわれています。それらには，
① 穿刺部の血管がしっかり塞がらずに大出血をきたす状態（仮性動脈瘤）

② ほかの臓器に血栓が運ばれてその機能低下をきたす状態（脳梗塞，肺塞栓，心筋梗塞など）
③ カテーテル自体で血管の壁を破ってしまう状態（動脈損傷，大動脈瘤破裂など）
④ これらのことや造影剤の副作用によってショック状態になり，さまざまな臓器の機能低下をきたす状態（腎不全，肝不全，心不全など）
⑤ これらのストレスによる二次的な合併症（消化管出血，膵炎，血栓症，感染症など）

があります。これらの中で特に重篤で致死的な状態に至る合併症は数千人に1人ぐらい（0.03〜0.06％）発生するといわれています。

すべての合併症を事前に予想することは不可能です。検査，治療は熟練した医師が行いますが，低いながらもある一定の確率で合併症が起こることは否定できません。わからないことがあれば必ず事前に主治医に聞いてください。また，もし合併症が起こり家族に連絡がつかない場合は救命のための手術などの緊急処置を施行することもあります。

4 この検査を受けなかった場合

この検査を行わなければ腫瘍の状態や血管の情報が詳細には分かりません。その結果，手術中の外科医の負担が増え，合併症の起こる率が高まったり，手術時間が延びたりする可能性があります。

5 代替可能な検査

血管情報だけであれば，最近ではCT，MRを用いてもある程度得ることができるようになってきました。これらの方法は血管造影に比べ侵襲性が低く，入院の必要もありません。しかしながら，細かい腫瘍や血管の情報を得るためにはやはり血管造影が最適です。あまり細かい情報を得る必要がない場合は，すでにこれらの手法（CT，MR）が血管造影に置き換わっています。今回は，これらCT，MRでは十分な情報が得られない，と判断されたため，この血管造影をお勧めしています。

＊個別の患者の状況に応じ，代替可能な検査についてその内容や利害得失を説明し，それらを記載する。

6 患者様の具体的な希望

〔省略〕

7 検査の同意を撤回する場合

〔省略〕

8 連絡先

〔省略〕

6-07 冠動脈造影検査

1 この検査の目的

　この検査は，患者様の冠動脈狭窄・閉塞病変の程度（重症度）と場所の詳細情報を得るために行われるものです。このうち，あなたには，特に＿＿＿＿＿＿＿＿＿＿の目的で，この治療を実施します。

Box

※冠動脈の狭窄

　心臓は心筋という筋肉でできており，全身に血液を送るポンプの働きをしています。心臓の筋肉は，大動脈から分かれ心臓の表面を走る冠動脈という血管により血液の供給を受けています。冠動脈は，大きく分けると，右冠動脈，左冠動脈前下行枝，左冠動脈回旋枝の3本からなります（図1）。

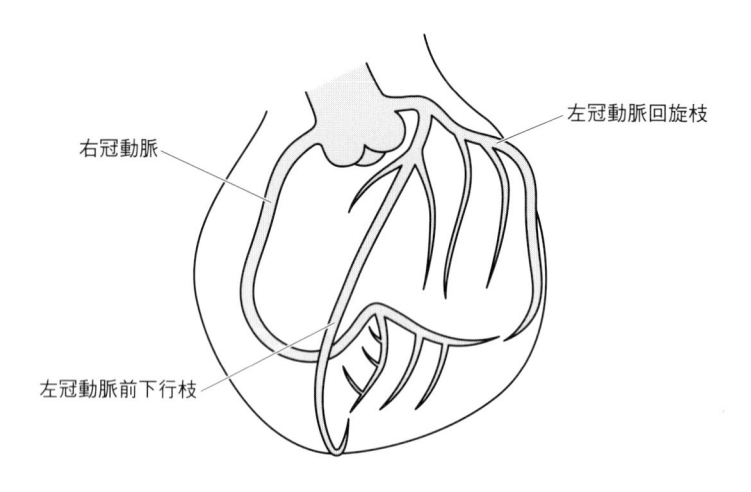

図1　冠動脈（左前斜位）

　狭心症は，動脈硬化によりこれらの冠動脈の内腔が狭くなること（狭窄）によって起きます（図2）。また，血管の痙攣により狭窄が生じる場合もあります。不安定狭心症や急性心筋梗塞は，これらの動脈硬化病変（プラーク）が破裂して，血液の固まり（血栓）がついて内腔が狭窄したり，閉塞することにより起きると考えられています（図2）。

　これらの冠動脈疾患を起こしやすくするさまざまな要因を冠動脈危険因子と呼んでおり，
　　①喫煙
　　②高血圧
　　③高脂血症

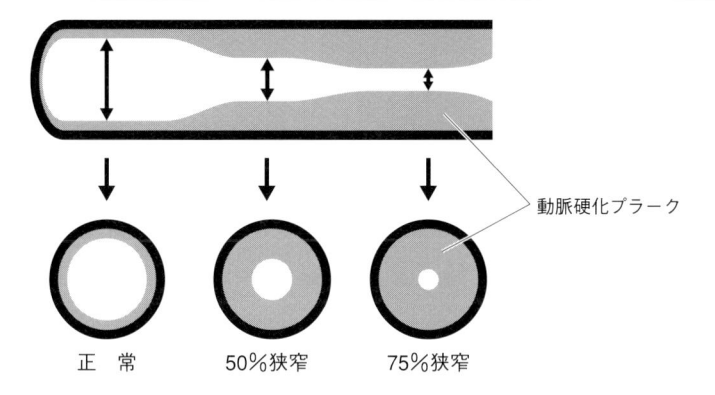

図2 動脈硬化による狭窄病変

　④糖尿病
　⑤冠動脈疾患の家族歴
　⑥肥満
などがあります。

　冠動脈造影で認めた狭窄や閉塞病変により，すでに狭心症や心筋虚血（心臓の筋肉に十分血液が行き渡らない状態）を罹患している場合（また，現在罹患していなくても，将来的に心筋虚血による重い発作を起こす可能性が高い場合）は，以下の治療法があります。
　①薬の内服（薬物治療）
　②カテーテル治療（経皮的冠動脈形成術）
　③外科手術（冠動脈バイパス術）
　なお，これら治療法の選択には，個々の患者様の
　①冠動脈病変の重症度
　②心臓のポンプとしての機能
　③年齢
　④大動脈や脳などの動脈硬化の状態
　⑤肝臓・腎臓・肺など他臓器の機能
　⑥糖尿病・高血圧症・高脂血症などの合併症の有無
などが考慮されますが，最終的な治療法の決定は，患者様ご本人とご家族によりになされます。

2 この検査の内容と性格および注意事項

　1）検査の内容
　この検査は，次のような手順で行われます。

まず，患者様の，（右・左）大腿動脈，（右・左）上腕動脈，（右・左）橈骨動脈を局部麻酔した上で針を刺し（穿刺），カテーテルという柔らかくて細い管（直径1.5〜2 mm程度）を血管内に挿入します（**図3**）。

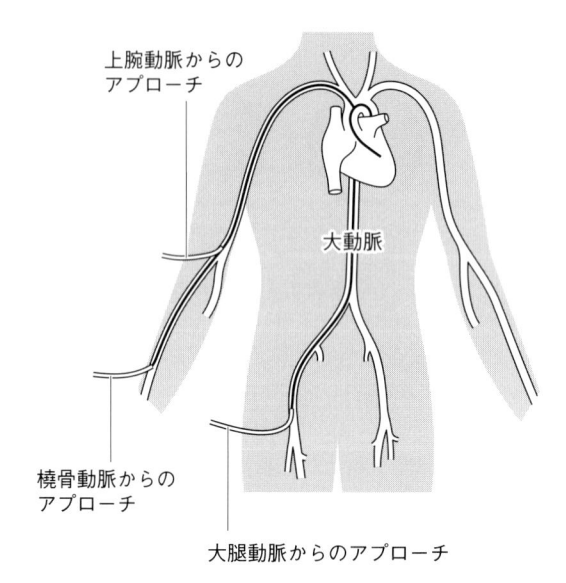

図3　カテーテルの挿入

　これを冠動脈の入り口まで進め，造影剤という薬剤を流し，X線透視撮影を行うことにより，冠動脈の状態（狭窄・閉塞）を調べます。
　また，今回アセチルコリンという薬剤を冠動脈に注入することにより，冠動脈の痙攣を誘発する検査を行います。

　これらの検査により，今後の治療方針を決める上で重要な冠動脈病変の情報が得られます。

3 この検査に伴う危険性

　私たちの施設では，2001年から2003年の3年間に心臓カテーテル検査による冠動脈造影術を3,619例（うち冠動脈形成術946例）行っています。

　時々みられる合併症としては，
- 刺部位よりの出血・血腫
- 疼痛
- 感染・発熱
- 腎障害
- 血圧低下
- 徐脈

- 発疹（造影剤や抗生物質のアレルギー）

があります。

非常にまれな合併症としては、
- 動静脈瘻（3,619 例中 1 例，0.03％）
- 脳梗塞（2 例，0.05％）
- 急性心筋梗塞（3 例，0.08％）
- コレステロール塞栓症（2 例，0.05％）
- 弁の損傷（1 例，0.03％）
- 緊急手術（1 例，0.03％）

があります。

これらのほか、
- アナフィラキシーショック（造影剤や局部麻酔薬のアレルギー）
- 血管損傷・穿孔
- 重症不整脈（心室頻拍，心室細動）
- 血栓塞栓症（静脈血栓症，肺梗塞症）
- 心穿孔
- 心タンポナーデ
- 死亡

などが起こりえます。

また、
- 放射線による皮膚障害
- 空気塞栓
- カテーテルの断裂
- ステントの脱落
- 穿刺部末梢の持続性疼痛

などが起こりえます。

検査により得られる情報の有用性が、検査により起こりうる合併症の危険性よりも大きいと考えられる場合に、この検査の適応があると判断されます。

【放射線被曝について】

1回の冠動脈造影検査で被曝する放射線量は、患者様の体型により差がありますが、グレイという人体に吸収される放射線量で表現すると通常 70～300 ミリグレイとされています。これは胸部 X 線写真なら約 280～1,200 回分、胸腹部 CT ならば約 1～4 回分に相当します。一方がんの放射線治療では1回あたり約 2,000 ミリグレイの照射を合計 20～40 回行いますので、透視時間 20～30 分を要した冠動脈造影検査の間に患者様が被曝する放射線量は、1回のがん治療の被曝量の 1/10 から 1/5 程度と考えられます。検査の際には、患者様の放射線被曝量をできるだけ少なくするために、X 線透視時間が 30 分以内となるように努めています。しかし、検査の状況によって

はこれを超えざるをえないこともあります。検査に要する時間が長くなれば，皮膚が赤くなるなどの症状（放射線皮膚炎）が起こる可能性があります。また，わずかではありますが，皮膚がんなどの悪性腫瘍のリスクが高まる可能性があります。

4 検査後について

穿刺部位により異なりますが，十分に止血を行うために，数時間の床上安静が必要となる場合があります。

5 代替可能な検査

代替可能な検査として，体への負担が冠動脈造影検査より小さい心臓シンチグラム検査も考えられます。この検査は，心臓のどの場所の血流が悪いかを見つけることはできます。しかし，治療方針を決めるために重要な，冠動脈の狭窄・閉塞の程度と場所の詳細情報は分かりません。

カテーテル治療（経皮的冠動脈形成術）や外科手術（冠動脈バイパス術）などの治療方針を決めるためには，冠動脈の狭窄の程度や閉塞の有無を知ることは不可欠です。検査を行わない場合は，これらの情報が得られませんので，薬の内服（薬物治療）を行うことになります。

＊個別の患者の状況に応じ，代替可能な検査についてその内容や利害得失を説明し，それらを記載する。

6 患者様の具体的な希望

〔省略〕

7 検査の同意を撤回する場合

〔省略〕

8 連絡先

〔省略〕

注）以上の説明文書は，東京大学医学部附属病院で実際に使われている説明文書の内容をもとに，本書の企画に合わせて形式を担当者（原田）が改変したものです。

6-08 造影剤を用いた CT 検査

1 この検査の目的

　画像診断検査には，以下のような目的があります。
　① 病気があるのか正常なのかをはっきりさせる。
　② どんな種類の病気なのかをはっきりさせる。
　③ 病気の広がりや進み具合をはっきりさせる。
　CT検査では，原則として上記のいずれの場合においても造影剤を用いたほうが，よりはっきりする場合が多いので，日常的に造影剤を使用しています。今回のあなたの検査でも造影剤の注射を予定しています（病気の種類や部位によって，造影剤を使用しなくても必要な情報が得られると予想される場合や，下記3で述べる危険性が高いと判断される場合には造影剤は使用しません）。

2 この検査の内容

a. 造影検査当日の飲水・摂食

1) 午前の検査のためは朝食をとらないでください（午後の検査のため昼食をとらないでください）。
2) 水やお茶などの水分は，お飲みいただいて結構です。
3) 服用中のお薬は，特に医師の指示がない限り，通常通り服用してください。

b. 検査の手順

　簡単な手順は次の通りです。
　＊各施設で行っている造影剤を使用したCT検査の手順を説明し，記載する。

3 この検査に伴う危険性―造影剤の副作用

a. 種類と頻度

　この検査に用いる造影剤はヨード系造影剤と呼ばれます。一般的に広く用いられている検査薬ですが，アレルギー等の副作用が起きることが報告されています。副作用には注射直後から1時間内の早期に発生する即時型副作用と，1時間以降7日程度までに起こる遅発型副作用があります。つまり，検査が何事もなく終了しても数日間は症状が出る可能性があります。
　また，ヨード系造影剤は腎臓から排泄されるため，腎臓に負担がかかり，腎機能が良くない方では腎機能をさらに悪化させる可能性があります。
　CT等に用いられるヨード系造影剤の即時型副作用で比較的多いものとしては，皮膚のかゆみ，蕁麻疹，手足のむくみ，吐き気，めまいなどの気分不良があり，これらは30人に1人ぐらいの割合で起こります。血圧が下がったり息が苦しくなったりする重大な副作用は約1万人に4人の割合で起こります。死亡する例は，さらにまれで

数十万人に1人の割合ですが，ゼロではありません。遅発型副作用は約30人に1人ぐらいの割合（3.3％）で，ほとんどが発疹などの軽症のものです。

b．発現しやすい患者

重大な副作用を起こす特異体質の患者様を前もって知る良い方法は，今のところありません。ただし，以前の薬の内服や注射（造影剤を含む），食べ物（鯖，そば，卵など）で蕁麻疹が出たり気分が悪くなったことがある方や喘息のある方では副作用が出やすいことが知られています。検査当日，問診により副作用の危険性が高いと判断される場合，造影剤の注射は行いません。

c．副作用への対応

即時型副作用が発生した場合には放射線科医師または検査担当の医師，放射線技師，看護師が速やかに対応します。状況によっては救命救急チームが治療にあたります。

遅発型副作用が発生した場合には主治医（連絡先：下記7参照）に連絡してください。夜間等で主治医に連絡がつかない場合は夜間外来受付（連絡先：下記7参照）に連絡してください。

d．その他

造影剤の副作用ではありませんが，注入時に造影剤が血管外に漏れることがあります。CTでは造影剤を自動注入器で高速注入（1～5 ml/秒）するため，漏れた場合には比較的多量の造影剤が漏出する可能性があります。少量の場合は処置を必要とせず自然に吸収されますが，多量の場合は時に血行障害をきたすため，切開等の手術が必要になることがあります。

4 代替可能な検査

代替検査には造影剤を用いないエコー，MRIがあります。しかし，これらの検査も，造影剤を用いたCT検査に完全に置き換わるものではなく必要な情報が得られなくなる可能性があります。

＊個別の患者の状況に応じ，代替可能な検査についてその内容や利害得失を説明し，それらを記載する。

5 患者様の具体的な希望

〔省略〕

6 検査の同意を撤回する場合

〔省略〕

7 連絡先

〔省略〕

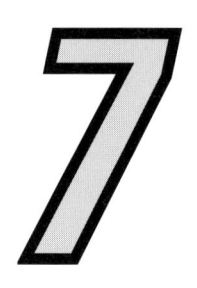

7 看護に関する説明文書の実例

　看護に関する説明文書の一例として，本章では，医療機関や介護施設への入所時等に使用する「高齢者に対する緊急やむを得ない場合の身体拘束」の説明文書を取り上げる。
　すでに解説したように，緊急やむを得ない場合には，基本的にはインフォームド・コンセントの要件を満たすことが免除される。ただし，高齢者に対するやむを得ない拘束のように，その実施の可能性が事前にある程度予測されている場合には，それらの内容等についてあらかじめ説明し，同意を得ておくことは，倫理的にも重要であるように思われる。

7-01 高齢者に対する緊急やむを得ない身体拘束

1 この処置の目的

　当院では職員全員が身体拘束を行わないことを共通の認識としており，行動の制限ではなく行動の拡大を念頭に看護・ケアを提供しています。しかしながら，あなたの状態が下記の1）～3）の基準すべてを満たす場合には，緊急やむを得ず，最小限度の身体拘束を行います。

　ただし，解除することを目標に常に検討を行うことを約束します。

1) 患者本人または他の患者等の生命または身体が危険にさらされる可能性が著しく高いこと（切迫性）
2) 身体拘束その他の行動制限を行う以外に代替する介護方法がないこと（非代替性）。
3) 身体拘束その他の行動制限が一時的なものであること（一時性）。

2 この処置の内容

この処置は，次のような手順で行われます。

1) 看護・ケアを提供した結果，緊急やむを得ない身体拘束の必要性が発生した場合，担当看護師が評価を行います。
2) 評価をもとに，当該病棟師長，担当看護師，主治医，担当医，担当リハビリテーションスタッフにてカンファレンスを行い，代替の看護・ケアの方法を検討します。
3) 2）の結果，緊急やむを得ない身体拘束が必要と判断した場合，拘束の方法（場所，行為），時間，時間帯，期間等について，処置計画を立て，説明書（同意書，p.211参照）を作成します
4) 上記説明書をもとに説明を行い，同意を得ます。患者様に判断能力がない場合，家族（親族）の方がいらっしゃる際は，家族（親族）の方へ説明します。
5) 院長の決裁をもとに身体拘束を行います。
6) 身体拘束を行っている期間については，日々の心身の状態等の観察を行い，経過観察記録表に記載を行います。また，上記2）のメンバーにて，一定期間ごとに拘束の必要性について再検討を行い，討議内容も記録として残し，家族（親族）に説明を行います。

3 身体拘束とはどのようなものを指すのか

　介護保険指定基準を参考にすると，禁止の対象となっている行為は，「身体的拘束その他入所者（利用者）の行動を制限する行為」となっており，具体的には次のような行為が挙げられます。

1) 徘徊しないように，車いすやいす，ベッドに体幹や四肢をひも等で縛る。

2）転落しないように，ベッドに体幹や四肢をひも等で縛る。
3）自分で降りられないように，ベッドを柵（サイドレール）で囲む。
4）点滴，経管栄養等のチューブを抜かないように，四肢をひも等で縛る。
5）点滴，経管栄養等のチューブを抜かないように，または皮膚をかきむしらないように，手指の機能を制限するミトン型の手袋等をつける。
6）車いすやいすからずり落ちたり，立ち上がったりしないように，Y字型抑制帯や腰ベルト，車いすテーブルをつける。
7）立ち上がる能力のある人の立ち上がりを妨げるようないすを使用する。
8）脱衣やおむつはずしを制限するために，介護衣（つなぎ服）を着せる。
9）他人への迷惑行為を防ぐために，ベッドなどに体幹や四肢をひも等で縛る。
10）行動を落ち着かせるために，向精神薬を過剰に服用させる。
11）自分の意思で開けることのできない居室等に隔離する。

4 この処置に伴う弊害

身体拘束は患者本人に対しさまざまな弊害をもたらすことが想定されます（厚生労働省発行「身体拘束ゼロへの手引き」平成13年3月より）。

1）**身体的弊害**
・本人の関節の拘縮，筋力の低下といった身体機能の低下や圧迫部位の褥瘡の発生などの外的弊害をもたらす。
・食欲の低下，心肺機能や感染症への抵抗力の低下などの内的弊害をもたらす。
・車いすに拘束しているケースでは無理な立ち上がりによる転倒事故，ベッド柵のケースでは乗り越えによる転落事故，さらには抑制具による窒息等の大事故を発生させる危険性すらある。

2）**精神的弊害**
・本人に不安や怒り，屈辱，あきらめといった大きな精神的苦痛を与え，そして人間としての尊厳を侵す。
・身体拘束によって，痴呆がさらに進行し，せん妄の頻発をもたらす恐れもある。

5 連絡先

〔省略〕

【平成 11 年 3 月 31 日，厚生省令第 39 号第 11 条第 5 項の様式例】

緊急やむを得ない身体拘束に関する説明書

○○○○　様

1　あなたの状態が下記のＡＢＣをすべて満たしているため，緊急やむを得ず，下記の方法と時間等において最小限度の身体拘束を行います。
2　ただし，解除することを目標に鋭意検討を行うことを約束いたします。

記

- A　入所者（利用者）本人又は他の入所者（利用者）等の生命又は身体が危険にさらされる可能性が著しく高い
- B　身体拘束その他の行動制限を行う以外に代替する看護・介護方法がない
- C　身体拘束その他の行動制限が一時的である

個別の状況による拘束の必要な理由	
身体拘束の方法〈場所，行為（部位・内容）〉	
拘束の時間帯及び時間	
特記すべき心身の状況	
拘束開始及び解除の予定	月　　日　　時から 月　　日　　時まで

上記のとおり実施いたします。
　　　平成　　年　　月　　日

　　　　　　　　　　　　施設名　代表者　　　　　　　　　印
　　　　　　　　　　　　　　　　記録者　　　　　　　　　印

（利用者・家族の記入欄）

上記の件について説明を受け，確認いたしました。
　　　平成　　年　　月　　日
　　　　　　　　　　　　　　　氏名　　　　　　　　　　　印
　　　　　　　　　　　　　　　（本人との続柄　　　　　　　）

8 治験および臨床研究における インフォームド・コンセント

1 臨床研究，臨床試験，治験の関係

a．臨床研究

臨床研究とは，「医療における疾病の予防方法，診断方法及び治療方法の改善，疾病原因及び病態の理解並びに患者の生活の質の向上を目的として実施される医学系研究であって，人を対象とするもの（個人を特定できる人由来の材料及びデータに関する研究を含む）」をいう[1]。臨床研究は，非臨床研究または基礎研究に対して使用する言葉であり，大きく次の3つに分類することができる。すなわち，①症例報告（case report），②調査（survey），③臨床試験（clinical trial）である[2]。

b．臨床試験

臨床試験は臨床研究の一部であり，次のような特徴を持っている。すなわち，①前向き研究（prospective study）であること，②介入（intervention）を行い，その効果を調べること。臨床試験には，たとえば医薬品を投与してその効果を調べようとするものなどがある。その他にも手術の予後や放射線治療の改善度を評価するといった場面で，臨床試験は広く行われている[2,3]。

c．治験

新しい医薬品等の製造・輸入をしようとする者は，厚生労働大臣から承認を得なければならないが，治験とはこの承認を得るために実施する臨床試験をいう（治験の詳細な定義は薬事法第2条第9項に規定されている）。これには，従来からの企業主導のものと2002年の改正薬事法で新設された医師主導のものとがある。

以上の3つの用語はしばしば混同されて使用されている。そこで，これらを区別するために，3者の関係を図示（図1）すると，その違いが明らかになるであろう。すなわち治験は臨床試験に含まれ，臨床試験は臨床研究に含まれるので，「治験は臨床試験である」，「治験は臨床研究である」，「臨床試験は臨床研究である」という言い方は正しいが，その逆の「臨床試験は治験である」，「臨床研究は治験である」，「臨床研究は臨床試験である」という表現は間違いとなる[2,3]。

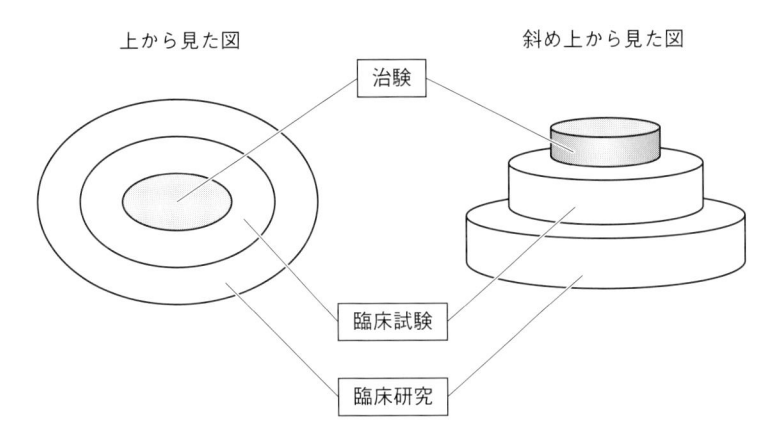

図 1　臨床研究，臨床試験，治験の関係
(中野重行：治験，臨床試験，臨床研究と CRC. 臨床薬理 34(2)：63-66, 2003)

2　臨床研究における人権の保護

　世界医師会が 1964 年に発表したヘルシンキ宣言は，その後数回の修正を経ながらも，臨床研究の領域において広く世界をリードしてきた倫理規範である。歴史的にこの宣言が発表されるようになったきっかけは，第二次世界大戦中にナチスが行った人体実験を含む残虐な行為を裁いたニュールンベルグ裁判である。この裁判では，「人間に対する医学研究は，合理的に明確に限定された範囲にとどまった場合にのみ，医学の専門性は一般倫理に合致する。道徳的，倫理的，法的理念を満足させるためには次のような一定の基本原則を守らねばならない」として，10 項目からなるニュールンベルグ綱領が 1947 年に採択された。これは，いわば人体実験に対する倫理的な歯止めであり，この精神がヘルシンキ宣言に取り入れられている[4～6]。

　ヘルシンキ宣言は，その序言に「医学の進歩は，最終的にはヒトを対象とする試験に一部依存せざるを得ない研究に基づく」，「ヒトを対象とする医学研究の第一の目的は，予防，診断及び治療方法の改善並びに疾病原因及び病理の理解の向上にある。最善であると証明された予防，診断及び治療方法であっても，その有効性，効果，利用しやすさ及び質に関する研究を通じて，絶えず再検証されなければならない」（以上，日本医師会訳）と書かれてあるように，人間を対象とした試験を行う必要性を認めた上で，その際に守るべき倫理原則を示したものである。

　このヘルシンキ宣言による，臨床研究を実施するための必須要件は，次の通りである[6]。
1) 倫理的かつ科学的に適正な試験計画書を作成し，それを遵守すること。
2) 臨床試験に関わる者から独立した委員会（臨床試験審査委員会など）で試験計画書および被験者への同意説明文書が審議され承認されること。
3) 試験に先立ち，被験者から適正なインフォームド・コンセント（informed consent）が文書で得られること。

3 わが国における臨床研究と治験領域における指針および法律などの現状

　わが国は，米国の国家研究法（National Research Act, 1974年）のような臨床試験全体を包括する法律がなく，治験の部分のみが薬事法（1960年法律第145号）および医薬品の臨床試験の実施の基準に関する省令（1997年厚生省令第28号，Good Clinical Practice：新GCP）によって法制化されているに過ぎない（1989年10月に薬務局長より県知事宛に通知された旧GCPは，行政指導であり法的拘束力はなかった）。

　これは，図1からいえば，まず1階を固め，2階，3階と積み上げてきた米国の方向とは逆で，わが国の場合は1階を作らずにいきなり3階を作ってしまったようなものであり，わが国の臨床研究における基盤整備の遅れを示しているものといえよう[3]。

　治験に関しては，2002年の薬事法改正により，これまでの企業主導型治験とは別に，医師主導型治験が追加規定された。これに伴い，GCPも改正され2003年7月30日より施行されている。

　次に，わが国における臨床研究に関する主な既存指針には，次のようなものがある（2004年12月28日，4指針とも改正）が，これらは当該省からの告示であって，法的拘束力はなく，違反した場合の罰則もない。ただし，違反した場合は国による研究費の助成は行われないなどの措置が講じられている。また，個人情報の取り扱いに当たっては，個人情報の保護に関する法律（平成15年法律第57号），行政機関の保有する個人情報の保護に関する法律（平成15年法律第58号），独立行政法人等の保有する個人情報の保護に関する法律（平成15年法律第59号），及び地方公共団体等において個人情報の保護に関する法律第11条の趣旨を踏まえて制定される条例等が適用されるそれぞれの研究機関は，それぞれに適用される法令，条例等を遵守する必要がある。

1) ヒトゲノム・遺伝子研究に関する倫理指針（2001年3月29日文部科学省・厚生労働省・経済産業省告示第1号，同年4月1日から施行）
2) 遺伝子治療臨床研究に関する倫理指針（2002年3月27日，文部科学省・厚生労働省告示第1号，同年4月1日から施行）
3) 疫学研究に関する倫理指針（2002年6月17日文部科学省・厚生労働省告示第2号，同年7月1日から施行）
4) 臨床研究に関する倫理指針（2003年7月16日厚生労働省告示第255号，同年7月30日から施行）

なお，ヒト幹細胞を用いた臨床研究に関する倫理指針は，まだ検討段階にある。
　以上の法律や指針等が包含する領域（概念図）は図2の通りである[7]。

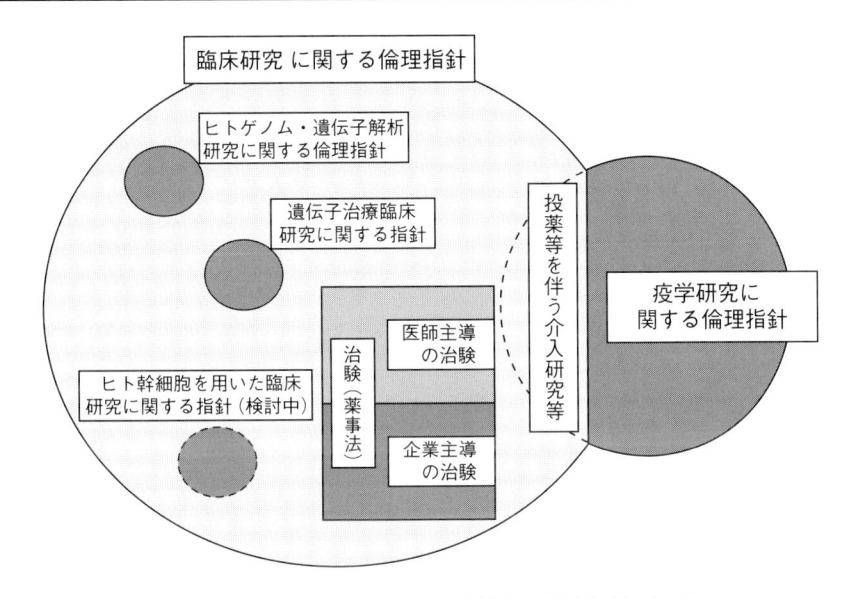

図 2　臨床研究倫理指針と他指針等との関係（概念図）
(第 12 回厚生科学審議会科学技術部会議事次第，配布資料 3-1，臨床研究に関する倫理指針の策定について，厚生労働省研究開発振興課，平成 15 年 1 月 29 日．を一部改変)

4 治験とインフォームド・コンセント

a. インフォームド・コンセントの定義

　厚生省令第 28 号（新 GCP）には，インフォームド・コンセントの定義がない．しかし，新 GCP の運用を示した薬務局審査課長・安全課長通知（中央薬事審議会答申を含む）[8]では，インフォームド・コンセントについて次のように定義されている．すなわち，インフォームド・コンセントとは被験者の治験への参加の意思決定と関連する，治験に関するあらゆる角度からの説明が十分なされた後に，被験者がこれを理解し，自由な意思によって治験への参加に同意し，書面によってそのことを確認することをいう．

b. GCP の変遷

　わが国の臨床研究に関する基盤整備は，前述のように欧米に比べて遅れていたが，そういった中でも，治験に関しては薬務局長による通知という形とはいえ，1989 年に旧 GCP が定められた．その後，治験のより一層の適正な実施，国際的な水準での質的な向上を図るため，日，米，EU 三極医薬品規制調和国際会議（ICH）において合意された国際基準である ICH-GCP に準拠して，旧 GCP の改正が進められた．まず 1996 年に薬事法が改正され，翌 1997 年に新 GCP が成立した．新 GCP は，企業主導の治験を規定していたが，2002 年の薬事法の改正により，医師主導の治験も行えるようになった．これに伴い新 GCP も改正された（2003 年厚生労働省令第 106 号）．

c. インフォームド・コンセントに焦点を当てた治験の流れ

1）企業主導型治験

　治験の開始に先立ち，治験依頼者（製薬企業等）が準備すべき書類や事項等はGCP第2章第1節に規定されているが，治験依頼者が準備すべき書類の中には，治験依頼者自らが作成できるものと，治験を依頼する実施医療機関および治験責任医師と協同して作成すべきものがある。インフォームド・コンセントに用いられる説明文書は，後者の書類に属し，治験依頼者が必要な資料を提供して，治験責任医師にその作成を依頼しなければならない（GCP第9条）。すなわち，説明文書を作成するのは，治験責任医師である。また，治験実施計画書の作成についても，治験依頼者は治験責任医師と協議検討し，同書に治験責任医師の同意を得なければならない（GCP第7条第4項）。

　治験の開始は，上述の書類を含め，あらかじめ実施医療機関の長に提出すべき文書（GCP第10条に規定するもの）が，実施医療機関の治験審査委員会（IRB）で審査され，当該治験を行うことが承認されて，治験依頼者と実施医療機関との間で治験契約が締結されてからとなる。

　治験開始後，治験責任医師は，GCP第44条に定める点に配慮して被験者を選定し，被験者となるべき者に対して，治験の内容その他治験に関する事項について理解を得るようIRBで承認された説明文書により適切な説明を行い，文書により同意を得なければならない（GCP第50条）。その後治験実施計画書に基づき投薬が開始され，諸検査や観察が行われ，症例報告書が作成されて，治験は終了となる。

　なお，治験依頼者は，治験の計画を厚生労働大臣に届け出なければならない（薬事法第80条の2第2項）が，その届出期限は当該被験薬を初めて人に投与するような場合等にあっては，治験契約締結予定日の少なくとも31日以上前に，それ以外の場合にあっては2週間程度前となっている[9]。実際の届出時期は，企業主導型治験では，治験内容が一度企業内の倫理面の審査委員会で承認されていることから，実施医療機関に治験の依頼をする前あたりが多いようである。

2）医師主導型治験

　基本的な手続きや流れは，企業主導型治験とほぼ同じである。すなわち自ら治験を実施しようとする者は，治験開始前に，治験実施計画書やインフォームド・コンセントに用いる説明文書等の作成をはじめ，GCP第2章第2節に規定する必要な準備を行わなければならない。次いで，上記の書類を含めGCP第15条の7に規定する文書をあらかじめ実施医療機関の長に提出し，治験実施の承認を得なければならない。実施医療機関の長は，IRBの審査結果を尊重して承認の可否を決定する。

　治験実施の承認が得られたら，自ら治験を実施しようとする者は，厚生労働大臣に治験の計画を届け出なければならない（薬事法第80条の2第2項）。届出時期は，医師主導型治験では，必ず実施医療機関のIRB承認後になる。これは，届出書に添付する資料が，実施医療機関のIRBで承認されたものでなければならないからである[10]。届出期限は企業主導型治験と同じであるが，企業主導型治験では「治験契約締結予定日」とあるのが，医師主導

型治験では「当該治験の実施予定日または治験薬提供者から治験薬入手予定日」となる。治験の実施日または治験薬の入手日が治験の開始日である。

治験が開始されたら，自ら治験を実施しようとする者は，被験者の選定を行い，被験者となるべき者に対して説明文書を用いて治験の内容を説明し，治験参加への同意を文書で得なければならないが，それは企業主導型治験と同様である。

d．被験者の同意

旧 GCP では被験者に対する治験参加への説明と同意の取得は文書でも口頭でもよかったが，GCP では文書による説明と同意の取得が義務付けられた。被験者が同意の能力を欠く時は，代諾者の同意により，被験者を治験に参加させることができる。また，インフォームド・コンセントの際には，十分な質問の機会を与えて，適切な回答をしなければならないことも新 GCP には明記されている（以上 GCP 第 50 条）。

被験者への説明文書の作成は，新 GCP では治験責任医師等の責務となったが，その際説明すべき事項は旧 GCP で決められていた 6 項目から 18 項目（表 1）[8] に増えており，かつ平易な表現を用いなければならないとされている（GCP 第 51 条）。

同意文書には説明を行った者（治験責任医師等）と被験者の両者が，記名捺印し，または署名しなければ効力を生じない（GCP 第 52 条）。また，治験責任医師等は，記名捺印し，または署名した同意文書の写しを被験者に交付しなければならない（GCP 第 53 条）。

治験責任医師等は，治験実施中に被験者の参加・継続の意思に影響を与えるような新たな情報が得られた場合には，被験者へその情報を提供した上で，継続して参加するかどうかの意思を確認しなければならない。また説明文書の改訂がなされた場合には，治験参加継続について改めて同意取得をする必要がある（GCP 第 54 条）。

緊急状況下における救命的治験では，一定の要件を満たす場合に限り，例外的に事前の同意を得ずに被験者を治験に参加させることができるが，このような場合でも，被験者または代諾者に対し，速やかに当該治験について適切な説明を行い，参加・継続について文書により同意を得なければならない（GCP 第 55 条）。

e．説明が困難な事項への対応

治験で最も説明が難しいと予想される事項は，治験の科学的な手続き（プラセボの使用，無作為化，二重盲検法）であろう。プラセボ（薬理作用を有する物質を含まないが治療薬と外観上区別のつかない剤型薬剤）を用いた比較試験を行う理由は，治験薬から自然変動や暗示効果等を差し引いた真の治験薬の効果をみるためである[11]。無作為化とは，被験者にプラセボまたは治験薬のいずれかをまったく作為が入らないように割り付けることを言い，その目的は比較群間における被験者の背景を同等にしようとすることにある。二重盲検法とは，割り付けられた薬が，プラセボであるのか，治験薬であるのか，被験者にも治験担当者にも双方ともわからないようにする方法をいう。この方法によって，両者の先入観を排除し，試験結果を歪めるバイアスを最小化しようとしている。以上，いずれも科学的な薬効評価には欠くことのできない手続きであるが，その意義を正確に理解しておかないと，なかなか分かりやすい説明には結びつかない。

表1　新 GCP により規定されている被験者に説明すべき事項

1. 治験が研究を伴うこと
2. 治験の目的
3. 治験の方法（治験の試験的側面，被験者の選択基準，及び無作為割付が行われる場合は各処置に割付けられる確率を含む）
4. 被験者の治験への参加予定期間
5. 治験に参加する予定の被験者数
6. 予期される臨床上の利益及び危険性又は不便（被験者にとって予期される利益がない場合には，被験者にその旨を知らせなければならない）
7. 患者を被験者にする場合には，当該患者に対する他の治療法の有無及びその治療法に関して予測される重要な利益及び危険性
8. 治験に関する健康被害が発生した場合に被験者が受けることのできる補償及び治療
9. 治験への参加は被験者の自由意思によるものであり，被験者又はその代諾者は，被験者の治験への参加を随時拒否又は撤回することができること。また拒否・撤回によって被験者が不利な扱いを受けたり，治験に参加しない場合に受けるべき利益を失うことはないこと。
10. 治験への参加の継続について被験者又はその代諾者の意思に影響を与える可能性のある情報が得られた場合には速やかに被験者又はその代諾者に伝えられること
11. 治験への参加を中止させる場合の条件又は理由
12. モニター，監査担当者，治験審査委員会および規制当局が原医療記録を閲覧できること。その際，被験者の秘密は保全されること。また，同意文書に被験者又はその代諾者が記名捺印又は署名することによって閲覧を認めたことになること
13. 治験の結果が公表される場合であっても，被験者の秘密は保全されること
14. 被験者が費用を負担する必要がある場合にはその内容
15. 被験者に金銭等が支払われる場合にはその内容（支払額算定の取決め等）
16. 治験責任医師又は治験分担医師の氏名，職名及び連絡先
17. 被験者が治験及び被験者の権利に関してさらに情報が欲しい場合又は治験に関連する健康被害が生じた場合に照会すべき又は連絡をとるべき実施医療機関の相談窓口
18. 被験者が守るべき事項

（医薬品の臨床試験の実施の基準の運用について，厚生労働省医薬食品局審査管理課長通知，薬食審査発第 0722014 号，平成 16 年 7 月 22 日）

また，医療従事者が特に配慮すべき点は，被験者（患者）の戸惑いや不安である。治験も第Ⅱ相以降になると，対象は健常者ではなく患者となり，治療を求めて来院する患者に対して，治療上必要なこと以外をお願いする場面となる。一般の治療の場とは異なって，治験の場合には，まだ有効性と安全性が確認されていない治験薬が使用されるため，患者にとっては必ずしも益がなく，場合によっては副作用が出る可能性もある。治験担当者には，このような治験の持つ研究的な側面についても，触れないのではなく，患者が理解できるように十分に説明し，あくまでも患者の自由な意思で（つまりボランティアとして）治験への参加を決定していただくといった態度が望まれる。そして，こういった態度が患者の戸惑いや不安への軽減とつながる。

以上，述べたようなことを考慮して，インフォームド・コンセントの実施方法を身につけるためには，ロールプレイ法が有効である[12]。また，治験の科学的な手続き等を含め，治験に関する一般的な説明を，当該治験に先駆けて行うこともすすめられており，このために使用される小冊子が『「くすり」と「治験」』と題して，日本製薬工業協会から発行されている[13]。

薬の副作用について，どの程度まで説明するのがよいかは，微妙な問題である。高松高裁の判決[14]等を踏まえると，一案として，まず『「くすり」と「治験」』で薬というものが決して安全なものではないことを知ってもらい，当該治験では，頻度の高い副作用，及びまれではあっても重篤な副作用（たとえば骨髄抑制，中毒表皮融解壊死症，アレルギー反応等）ならびにその早期発見法等を説明する。そして必要に応じて補足資料を用いて，重要とは思われなかった有害事象に関する情報を説明するのがよいと考えられる。

最後に，治験に関するメリットが分かりやすく説明できることが必要である。それは，①これまでの治療法よりも優れた治療を受けられる可能性があること，②通常の治療以上に手厚いケアが受けられること，③社会全体あるいは次世代の人々に貢献できる可能性があること，等であろう。

5 臨床研究とインフォームド・コンセント

2003年に，臨床研究全般を対象とする倫理指針がようやく厚生省労働省から告示された。その後，この指針は2005年4月1日から個人情報の保護に関する法律が施行されることに伴い，見直しが行われ，2004年12月28日に改正された。この指針は，GCPに比し個人情報の保護に関してはより詳細に規定されているが，インフォームド・コンセントやIRB等，基本的な人権保護の内容はGCPと同様である。以下にはこの指針中，インフォームド・コンセントに関わる部分のみを抜粋することとする。

a．インフォームド・コンセントの定義（指針第1の3，用語の定義（9））

被験者となることを求められた者が，研究者等から事前に臨床研究に関する十分な説明を受け，その臨床研究の意義，目的，方法等を理解し，自由意思に基づいて与える，被験者となること及び資料等の取扱いに関する同意をいう。

b．説明事項（指針第4に関する細則）

被験者又は代諾者等に対する説明事項は，一般的に表2[1]の通りとするが，臨床研究の内容に応じて変更できる。

c．被験者からインフォームド・コンセントを受ける手続き（指針第4の1）

1) 研究者等は，臨床研究を実施する場合には，被験者に対し，当該臨床研究の目的，方法及び資金源，起こりうる利害の衝突，研究者等の関連組織との関わり，当該臨床研究に参加することにより期待される利益及び起こりうる危険，必然的に伴う不快な状態，当該臨床研究終了後の対応，臨床研究に伴う補償の有無その他必要な事項について十分な説明を行わなければならない。
2) 研究者等は，被験者が経済上又は医学上の理由により不利な立場にある場合には，特に当該被験者の自由意思の確保に十分配慮しなければならない。

表2　臨床研究に関する倫理指針により被験者又は代諾者に対する説明事項

1. 当該臨床研究への参加は任意であること
2. 当該臨床研究への参加に同意しないことをもって不利益な対応を受けないこと
3. 被験者又は代諾者等は，自らが与えたインフォームド・コンセントについて，いつでも不利益を受けることなく撤回することができること
4. 被験者として選定された理由
5. 当該臨床研究の意義，目的，方法及び期間
6. 研究者等の氏名及び職名
7. 予測される当該臨床研究の結果，当該臨床研究に参加することにより期待される利益及び起こりうる危険並びに必然的に伴う不快な状態，当該臨床研究終了後の対応
8. 被験者及び代諾者等の希望により，他の被験者の個人情報保護や，当該臨床研究の独創性の確保に支障がない範囲内で，当該臨床研究計画及び当該臨床研究の方法についての資料を入手又は閲覧することができること
9. 個人情報の取扱い，提供先の機関名，提供先における利用目的が妥当であること等について倫理審査委員会で審査した上で，当該臨床研究の結果を他の機関へ提供する可能性があること
10. 当該臨床研究の成果により特許権等が生み出される可能性があること及び特許権が生み出された場合の帰属先
11. 被験者を特定できないようにした上で，当該臨床研究の成果が公表される可能性があること
12. 当該臨床研究に係る資金源，起こりうる利害の衝突及び研究者等の関連組織との関わり
13. 当該臨床研究に伴う補償の有無（当該臨床研究に伴う補償がある場合にあっては，当該補償の内容を含む）
14. 問い合わせ，苦情等の窓口の連絡先等に関する情報

【被験者からのインフォームド・コンセントを受けることが困難な場合】
当該臨床研究の重要性及び被験者の当該臨床研究への参加が当該臨床研究を実施するに当たり必要不可欠な理由

(臨床研究に関する倫理指針，厚生労働省，平成15年7月30日)

3) 研究者等は，被験者が①の規定により説明した内容を理解したことを確認した上で，自由意思によるインフォームド・コンセントを文書で受けなければならない。
4) 研究者等は，被験者に対し，当該被験者が与えたインフォームド・コンセントについて，いつでも不利益を受けることなく撤回する権利を有することを説明しなければならない。

d. 代諾者等からインフォームド・コンセントを受ける手続

（指針第4の2）：省略

　その他，分野別には，ヒトゲノム・遺伝子研究に関する倫理指針，遺伝子治療臨床研究に関する倫理指針，疫学研究に関する倫理指針があるが（図2，p.215参照），これら個別のインフォームド・コンセントに関する規定の解説については本稿では省略する。

●参考文献
 1) 臨床研究に関する倫理指針．厚生労働省，平成 15 年 7 月 30 日．
 2) 中野重行：治験，臨床試験，臨床研究と CRC．臨床薬理 34 (2)：63-66, 2003．
 3) 中野重行：医薬品の臨床試験における医療倫理—インフォームド・コンセントのあり方を中心にして—．心療内科 7 (5)：377-382, 2003．
 4) 水野　肇：インフォームド・コンセント．中公新書，1990．
 5) 星野一正：インフォームド・コンセント，日本に馴染む六つの提言．丸善ライブラリー，1997．
 6) 安原　一：臨床試験と倫理性．臨床薬理学，第 2 版，pp.17-25，医学書院，2003．
 7) 第 12 回厚生科学審議会科学技術部会議事次第，配布資料 3-1，臨床研究に関する倫理指針の策定について．厚生労働省研究開発振興課，平成 15 年 1 月 29 日．
 8) 医薬品の臨床試験の実施の基準の運用について．厚生労働省医薬食品局審査管理課長通知，薬食審査第 0722014 号，平成 16 年 7 月 22 日．
 9) 薬物に係る治験の計画の届出等に関する取り扱いについて，厚生省医薬安全局審査管理課長通知，医薬審第 908 号，平成 12 年 8 月 1 日．
10) 自ら実施する薬物に係る治験の計画等の届出に関する取扱いについて．厚生労働省医薬局審査管理課長通知，医薬審発第 0612001 号，平成 15 年 6 月 12 日．
11) 中野重行：臨床薬効評価— Placebo をめぐる諸問題のポイント．臨床薬理学のポイント，pp.5-9，ライフサイエンス出版，1998．
12) 中野重行：インフォームド・コンセントの実際．医薬品の臨床試験と CRC，pp.157-164，薬事日報社，2001．
13) 新 GCP の普及定着に向けて，平成 9 年度厚生科学研究「新 GCP 普及定着総合研究」最終報告書を中心に．株式会社ミクス．
14) 1996 年 2 月 27 日高松高裁判決：判例時報 1591 号：82-90．

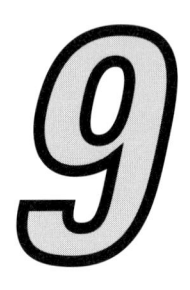

9 治験の説明文書の一例

　本章で紹介する治験の説明・同意文書は，糖尿病治療薬の二重盲検比較試験用に作成した**架空のもの**である。Hazamose という薬は実在しない。しかし，GCP で被験者に説明すべき事項として規定してある項目は，すべて網羅してある。

　本例は，1用量の被験薬とプラセボを比較するだけの簡単な試験デザインにしてあるが，実際には試験の種類によって，2, 3用量の被験薬とプラセボを比較するもの，さらには，被験薬，標準薬およびプラセボの3種類を比較するものなど，さまざまである。このように採用する試験デザインによって，説明する内容や被験者に被験薬が当たる確率も異なるので，実際の作成に当たっては，記載上の配慮（注意）が必要である。また本例は内服薬であるが，注射薬や貼付薬などの治験では，治験方法などの記載が異なってくることは言うまでもない。なお，本例は特に試験の相を意識した書き方はしていないが，実際には第何相と記載する場合が多い。

　「プラセボを用いた二重盲検比較試験について」（p.225）という項目を付記したが，これは治験の説明・同意文書に必須なものではないので，省略してもよい。しかし，この項目は説明がなかなか難しいと思われるので，参考のために示した。

9-01 治験の説明文書・同意書

治験実施計画書番号　HZ1234

患者さんへ

Hazamose の糖尿病に対する治験への
参加をお願いするための
説明文書ならびに同意書

作成年月日：　　年　　月　　日

はじめに

　この文書は，糖尿病の患者さんに Hazamose という食後の高血糖を改善する薬の治験へ参加をお願いするための説明書です。

　これからお話しする内容をよく考えてこの治験に参加するかどうかを決めてください。ご返事は今すぐでなくてもかまいません。分からないところについては遠慮なく質問してください。この説明書をお持ち帰りになり，ご家族の方などとご相談されても構いません。また，別に配布された『「くすり」と「治験」』を必ずお読みください。これらの説明書を読み，治験に参加してもよいと思われた場合には，最後のページにある同意書に日付を記入し，署名もしくは記名捺印をお願いします。

治験とは

　新しく開発された薬は，図1のような段階を踏んで発売されるようになります。治験とは，図1の中で薬の候補を薬として国から認めてもらうための，人を対象とした試験のことをいいます。

　治験は，研究的な側面を持つため，治験に参加していただく方の人権や安全は最大限に守られなければなりません。このため，治験は薬事法や「医薬品の臨床試験の実施の基準」（GCP）などの法令に基づいて行われます。

　また，治験の内容は医療機関に設けられている治験審査委員会（病院とは利害関

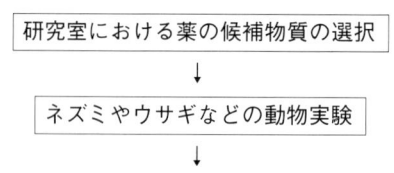

```
研究室における薬の候補物質の選択
            ↓
ネズミやウサギなどの動物実験
            ↓
┌─────────────────────────────────────────────┐
│      第Ⅰ相試験（健康な人を対象に薬の安全性と体内動態を調べる試験）│
│ 治                    ↓                      │
│      第Ⅱ相試験（比較的少数の患者さんを対象に有効性と安全性および適切な投与量を調べ│
│ 験                  る試験）                  │
│                       ↓                      │
│      第Ⅲ相試験（多数の患者さんを対象に有効性と安全性を確認する試験）│
└─────────────────────────────────────────────┘
            ↓
規制当局（厚生労働省）へ承認申請
            ↓
       認可・発売
```

図1　新薬の許可・発売まで

係のない人や医学，薬学などの専門家以外の人も入っています）において，その倫理性と科学性が審議されます。この治験におきましても，すでに審議が行われ承認が得られています。

現在市販されているすべての薬は，過去に患者さんと新薬開発に関わる専門家が協力して治験を行い，国から販売の認可を得たものです。

治験の目的

この治験の目的は，2型糖尿病の治療薬として開発されたHazamoseの有効性と安全性を調べることにあります。

Hazamoseは，二糖類分解酵素であるα-グルコシダーゼを阻害し，食物中の糖分の吸収を遅らせて食後の高血糖を抑えることにより，2型糖尿病の治療に効果があるであろうと考えられています。

治験の方法

・この治験は，2型糖尿病で食事療法を行っている35〜75歳の患者さんを対象としています。
・最初の4週間を「観察期」として，食事療法のみを行いながら，あなたがこの治験に適した状態であるかどうかを判断します。治験に適した状態ではないことが分かりましたら，治験は観察期で終わります。
・次の8週間を「治療期」として，あなたにHazamose 100mg，またはこれと外観上識別できないようにした，Hazamoseを含まないプラセボ錠のいずれかを1日3回各食前に服用していただきます。どちらの試験薬に当たるかは，同じ確率1/2

（50％）です。
・あなたが，Hazamoseかプラセボ錠のどちらを服用しているかは，あなたにも担当の医師にも分からないようになっています。このような試験方法を，プラセボを用いた二重盲検比較試験といいますが，試験結果が科学的に妥当とされる最良の方法であると考えられています。
・観察期，治療期を通した来院のスケジュールと検査項目は以下のとおりです。

来院スケジュールと検査項目

検査項目		観察期			治療期	
		−4週	−2週	0週	4週	8週
診察		○	○	○	○	○
血液検査（空腹時）		○	○	○	○	○
食後負荷試験	空腹時	○		○		○
	食後30分			○		○
	食後1時間	○		○		○
	食後2時間	○		○		○
尿検査		○		○	○	○
体重		○		○	○	○

＜プラセボを用いた二重盲検比較試験について＞〔この項省略可〕
−治験の結果が科学的に正しいといえる工夫−

　今ある薬Aを飲んだら，数日して風邪が治ったという場合を考えてみましょう。この薬Aは風邪に効くといってよいでしょうか。薬Aを飲まなくても風邪は自然に治っていたかもしれません。そこで，このことをはっきりさせるために，たとえば風邪をひいている患者さんを100人集めて，その患者さんを50人ずつの2つの群に分け，一方の群には薬Aを飲んでもらい，他方の群（対照群といいます）には薬Aを飲まずにいてもらって，5日後に風邪が治った患者さんの人数を両群間で比較するという工夫をします。

　その結果，薬Aを飲んだ群では40人の患者さんの風邪が治り（治癒率80％），対照群では20人の患者さんの風邪が治ったとします（治癒率40％）。この差が統計学的に意味のあるものであれば，薬Aは風邪に効くと結論してよいのです。ただし，このとき薬Aを飲んだ群には若い患者さんが多く，対照群には高齢の患者さんが多かったというようなことがあれば，治癒率に差が出たのは薬Aが効いたからなのか，もともと風邪をひいても治りやすい若い患者さんの数の差によるものなのかが分からなくなります。

　このような事態を避けるために，両群間で比較するものは薬Aの使用の有無だけに限り，年齢や，体重，風邪の重症度など，風邪の治癒に影響を及ぼすと思われるその他の条件は両群間で等しくしておく必要があります。治験ではこのためくじのようなものを使って，参加者を群分けしようとする者の作為が入らないようにして，参加者を2群（または必要に応じてそれ以上）に分けるという操作を行います。この操作を無作為化（または無作為割り付け）と言いますが，参加者の数が多くなる

ほど，各群の参加者の背景は等しくなっていきます。

　次に，なぜプラセボを用いるのかを考えてみましょう．実は，薬理作用がなく本来は効果を期待できないはずのプラセボですが，これを風邪薬と思って飲むと，風邪の症状が早く良くなる場合があるのです．これは，薬を飲むという行為自体に風邪が治るという暗示や期待などが含まれていると考えられ，これをプラセボ効果と呼んでいます．

　治験では，前述のように薬Aを飲む群と飲まない群の比較は少なく，薬Aを飲む群とプラセボを飲む群の比較のほうが普通です．こうすることによって，風邪が自然に治ったという可能性とプラセボ効果を差し引いた，薬Aの真の効き目を調べることができるようになります（図2）．

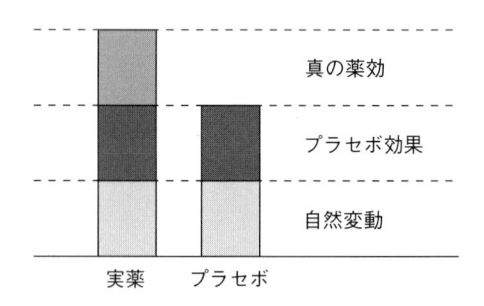

図2　薬効の構造的理解

　最後に，なぜ二重盲検という方法を取るのか考えてみましょう．もし，患者さんが自分が飲んでいるものがプラセボだとわかっていたら，たとえば患者さんに最後まできちんとプラセボを飲んでもらえるでしょうか．どうせ効き目はないのだからと思って，途中でプラセボを飲むのをやめてしまうかもしれません．あるいは，もし医師が患者さんが飲んでいるものがプラセボだとわかっていたら，たとえば治験期間中に必要とされる観察をきちんと行うでしょうか．どうせ大した変化はないはずだからと，観察を軽視するかもしれません．このように先入観によって治験の結果が歪められてしまう危険性を防ぐために，二重盲検法が採用されているのです．

治験に参加していただく期間

　観察期の4週間と治療期の8週間の合計12週間です．

治験に参加していただく予定の人数

　今回治験に参加していただく患者さんは，全国の他の病院と合わせて，約240人を予定しています．

予測される治験薬の効果および不利益

　Hazamoseは，食物中の糖分の消化・吸収を遅らせて，食後の高血糖を抑える薬です．これにより，インスリンの分泌臓器である膵臓の負担が軽減されるため，糖尿

病の治療に効果があるものと期待されています。

　Hazamose は，糖尿病の治療薬として海外では 50 か国以上の国々で使用されています。海外では，Hazamose 100mg を 1 日 3 回各食前に服用した場合，8 週間後に 70 ％の患者さんで食後の高血糖が抑えられたと報告されています。また，プラセボを用いた場合でも 40 ％の患者さんで，食後の高血糖が抑えられたと報告されています。

　Hazamose の重大な副作用は，低血糖，腸内ガスの増加による腸閉塞様症状，重篤な肝機能障害（いずれも 0.1 ％未満）が，報告されています。

　その他の副作用は次のようなものでした。

種類＼頻度	0.1～5 ％	0.1 ％未満
消化器	腹部膨満，放屁増加，下痢，軟便，腹鳴，腹痛，便秘，食欲不振	口内炎，口渇，味覚異常
過敏症	──	発疹，そう痒感，光線過敏症
肝臓	AST, ALT, ALP, γ-GTP, LDH 上昇	──
精神神経系		頭痛，めまい・ふらつき，眠気
血液	貧血	
その他	しびれ，顔面の浮腫，眼のかすみ，ほてり，倦怠感	──

　このような症状は，現在市販されている他の薬を使用したときにもみられることがあります。もし，今回の治験薬を飲んでいるときに，症状の悪化や副作用がみられた場合や何かおかしいと感じたら，すぐに治験の担当医師にご連絡ください。そのような場合は直ちに診察を行い，適切な処置を行います。

　その他，副作用に関し不明な点につきましては，担当医師にご質問ください。

他の治療方法

　糖尿病の治療薬には，次のようなものがあります。

　1）スルホニルウレア剤（SU 剤）

　膵臓に作用してインスリンの分泌を増やす薬です。副作用としては，低血糖や肝機能障害などがあります。

　2）ビグアナイド製剤

　腸からの糖の吸収や肝臓での糖の産生を抑え，筋肉や脂肪での糖の利用を増やす薬です。副作用として，乳酸アシドーシスがあります。

　3）インスリン抵抗性改善剤

　インスリン抵抗性を改善して，肝臓での糖の産生を抑え，筋肉や脂肪での糖の利用を増やす薬です。副作用は心不全や浮腫などです。

　4）インスリン注射

　不足しているインスリンを注射によって補おうとする治療法です。血糖降下作用は最強ですが，自己血糖測定と自己注射が必要となります。

　あなたがこの治験に参加を希望されない場合は，以上の薬を使用するなど，あな

たに最も良いと考えられる方法で治療を行います。

健康被害が発生した場合の補償や治療

あなたが，この治験に参加して副作用などの健康被害が生じた場合は，直ちに担当医師に相談してください。担当医師が適切な診察と治療を行います。その健康被害の原因が明らかにこの治験と関係がない場合を除き，治療に要する費用やその他の損失は，適切に補償されます。ただし，あなたが担当医師の指示に従わなかったり，事実と違った報告をしたことなどでその健康被害が生じた場合には，補償が減額されたり，受けられないことがあります。

治験の参加，同意の撤回は自由です

治験への参加・継続はあなたの自由な意思で決めてください。あなたが，この治験への参加をお断りになっても，なんら不利益を被ることはありません。また，いったん参加に同意され治験が開始された後でも，いつでも参加を取りやめることができます。その際もなんら不利益を被ることはありません。いずれの場合であっても，今後も最善の治療を行います。

治験に関する新たな情報が得られたとき

この治験の参加の継続について，あなたの意思に影響を与える可能性があると判断される重要な有効性や安全性等に関する新しい情報が得られた場合には速やかにお知らせします。その場合，引き続き治験に参加するかどうか，改めて判断していただくことになります。

治験への参加を中止させていただくことがあります

下記の場合は，治験への参加を中止させていただきます。
1）あなたが治験の中止を希望された場合
2）治験薬の飲み忘れが多い場合
3）副作用のため，治験を続けることが難しいと判断した場合
4）あなたの病気が悪化し，治験を続けることが難しいと判断した場合
5）その他の医学的判断により，中止の必要があると判断した場合
6）転院などであなたが来院できなくなった場合
7）（あなたが女性の場合）妊娠された場合
8）治験を行おうとする者の都合により治験全体が中止された場合

治験関係者がカルテを見ますが，あなたの秘密は保全されます

治験が正しく行われているかどうかを確かめるために，治験依頼者（製薬会社など），治験審査委員会，規制当局（厚生労働省など）の人たちが来て，病院にあるあなたの記録を閲覧することがあります。ただし，あなたの記録を見ることができる人たちは，法律で個人の秘密を守るように定められていますので，あなたの名前や

病気のことなど個人的な情報が外部に漏れる心配はありません。

なお，あなたがこの同意書に署名または記名捺印することによって，この人たちによる病院にあるあなたの記録の閲覧を認めていただいたことになります。

治験結果が公表される場合でも，あなたの秘密は保全されます

この治験の結果は，国の承認審査や医学専門誌などの発表に使用される場合がありますが，あなたの名前などの個人情報は一切分からないようにいたしますので，あなたの個人情報は完全に守られます。

なお，あなたがこの同意書に署名または記名捺印することによって，この結果の公表にも同意していただいたことになります。

治験に関する費用について

あなたが治験薬を服用している間，治験薬および当院でのすべての検査費用（血液検査など）は治験依頼者から支払われます。したがって，あなたが当院に支払う費用の一部は不要となります。ただし，糖尿病以外の疾患の治療費などについては，原則として健康保険などを使った場合と同様にあなたの負担となります。

また，あなたがこの治験に参加される場合には，治験参加に伴う交通費等の負担を軽減するため，治験参加のための来院ごとに7,000円を支払うこととしています。具体的には，治験参加のためにあなたが来院した回数に7,000円を乗じた金額を月ごとにまとめて，あなたの指定する銀行の口座に振り込ませていただきます。治験に参加される場合は，同意書とともに，振込口座指定書にも必要な事項（銀行名および口座番号）を記入してください。

治験責任医師，担当医師，相談窓口とその連絡先

この治験について何かお聞きになりたいことやご質問がある場合，あるいは，あなたの権利に関してさらに情報が欲しい場合または治験に関連する健康被害が生じた場合には，下記の治験責任医師，治験担当医師または相談窓口にお問い合わせください。

○○病院　〒○○○○-○○○○　○○市○○町

	氏名（所属・職名）	連絡先（電話番号）
治験責任医師		
治験担当医師		
相談窓口		

守っていただきたい事項

以下の事項は，あなたの治験中の健康を守るために必要なことですので，必ず守ってください。

1）治験薬は，1日3回，1回1錠，食前に少量の水とともに飲んでください。

もし，飲み忘れた場合は，次回の来院日に持参して担当医師に返してください。
2）指定された来院日は必ず守るようにしてください。来院日は朝食をとらずに，空腹で来院してください。
3）あなたが他の診療科にかかっている場合や，他院にかかっている場合には，申し出てください。治験に参加していただくことになった場合は，この治験について先方に連絡します。
4）治験薬を使いはじめてから他の医師の診察を受ける場合は，治験に参加していることをその医師にお話しください。また，他の医師にかかったことを治験の担当医師にも連絡してください。
5）ふるえ，動悸，発汗（冷や汗），脱力感，強い空腹感などの低血糖症状が起きたら，普通のアメや砂糖ではなく，ブドウ糖をなめてください。
6）（あなたが女性の場合）もしあなたが治験薬使用中に妊娠したことがわかった場合は，すぐに治験の担当医師に連絡してください。
7）治験薬をもらった後で治験への参加の継続を取り止めた場合は，必ず治験薬を治験の担当医師に返してください。

この説明文書に基づく説明で治験へ参加することに同意される場合，次ページの同意書に署名または記名捺印をお願いします。

同意書

　私は，Hazamose の第〇相試験に関し，治験の目的や方法，予測される効果と不利益，他の治療法，いつでも参加を取りやめることができること，その他 GCP で規定する事項について十分に説明を行いました。

　　　　　　　　　　　　　　　説明日　　年　　　月　　　日
　　　　　　　　　　　　　　　治験担当医師：＿＿＿＿＿＿＿＿＿＿＿

　私は，Hazamose の第Ⅱ相試験に関し，治験の目的や方法，予測される効果と不利益，他の治療法，いつでも参加を取りやめることができること，その他 GCP で規定する事項について，上記治験担当医師から十分に説明を受けるとともに，本説明文書もすべて読み，理解いたしました。その結果，私の自由な意思によって，本治験に参加することに同意いたしましたので，本同意書を提出いたします。

　　　　　　　　　　　　　　　同意日　　年　　　月　　　日
　　　　　　　　　　　　　　　同意者（本人）：＿＿＿＿＿＿＿＿＿＿
　　　　　　　　　　　　　　　同意日　　年　　　月　　　日
　　　　　　　　　　　　　　　同意者（代諾者）：＿＿＿＿＿＿＿＿＿

　私は説明文書と同意書の写しを受領しました。

　　　　　　　　　　　　　　　受領日　　年　　　月　　　日
　　　　　　　　　　　　　　　受領者：＿＿＿＿＿＿＿＿＿＿＿＿＿

10 医師の説明義務が問題とされた裁判例

　本章では、医師の説明義務が問題にされた裁判例につき、近年のものをいくつか紹介する。なお、紹介にあたっては、①患者側の主張、②医療側の主張、③裁判所の判断を、それぞれ、判決文に則して掲載する。ただし、わかりやすいように、内容が変わらない範囲で判決文に若干の修正を施し、また、裁判所の判断においては特に重要と思われる部分を太字で表記している。

　インフォームド・コンセントの法原則については第1章で解説したが、ここでは、実際の裁判例に触れることで、その理解を深めていただきたい。

1 補綴療法

【顎関節症の治療（補綴療法）として、多数の歯の削合を伴う補綴治療を行ったことについて、歯科医師の説明義務違反が認められた事例】〔東京地方裁判所、平成12年12月25日判決（判例タイムズ1077号、250頁）〕

a. 事案の概要

　患者は26歳女性。数年来、首の痛みなどに悩んでいた。以前より通院していた歯科医院にて、顎関節症との診断を受け、そこでスプリント療法が実施された。スプリント療法とは、プラスチック製のマウスピースのようなもの（スプリント）を装着し、噛み合わせの状態や歯の接触関係を変更する治療法である。

　2, 3年後、患者は、同僚の紹介により、本件歯科医院において院長の診察を受けた。患者は、院長に対し、上下歯の噛み合わせが悪いため顎・首・頭が痛く、肩こりもひどいと訴え、他の歯科医院でスプリントを装着されたり歯を削る治療を受けたりしたと話した。また、歯を削られた際、頸部に痛みが走ったため、歯を削られるのは怖いので削りたくないなどと話した。院長は、諸検査の結果、咬合不全、咀嚼筋の強度の緊張、首・肩周辺の神経筋機構の異常等を認めたため、顎関節各部の位置関係の整復及び顎関節周辺の筋の緊張の緩和を目的として、患者の歯牙の一部に「ミニスプリント」を装着した。

　患者は、当歯科医院を継続して受診しており、約5か月後、院長は、補綴治療（自然歯を削合して、金属等の冠で被覆する治療方法）を行う前提で、歯牙の一部を浅く削合した。

それから約1か月後，院長は患者と補綴治療の方針について話し合った。この際，患者はこれ以上歯を削りたくないと話して，院長との間で押し問答となった。

本件は，これを受けて，患者が，治療内容等の十分な説明が行われないまま自然歯を大幅に削合するなど不可逆的かつ侵襲性の高い治療を施されたとして，院長に対し損害賠償を求めた事案である。

b．原告および被告の主張

1）原告の主張

初診時において，院長に対し，歯を削らない治療方法を希望していた。しかし，院長は，治療内容について明確な説明をしないまま，患者の承諾も得ずに，自然歯を削合した。再度歯科医院を受診し，歯を削合したことについて強く説明を求めたところ，院長は，「いやあ，そろそろ説明しようと思っていたんだよ」と述べて，この時点において初めて治療内容の説明を行った。

2）被告の主張

患者から歯を削らないで治療をしてほしい旨の明確な意思表示を受けたことはない。むしろ，患者は，患者の同僚が顎関節症の症状治療のため当歯科医院を受診し，数本の歯を削るだけの治療で良くなったと聞いて，同僚から紹介されて受診したと述べていたのであり，患者は同様の治療を希望していた。

c．判旨

一般に，医療上の治療行為を行うにあたって，それが患者の身体に対する侵襲行為に該当する場合には，原則として，医師又は歯科医師は，患者に対し治療行為の内容及びこれに伴う危険性等について事前に説明をした上，患者の同意を得るべき義務を負っているというべきである。そして，これを患者の立場からみると，患者は，原則として，自己の受けるべき治療について一定の決定権を有しているということができる。

顎関節症は，多くの因子が相互に複雑に関連する整形外科的な要素の強い疾患であり，それに応じて，治療方法も，物理医学療法（理学療法，スプリント等），行動医学療法（カウンセリング，リラクゼーション，ペインクリニック等），薬物療法（消炎鎮痛剤，筋弛緩剤，精神安定剤，抗うつ剤等），非開放性関節外科療法，開放性関節手術（関節形成術，下顎頭切除等），咬合療法（咬合調整，矯正・補綴による咬合再構成等）と多種多様なものが存在している。そして，一般に顎関節症の場合は，患者の生命・身体の安全の確保という点からすると，緊急性の低いものが大半ということができるから，これらの点を踏まえ，歯科学や口腔外科学においては，保存可逆的な治療が常道であり，これらを種々試みても効果がない場合に，顎関節症の症状やその原因を慎重に検討しつつ，必要最小限の侵襲的不可逆的な治療方法を選択するのが妥当とされているものと認められる。

そこで，顎関節症の治療においては，歯科医師において歯牙の削合を伴う補綴治療が妥当と判断する場合であっても，同治療は一度実施してしまえば復元することができない不可逆的で侵襲性の高いものであるから，歯科医師は，前記のようなあり得る複数の治療方法との

対比の上で，実施を考えている補綴治療の必要性や緊急性，その内容，これによってもたらされる結果，補綴治療の利害得失や危険性等について，患者に対し具体的な説明を行い，もって患者においてその補綴治療の実施時期や他の治療方法との優先関係等を含め，補綴治療を受けるか否かについて適切な判断ができるように措置する義務を負うというべきである。そして，その説明は，一般に専門的知識に乏しい患者において十分に内容を理解し選択の判断をなし得る程度に平易かつ具体的なものでなければならないというべきである。

これを本件についてみると，患者は，スプリント療法の実施により，これを外したときは症状が再現する状態であったものの，その装着時においては症状が緩解する状態であったから，早期に補綴療法を実施しなければならないような緊急の必要性があったということはできない。そして，患者は，歯牙を削られることに強い抵抗感と恐怖感を抱いており，院長も患者の訴えからその点を知っていたのであるから，院長においては，原告（患者）に対し実施しようと考えている補綴治療の説明をするに当たっては，治療の前提として大幅な歯牙の削合を行うこと，その後は削合を受けた歯は自然歯として使用していくことはできなくなることを具体的かつ平易に説明し，その点についての正確な理解に基づく納得と承諾を得た上で補綴治療に取りかかる診療契約上の義務があったというべきである。

2 子宮摘出術

【帝王切開の際に子宮筋腫等のために患者の夫の同意を得て子宮が摘出された場合において，患者本人の同意を得がたい緊急性はなく，夫の承諾が許されないとされた事例】〔東京地方裁判所，平成13年3月21日判決（判例時報1770号，109頁）〕

a．事案の概要

患者は40歳女性。本件大学病院産婦人科を受診し，主治医の診察を受け，妊娠を確認した（当病院には患者の夫も形成外科医として勤務していた）。後日，患者は主治医から子宮筋腫ができていることを告げられたが，主治医が子宮筋腫があっても妊娠と分娩には特に支障がないと述べたので，患者はその後も妊娠を継続した。主治医は，患者の子宮筋腫の位置と大きさからみて，腹式帝王切開術をすることで支障なく分娩することが可能であり，さしあたっては子宮筋腫の核出術を行う必要がないと考えていた。

患者は，予定日より少し早く，出産のために本件病院に入院した。主治医が患者に，腹式帝王切開術により分娩を行うことについて同意を求めた際に，患者は，これについては同意したが，輸血はできる限り避けてほしいと要望した。

患者は帝王切開により，男児を出産した。しかし，胎盤の自然剥離が容易にみられなかったため，主治医が胎盤を用手剥離したところ，子宮内膜面及び子宮胎盤剥離部周辺からにじみ出るような出血が持続した。主治医は，帝王切開に引き続いて子宮摘出手術を行うことは，子宮筋腫があることにより持続する出血に対する治療方法の1つとして，有効な手法と考えた。そして，別の手術室でたまたま手術をしていた患者の夫に対して，患者の子宮の全摘出を行うことの承諾を求めた。患者の夫は，子宮からの出血が止まらない可能性と再手術の可能性を考慮し，子宮全摘出に同意した。主治医は，右側卵巣と子宮との癒着が予想していた

以上に強固で剝離させることが困難であったため，子宮とともに右側卵巣を摘出した。しかし，主治医は，そのことについて患者の夫はもとより患者に対しても何ら説明せず，同意も得ていなかった。

本件は，これを受けて，患者が，①説明をせず，同意も得ないで子宮摘出をした，②子宮周辺の静脈を結紮する際誤って尿管を結紮した，などとして，当大学病院と産婦人科の主治医に対して損害賠償を求めた事案である。

b．原告および被告の主張

1）原告の主張

主治医は，患者に何の説明もせず，同意を得ることもなく患者の子宮を摘出した。

2）被告の主張

帝王切開の際に，患者の胎盤を剝離させたところ，剝離した部分の子宮内膜面の周囲から出血が持続した。このため，子宮を摘出することは，出血の危険を伴うことを差し引いてもなお選択すべき治療方法の1つであると考えた。そこで患者の夫に上記の事情を説明し，子宮摘出を希望するか否かを尋ねたところ，患者の夫は子宮摘出に同意したので，手術を行った。

c．判旨

医師が患者に対して手術のような医的侵襲を伴う治療を行う場合には，患者の自己決定権が尊重されなければならないから，医師は患者に対し，治療を行うことが緊急を要し，これを受けるか否かの判断を患者に求める時間的余裕がないなど特段の事情があるときを除いて，患者の症状，治療の方法・内容及び必要性，その治療に伴い発生の予測される危険性，代替的治療法の有無，予後等，患者が当該治療を受けるかどうかを決定するのに必要な情報を，当時の医療水準に照らし相当と認められる範囲内で具体的に説明して，当該治療を行うことについて患者の同意を得る診療契約上の義務を負うというべきである。

医療行為がときに患者の生命，身体に重大な侵襲をもたらす危険性を有していることにかんがみれば，患者本人が，自らの自由な意思に基づいて治療を受けるかどうかの最終決定を下すべきであるといわなければならないから，**緊急に治療する必要があり，患者本人の判断を求める時間的余裕がない場合や，患者本人に説明してその同意を求めることが相当でない場合など特段の事情が存する場合でない限り，医師が患者本人以外の者の代諾に基づいて治療を行うことは許されないというべきである**。

これを本件についてみるに，いったん閉腹して患者の回復を待ったとしても，直ちに患者の生命に影響するような状況にはなく，本件手術には本件帝王切開に引き続いて本件手術を行わなければならないほどの緊急性はなかったと認められる上，病名も子宮筋腫であって癌等の病気の場合のように患者に説明すること自体に慎重な配慮を要するともいえないから，代諾に基づく治療が許される特段の事情があるということはできない。

3 下部胸部腹部大動脈瘤の手術

【絶対的適応がある下部胸部腹部大動脈瘤の手術にあたって，死亡率等を含む手術の危険性を事前に説明しなかったとして，医師の説明義務違反を認めた事例】〔東京高等裁判所，平成13年7月18日判決（判例時報 1762号，114頁）〕

a. 事案の概要

患者は成人男性。患者は，本件医療機関において，腹部大動脈瘤と診断され，主治医の執刀により下部胸部腹部大動脈置換術，分枝再建術の手術を受けた。しかし，患者は，手術中に急性出血性心筋梗塞により死亡した。

本件は，これを受けて，患者の相続人（妻と2人の子）が，動脈瘤破裂の危険性の程度や，手術における死亡の危険性について説明を受けていなかったなどとし，医療機関に対し損害賠償を求めた事案である。なお，第1審では請求が棄却された。本判決は，その控訴審判決である。

b. 控訴人および被控訴人の主張

1）控訴人の主張

主治医は，患者と家族に対し，手術の必要性，手術をしない場合の動脈瘤の破裂の確率，手術をした場合の死亡率，手術に伴う後遺障害の発生の確率，程度等について，最低限説明する義務があった。しかし，動脈瘤破裂の危険性の程度，手術が死亡の危険性のあるものとの説明を受けておらず，受けた説明は，手術によって足に障害が残る可能性が1割くらい存在するという程度であった。

2）被控訴人の主張

医師の説明が患者側の有効な承諾の存否にとって意味を有するのは，説明の有無によって患者側に複数の選択肢が認められ，患者による特定の医療行為の拒否が合理的な場合である。ところが，本件においては，患者の症状は，腹部大動脈瘤の径の拡大と腹痛，腹部背部痛というものであり，大動脈瘤の切迫破裂という状態にあった。そのため，患者は，手術を受けなければ大動脈瘤の破裂により即死に至る危険性が高く，手術は，絶対的適応が認められる療法であった。したがって，患者には手術以外の選択肢はなく，患者が手術を拒否する合理的理由は存在しなかったので，医師に説明義務違反はない。

c. 判旨

医療行為，特に患者の身体への重大な侵襲を伴う手術は，患者の生命や健康，精神に重大な影響を及ぼすものであるから，それを行うにあたっては患者の同意が必要である。この同意は，自己の人生のあり方は自らが決定することができるという自己決定権に由来するものであり，医師が患者の同意を得るにあたっては，患者による自己決定権の行使がその責任において適切に行われるように，患者に対し，当該患者の病状，治療方法，治療に伴う危険等

について適切に情報を開示して説明を行うべき義務がある。

本件の場合，患者の腹部大動脈瘤は破裂の危険が大きく，破裂した場合の死亡率も高いものであったことが認められる。他方，患者の腹部大動脈瘤の治療のために行われた本件手術は，患者の心臓をいったん止め，人工心臓を用いる等，患者の身体に対する侵襲の程度が大きく，また，手術により患者が死亡するに至る可能性も10％を超えるという相当危険なものであった。さらに手術について患者の承諾を得ることができない程の緊急性がある場合でもなかった。したがって患者は，手術を受けるべきか，経過観察とするかについて，選択の余地があり得た。

患者が手術を受けることを拒否するか否かの選択は，患者の自己決定権の行使として，患者自身が行うべきものである。したがって，主治医は，患者に対し，十分な情報に基づき上記の選択を尽くさせるため，患者の病状及びその危険性，本件手術の内容及びその危険性等について，具体的に説明する義務があった。特に，手術の危険性とそれによる死亡率は，手術を受ける患者とその家族にとって，上記選択に当たり最も重視すべき情報の1つであることが明らかである。その点について十分な説明を行うことは，医師にとって当然の責務であった。

【参考事項（判決文から）】
「本件については，診療録には主治医の説明については全く記載がない。看護記録部分に「危険率は一割」との記載があるが，それが手術の危険率や死亡率を示すものとはいえない。したがって，その「危険率は一割」との記載は，患者家族の言うように，術後の足の障害発生率について述べたものであるとの疑いが残る。主治医が患者に対し，手術の危険性と死亡率について具体的に説明したとは認め難い。」

「患者家族の主張する，主治医の不完全な説明により，患者が手術を承諾し，その結果死亡するに至ったとする点は，腹部大動脈瘤自体が高い危険性を有する疾患であることを考慮すると，仮に，主治医から患者に対し，手術の危険性を含めた十分な説明がなされたとしても，患者としては，結局，手術を選択した可能性も十分に考えられる。そうすると，主治医による説明義務違反と，患者が死亡するに至ったこととの間に因果関係があるとは認められないので，患者が死亡したことに基づく損害は認められない。しかし，患者としては，主治医の説明が十分なものであれば，手術を受けるか，経過観察とするかについて，慎重に考慮し，選択する余地があったので，主治医の不十分な説明のために，自らの疾病の治療方法として手術を受けることの当否，ひいては自らの余生の生き方を自らの責任で選択する機会を持つことができなかったというべきであり，その精神的苦痛は慰謝料請求に値する。」

4 美容整形外科手術

【医師が勧めた美容整形外科手術によって患者の主観的願望に反した結果が生じたとして，医師に術前の説明義務違反が認められた事例】〔東京地方裁判所，平成13年7月26日判決（判例タイムズ1139号，219頁）〕

a. 事案の概要

患者は54歳女性。頬の骨がやや出ているように思ったため，美容整形外科医院を訪れ，

医師の診察を受けた。医師は，患者に対し，頬骨を削る手術は，頬のわきと耳の近くと目の下を少し切って骨を削る手術であることを説明した。さらに，顔のバランスをとるために下顎骨を削る手術を同時に受けるように勧めた。その後，医師は，削る骨のおおよその部分及び量を示すため，患者の顔の該当部位にマーカーで線を引いて，手鏡で患者本人にも見てもらいながら，確認するように説明をした上で，両頬骨と両下顎骨を切除した。

本件は，これを受けて，患者が，患者の美的要求よりも医師の美的価値観を優先させ強引に左右両側の下顎骨を切除した，などとして，担当医師（美容外科医院の開設者）に対して損害賠償を求めた事案である。

b．原告および被告の主張

1）原告の主張

美容外科臨床における「インフォームド・コンセント」の意義については，「患者の主観的願望や美的要求を可能な限り正確に把握し，手術の方法などを具体的に患者に説明し，治療方針について合意を得る必要がある」と理解されている。患者が希望していたのは，頬骨の切除のみであり，下顎骨の切除手術は，希望していなかった。患者が，下顎骨について「右のエラのみが張っている」と応対したのも，医師が「頬だけを削るとおむすび山のような形になるので，顔のバランスを取るために下顎骨をほんの少し削った方がよい」とアドバイスをした結果であり，当初から患者は右下顎の切除手術を希望していなかった。

2）被告の主張

医師は，本件手術に先だって患者の希望を十分に聞いた上で，アドバイスを行い，患者の十分な理解と納得を得た上で左右下顎骨の切除手術を行った。

c．判旨

一般に，美容整形のための手術は，通常，医学的緊急性，必要性に乏しいものであり，また，その手術の目的が，患部の治癒ではなく，患者の主観的願望を満足させるという主観的な目的を有するものであることからすれば，そのような場合，美容整形外科医としては，まず，患者に対し，十分な問診をするなどしてその主観的願望を正確に把握した上で，あくまでもその願望に沿うように手術の部位及び方法等を勧めなければならず，安易に自己の美的価値観に従って，患者を自己の勧める手術に誘引してはならないというべきである。
しかも，当該手術が当初患者が要求していなかったものであるとすれば，美容整形外科医は，特に，当該手術の必要性，難易度，当該手術により患者の外貌がどのように変化するか等の点について，当該患者の性別，年齢，職業，家族構成，家族の承諾の有無，美容整形手術の経験の有無等に照らして，当該患者が十分に理解できるよう詳細な説明を行って患者の承諾を得た上で，手術を行うべき義務があるというべきである。

しかし，他方，患者に対し，当該手術の方法，効果等について自己決定に必要かつ十分な判断材料を提供して患者の承諾を得た上でならば，患者が当初要求していなかった手術であっても，その経験及び医学的知識に基づき自己の意見を述べて当該手術を勧めることも許されるものというべきである。

これを本件について見ると，患者は，本件手術当時54歳の女性で（患者は，被告に対し，10歳若く申告している），それ以前に美容整形手術の経験はなかったところ，医師の勧めにより，結局は，両下顎骨の切除手術に同意したことが認められる。

しかし，このような下顎骨を切除することにより，外貌に大きな変化を生ぜしめる可能性があり，証拠によれば，下顎角部の骨切り術においては，切除量の決定は術者の主観と経験によるとされるものの，あくまでも控え目にすることが大切で，下顎角を過度に切除して，下顎角を消失させたり，スムーズな下顎の輪郭を失わせたり，不自然な下顎のラインを生じることのないように注意すべきであるとされている。また下顎角の非対称症例においては，丁寧に骨切除を行っても完全な対称性を得ることが困難であるとされていることからすれば，まず，患者の当初の要望である右下顎骨の切除手術の承諾を患者から得るにあたっては，右下顎骨を削る程度とそうした場合の外貌の変化について患者に十分説明して，当該切除の程度を決定した上で患者の承諾を得なければならないし，まして患者がさほど不満を抱いていなかったため当初要望していなかった，左下顎骨の切除をも勧めてその手術の承諾を得るにあたっては，左下顎骨を削る必要性，すなわち左下顎骨を削った場合の外貌の変化について，右下顎骨よりもより詳細に説明しなければならないのはもちろん，その方法及び時期の点に関して，〔1〕患者の要望どおり頬骨及び右下顎骨の切除手術をした上で患者が必要だと感じた場合に再度左下顎骨の切除手術について検討する方法と，〔2〕一度に左下顎骨まで切除する手術を行う場合との利害得失，及び前記手術結果により患者が主観的に完全な満足な結果を得られない可能性等についても，患者が理解できるような十分な説明をすべきであったというべきである。

【参考事項（判決文より）】
「なお，医師は，本件手術を行う直前に至って，ようやく患者に対し，削る顎の骨の部分や量を示すために，患者の顔に赤いマーカーで線を引いて，これを患者に手鏡で見せるなどして説明しているものの，そもそも，このような具体的な説明は患者から左下顎骨に関する手術の同意をとる際になされてしかるべきであって，本件手術の直前に行うこと自体，患者が当該手術に同意するか否かを決定するためには不十分といわざるを得ない。」

5 胸筋温存乳房切除術

【乳癌の手術に当たり，当時医療水準として未確立であった乳房温存療法について，医師の知る範囲で説明すべき義務があったとして，医師の説明義務違反が認められた事例（最高裁判所，平成13年11月27日の差戻し後の控訴審判決）】〔大阪高等裁判所，平成14年9月26日判決（判例タイムズ1114号，240頁）〕

a. 事案の概要

患者は43歳女性。右の乳房にしこりを発見し，本件医院にて開設者である医師の診察を受けた。医師は生検を行った結果，患者のしこりは乳癌であると判断し，右乳房を切除する手術を実施した。本件手術の術式は，胸筋温存乳房切除術であり，患者の右側乳房は全部切除され，右乳房の周辺部分の脂肪も広範囲に取り除かれた。

本件は，これを受けて，患者が，患者の乳癌は乳房温存療法に適しており，患者も乳房を残す手術を希望していたのに，医師は，患者に対して乳房温存療法について十分に説明をしないまま，患者の乳房を切除する手術をしたとして，医師に対し，損害賠償を求めた事案である。

なお，本件の訴訟経過は，およそ次の通りである。第1審（大阪地裁，平成8年5月29日判決）は，患者の請求を一部認容したが，控訴審（大阪高裁，平成9年9月19日判決）は，医師に義務違反は認められないとして，医師敗訴部分を取り消した。これに対し，患者が上告したところ，上告審（最高裁，平成13年11月27日判決）は，控訴審判決の判断には診療契約上の説明義務の解釈を誤った違法があるとして，控訴審判決を破棄し，当裁判所に事件を差し戻した。

b．患者および医師の主張

1）患者の主張

主治医は，手術をするに際して，患者に対し，最低限，①病名，②病気の進行程度（病期）および悪性度（乳癌の性質），③乳癌について考えられる治療方法，④その患者に関して選択可能な治療方法およびその利害得失，⑤手術に伴う後遺症や術後の状態について，当時の医療水準に照らし，医学的観点から正しい内容の説明をし，患者の承諾を得なければならない。乳癌の手術については，胸筋温存乳房切除術のほか，乳房温存療法があり，その2つの方法では術後の身体の外観や機能が著しく異なり，患者の精神的苦痛の程度にも大きな違いがあるのであるから，乳癌の手術に際し，各手術の内容，術後の治療方法，その差異などにつき説明すべきであった。

2）医師の主張

医師の説明義務の範囲は，①病名とその状態，②治療法の内容，③代替可能なその他の治療法，④それらに伴う副作用や危険性，副作用からの回復の可能性，⑤予後である。

主治医は，①について，乳癌，しこりの大きさからして充実腺管癌であること，②乳房を全部取ることと筋肉を残すこと，③乳房を温存する術式はあるが，局所再発の危険があり，また，放射線を併用することになり，そのため局所が黒く変色すること，④胸筋温存乳房切除術に関して，乳房が切除されることにより外観が悪くなること，胸筋が温存されるのでリハビリテーションが容易であること，局所再発の予防は期待できること，⑤リハビリテーションが必要であること，をそれぞれ説明している。

また，③については，当時の医学水準では，胸筋温存乳房切除術が最高の手術とされており，乳房温存療法は未だ試験的段階であって，確立された治療法ではなかったのであり，これを説明すべきであったとはいえない。

c．判旨

他の術式の選択可能性についての説明義務違反につき検討するに，乳房温存療法は，当時未だ**未確立であり，それについても説明義務を負うかが問題となるが，未確立の療法（術式）であっても，少なくとも，当該療法（術式）が少なからぬ医療機関において実施されており，**

相当数の実施例があり，これを実施した医師の間で積極的な評価もされているものについては，患者が当該療法（術式）の適応である可能性があり，かつ，患者が当該療法（術式）の自己への適応の有無，実施可能性について強い関心を示していることを医師が知った場合などにおいては，たとえ医師自身が当該療法（術式）について消極的な評価をしており，自らはそれを実施する意思を有していないときであっても，なお，患者に対して，医師の知っている範囲で，当該療法（術式）の内容，適応可能性やそれを受けた場合の利害得失，当該療法（術式）を実施している医療機関の名称や所在などを説明すべき義務があるというべきである。そして，乳癌手術は，体幹表面にあって女性を象徴する乳房に対する手術であり，手術により乳房を失わせることは，患者に対し，身体的障害を来すのみならず，外観上の変ぼうによる精神面・心理面への著しい影響をもたらす可能性があるものであって，患者自身の生き方が人生の根幹に関係する生活の質にも関わるものであるから，胸筋温存乳房切除術を行う場合には，選択可能な他の療法（術式）として乳房温存療法について説明すべき要請は，このような性質を有しない他の一般の手術を行う場合と比し，一層強まるものといわなければならない。

　本件については，医師は，開業医であるものの乳癌研究会（後の日本乳癌学会）に参加する乳癌の専門医であること，乳房温存療法について，同療法を実施している医療機関も少なくないこと，相当数の実施例があって，同療法を実施した医師の間では積極的な評価もされていたこと，患者の乳癌について乳房温存療法の適応可能性があることおよび本件手術当時，乳房温存療法を実施している医療機関を知っていたことは，前記認定のとおりである。そして，患者は，本件手術前に，乳房温存療法の存在を知り，医師に対し本件手紙を交付しているところ，本件手紙は，乳癌と診断され，生命の希求と乳房切除のはざまにあって，揺れ動く女性の心情の機微を書きつづったものであるから，本件手紙には，患者が乳房を残すことに強い関心を有することが表明されていることが明らかであって，医師は，本件手紙を受け取ることによって，乳房温存療法が患者の乳癌に適応しているのか，現実に実施可能であるかについて患者が強い関心を有していることを知ったものといわざるを得ない。そうすると，医師は，この時点において，少なくとも，患者の乳癌について乳房温存療法の適応可能性のあることおよび乳房温存療法を実施している医療機関の名称や所在を医師の知る範囲で明確に説明し，医師により胸筋温存乳房切除術を受けるか，あるいは乳房温存療法を実施している他の医療機関において同療法を受ける可能性を探るか，そのいずれの道を選ぶかについて熟慮し判断する機会を与えるべき義務があったというべきである。もとより，この場合，医師は，自らは胸筋温存乳房切除術が患者に対する最適応の術式であると考えている以上は，その考え方を変えて自ら乳房温存療法を実施する義務がないことはもちろんのこと，患者に対して，他の医療機関において同療法を受けることを勧める義務もないことは明らかである。

6 経皮的冠動脈形成術（PTCA）

【一般的な適応を欠く経皮的冠動脈形成術（PTCA）を実施し，それについての説明義務違反があったために，患者の同意が，正当な医療行為として認められるための同意としても，自己決定権の行使としての同意としても，その有効性を欠くとして，損害賠償請求が認められた事例】〔東京地方裁判所，平成16年2月23日判決（現時点では，判例集等に未搭載）〕

a．事案の概要

　患者は，死亡当時59歳の男性。平成11年9月9日，心電図異常の精査を受ける目的で本件大学附属病院（以下「被告病院」）を受診した。9月21日に運動負荷タリウム心筋スペクト検査，11月30日に冠動脈造影（CAG）を受け，冠動脈に狭窄病変があることが判明した。このため，患者は，平成12年2月7日に被告病院に入院し，8日に医師の執刀による第1回目の経皮的冠動脈形成術（PTCA，以下「前回PTCA」）を受け，退院した。

　患者は，続く5月16日に被告病院において冠動脈造影を受けたが，その結果，冠動脈の狭窄病変治療のため再度PTCAを受けることになり，22日に2回目のPTCA（以下「本件PTCA」）を受けた。しかし，患者は，PTCA施行中の冠動脈破裂に起因する急性心筋梗塞により翌23日に死亡した。

　本件は，これを受けて，亡き患者の相続人（妻と2人の子）が，①冠動脈の3枝に病変があれば原則的には冠動脈バイパス手術（CABG）の適応であり，PTCAの適応ではないためPTCAを施行すべきでなかった，②PTCA施行についての説明義務違反がある，③PTCA施行中に手技上のミスにより左前下行枝に穿孔を生じさせた，などと主張して，被告病院に対して損害賠償を求めた事案である。

b．説明義務違反についての原告および被告の主張

1）原告の主張

①担当医師は，患者に対し，PTCAの効果・副作用，前回PTCAの経過，冠動脈バイパス手術（CABG）の効果・副作用等を説明するとともに，前回PTCAにおいて，副作用により患者がショック状態に陥っていること，前回PTCA施行後に再狭窄が生じていること，CABGは再狭窄が生じた動脈と別の動脈を作る手術であることなどを説明すべきであった。

②担当医師は，PTCAは，バルーンを狭窄部に入れる手術であるが，バルーンにもさまざまな種類があり，カッティングバルーンは，刃を使っているため，他のバルーンに比べて，この刃の使用に適切さを欠くと亀裂や破裂が起こりやすく，かつ，起こった場合の程度が大きくなりうることについても説明すべきであった。

③平成11年11月30日の血管造影検査の結果，患者には冠動脈の3枝すべてに病変があった。前回PTCAの時に冠解離が起こり，酵素上昇，血圧低下，低酸素症，心電図変化が起こっている。冠解離は，PTCAの合併症の1つとされており，冠解離が起こるのは10％くらいと少ないが，それが原因で急性冠動脈閉塞・梗塞が起こる可能性がある。

④したがって，担当医師としては，患者に対し，冠動脈の3枝すべてに病変があること，前回PTCA時にPTCAでは起こる可能性が小さい合併症が起こったこと，PTCAよりはCABGをしたほうがよいことの説明をすべきであった。

⑤それにもかかわらず，担当医師は，前記のような説明をしなかったため，患者は，本件PTCAを受けることとしたものである。PTCAとCABGでは，施行の心筋梗塞の発症率に有意差がないのであるから，前記のような説明がなされれば，患者は，本件PTCAを受けずに，CABGの必要な時点でCABGを受けるという選択をし，死亡の結果は生じなかった。

2）被告の主張

①担当医師は，前回PTCA施行の前日に，患者および妻に対して，PTCAの内容・利点，合併症として20から30％の割合で再狭窄が起こること，その他の合併症として，冠動脈穿孔・血栓塞栓症・心筋梗塞などが，それぞれ1％以下の確率で起こりうること，死亡頻度は0.5％以下であること，内科的処置で対応できない場合には開胸手術を行うことなどについて説明した上で，PTCAの説明書を見せながら説明し，その説明書を交付した。

　本件PTCA施行に当たっても，担当医師は，患者およびその子に対して，患者の再狭窄にもPTCAの適応があること，手技的には前回PTCAと同じであること，1％の合併症の危険性があること，妻にもその旨伝えてほしいこと，改めて前回PTCAの際に渡した説明書を見てほしいことなどを説明した。

②穿孔や破裂は，すべてのデバイス（器具）に共通のものであり，その発症率は，おおむね1％以下であって，デバイスによる差はない。穿孔や破裂が起こった場合，その程度は，デバイスの種類よりも，患者の血管の状態に影響される点が大きい。カッティングバルーンについて，特別危険なバルーンであるという医学的意見はない。

担当医師は，PTCAにより，冠動脈穿孔，心タンポナーデ，血栓塞栓症，死亡等の合併症が起こりうること，合併症の発症確率はおおむね1％以下であることについて，十分な説明を行っている。

　PTCAのデバイスは，必要に応じて適宜選択されるものであって，本件でもローターブレーター，カッティングバルーン，パーフュージョンバルーン等のさまざまなデバイスが利用されており，担当医師らによる合併症発生の危険性についての説明は，カッティングバルーンも含めて総括的に行ったものである。

　しかも，患者は，前回PTCAにおいて，同様にカッティングバルーンによる治療を受けており，その際にも，同様の説明を受けて，危険性について十分理解していた。

　したがって，担当医師は，患者に対し，本件PTCAについての十分な説明をしたものであり，その説明に何ら不適切な点はない。

③患者の状態を前提とした場合，①PTCAの適応があり，CABGに比べて低侵襲であること，②患者にCABGを施行しても，適切な部位にバイパスを繋ぐことができず，根本的な治療とはならないこと，③PTCAの手技上の成功率は，初めてのPTCAよりも再度のPTCAのほうが高く，再狭窄にはPTCAで対応できるから，合併症として，再

狭窄を過度に強調すべきでないことなどからすれば，1度目の再狭窄である本件においては，PTCAを選択するのが合理的であって，身体的侵襲の大きいCABGを行わなければならない合理的理由はない。

したがって，担当医師としては，CABGをあえて勧める必要はないのであって，患者から，CABGを強く望むとの意向が示されるなどの特段の事由がない限り，前記のような一般的な説明に加えて，CABGの方法や危険性について，ことさら詳細に説明する義務はない。

④患者は，恐がりであり，カテーテル検査自体消極的であったが，担当医師の説得により，前回PTCAを決心した。また，患者はCABGの存在を知っていた。

本件では，前記のとおりPTCAの適応がある事案であり，患者が恐がりな性格であることに鑑みれば，PTCAについての具体的手技，合併症の説明のほか，CABGについての具体的手技，そのリスクについてまで説明する義務はない。

担当医師は，平成12年5月17日，血管再建の方法としてCABGもあることを説明した上で，バイパスを繋ぐところがないため，PTCAが望ましい旨を説明したのであって，その説明に不適切な点はない。

⑤前回PTCAで副作用があり，ショック状態に陥ったという事実はなく，前回PTCAは成功であった。本件PTCAの施行を決定する段階においては，本件のような合併症が発症することを予見することは不可能であったし，本件PTCAがCABGよりも危険であるとの所見はまったく存在しないのであるから，患者が本件PTCAを拒絶し，CABGを選択することはあり得なかった。

c. 判旨

相続人は，①患者の症状には，PTCAの適応がなかったのに担当医師は本件PTCAを実施した，②仮に適応があっても担当医師らには説明義務違反があったとしている。適応の有無の問題と説明義務違反の有無の問題（治療内容を十分理解して同意したか否かの問題）は密接に関連する。

1) 適応と同意の関係について

①一般に，ある症状に対して，ある治療行為の適応が問題となる場合，その当時の医療水準を前提に，当該治療行為に伴う生命・身体に対する危険性（危険の発生する頻度を含む）と当該症状の状態（生命・身体に対する危険性の程度，治療の必要性・緊急性の程度を含む）およびこれに対する当該治療行為の効果を総合的に考慮し，当該症状に治療の必要性が認められ，当該治療方法が，当該症状に対する一定の治療効果（効果の内容，治療を受けた患者のうち効果のあった患者の割合等を含む）を期待できるものであり，当該治療行為に医療行為として期待される安全性が確保されているとき（当該治療行為に伴う生命・身体に対する危険性が，その治療効果に比して不相応に大きいものでないとき）は，適応があると解することができる（以下，このような意味での適応を「一般的適応」という）。

②そして，ある症状に対して，一般的適応のある治療行為が行われた場合は，原則として，

正当な医療行為と認められ，違法性を有しない（他人の身体に対して侵襲を加えることの違法性が阻却される）が，一般的適応のない治療行為が行われた場合（当該症状が治療行為の必要のないものであったり，当該治療行為が当該症状に対しては治療効果を期待できないものであったり，治療効果に比して不相応に大きな危険を伴うものであったような場合）は，原則として，その治療行為は違法性を有するものと解される。もっとも，一般的適応のある治療行為であっても，患者の意識がないなど，患者の同意を得ることができないような状況にない限り，患者の自己決定権に基づく同意は必要であり，患者の同意がない場合は，原則として，その治療行為は違法性を有するものと解される。

③ 一般的適応については，一応，以上のように解することができるとしても，具体的な治療の場面では，当該治療行為を行う医療従事者の能力（知識・経験，技術を含む）の問題，当該治療行為に必要な医療設備ないし医療環境（助力を求めることができる他の医療従事者の有無等）の問題等，他の要因も加わって当該治療を実施することの適法性が判断されることになり，一般的適応があっても，知識・経験，技術等の点から当該医療従事者あるいは当該医療機関が当該治療行為を行うことは許されない場合もありうるし，一般的適応に欠けるところがあっても，患者の同意があれば，当該治療行為を行うことが許される場合もありうる。例えば，医療技術の進歩の著しい分野においては，一般的適応があるとはいえないが，一定の能力を有する医療従事者が，患者の同意を得て，一定の医療設備及び医療環境のもとで実施する場合には，一定の治療効果が期待できるので，当該治療行為が許されるという場合もありうるし，当該治療の実施例が少なく，当該治療行為の危険性についても，治療効果についても十分に検証されているとはいえないが，そのことを十分に患者が理解し，当該治療行為の実施を患者が望めばこれを実施することも許されるという場合もありえよう。

④ 一般的適応に欠けるところがあっても，患者の同意によって当該治療行為を行うことが許される場合について，これを患者の同意があれば当該治療行為の適応があるというのか，適応はないが，患者の同意によって治療行為としての正当性が認められるというのかは，表現の違いにすぎず，法的には，いずれにしても，患者の同意があって初めて当該治療行為が正当な医療行為として認められるものと解される。そして，この場合の患者の同意は，一般的適応がある場合の同意と連続性を有するものではあるが，一般的適応のある治療行為が，それ自体で，原則として正当な医療行為と認められるのに対して，一般的適応に欠ける治療行為は，患者の同意があって初めて治療行為としての正当性が認められるという意味で，より重い意義を有するものというべきである。

⑤ このように，違法性の有無，軽重の観点から考えると，治療行為の適応の問題は，当該治療行為に対する患者の同意の問題と切り離すことはできない。そして，当該治療行為について，その内容を十分理解した上でその実施に患者が同意したかどうか，すなわち，当該同意が，患者の自己決定権の行使としての同意，あるいは，一般的適応に欠ける治療行為について正当性を与えるための同意として有効なものといえるかどうかは，患者が同意するか否かを合理的に判断できるだけの情報が医療従事者から患者に対して与えられたかどうか，すなわち，説明義務が尽くされたかどうかにかかることになる。

2）本件 PTCA の適応

① 「冠動脈疾患におけるインターベンション治療の適応ガイドライン（冠動脈バイパス術の適応を含む）―待機的インターベンション―」（日本循環器学会ほか，関連 7 学会が参加した合同研究班により作成されたガイドライン。以下「本件適応ガイドライン」）に従うと，本件 PTCA は（前回 PTCA も），危険にさらされた側副血行路派生血管の病変に対するもので，原則禁忌に該当するものであったということになるし，本件 PTCA を実施するのであれば，まず，右冠動脈 3 番の狭窄に対して PTCA を行って初めて本件 PTCA を行うことが許されるものであったということになるので，特段の事情がない限り，本件 PTCA は一般的適応を欠くものであったというべきである。

② そこで，特段の事情について検討すると，PTCA については，新しい器具の開発や技術の向上が速く，従来の一般的適応の有無の判断基準が常に妥当するわけではなく，本件 PTCA 当時も，PTCA の適応の拡大の可能性が模索されていた時期であるし，一般に，被告病院のように高度先進医療を担うべき施設においては，その施設の性格上，従来適応がないとされていた症例についても，積極的に PTCA を試みることが期待されている場合があることも認められなければならない。そして，右冠動脈への側副血行は，前記のとおり，左前下行枝以外からも出ており，その量は前回 PTCA 時よりも増えていたことも考慮されなければならない。

③ しかし，②の事情を考慮してみても，本件 PTCA は，その効果において，再狭窄の可能性が高いという問題があり，その危険性において，CABG よりもむしろ危険性が高いという問題があって，PTCA を実施可能な医療機関であれば，どの医療機関であってもその実施が許されるというものではなく，被告病院のように，その実績や担当医師の能力，医療設備，医療環境において，難度（危険性）の高い PTCA であっても，安全性を確保しながら一定の治療効果を上げることが期待できる医療機関に限って，患者の同意を得た上で実施することが許されるものであったと認められるので，**やはり，一般的適応には欠けるところがあったものというべきである。**

④ **一般的適応に欠けるところがあったとしても，患者の同意があれば，被告病院において本件 PTCA を実施することは許されるものと解される。**

3）患者の同意について

患者は，本件 PTCA の実施について同意しているが，その同意が一般的適応に欠けるところのある本件 PTCA が正当な医療行為として認められるための同意として，さらには自己決定権の行使としての同意として，有効性を有するか否かは，**医師が患者に対して本件 PTCA についてどのような説明をし，患者は本件 PTCA についてどのような理解をしてその実施に同意したのかが問題となる。そこで，以下，この点について検討する。**

① 説明内容について，担当医師は，5 月 17 日には，(1) 前日の冠動脈造影検査で左前下行枝中間部に再狭窄が発見され，PTCA をもう一度行ったほうがよいこと，(2) CABG についても検討したが，血管が細くてバイパスを繋ぐ適切な部位が存在しないこと，(3) PTCA による侵襲は CABG に比較して小さいこと，(4) 再狭窄においても PTCA による対応が可能であり，PTCA の適応があること，(5) 本件 PTCA では，前回 PTCA でも使

用したカッティングバルーンを使用すること，(6) PTCA も 100％安全ではないこと，等を説明したと供述する。

　また，5月19日には，PTCA 用の説明書がなかったため，心臓カテーテル検査（冠動脈造影）用の説明書を代わりに示しながら，(1) 本件 PTCA ではロータブレーダーではなくカッティングバルーンを使用するが，適宜適切な治療器具を使用して拡張を図る予定であり，基本的には前回 PTCA と同様であること，(2) PTCA においては，冠動脈穿孔，血栓塞栓症，心筋梗塞などもろもろの合併症が1％以下の確率で起こりうること，0.5％以下ではあるが死亡することもあること，(3) CABG に比して低侵襲であることを話し，心臓カテーテル検査（冠動脈造影）用の説明書に「PTCA」と書き加え，同意書に患者の署名押印を得た上で，同説明書を改めて熟読してほしいと話したと供述する。

② （諸資料から）患者に対して，本件 PTCA に関し，前記各内容の説明をしたものと認められるし，患者は，担当医師から本件 PTCA について説明を受けた際，その説明内容について理解することができ，その上で本件 PTCA を受けることについて同意したものと認められる。

③ しかし，担当医師は，本件 PTCA を実施するに際し，患者に対して，CABG についても検討したが，血管が細くてバイパスを繋ぐ適切な部位が存在しないこと，PTCA による侵襲は CABG に比較して小さいことを説明したのみであり，担当医師は，患者の症状が，病変形態から判断して，合併症の危険性の高いものであり，しかも，危険な側副血行路が存在するため，本件 PTCA は，PTCA に関して実績も能力もある被告病院のような医療機関であって初めて実施が可能となるような難度（危険性）の高い治療であることなど，本件 PTCA の具体的な危険性については，何ら説明していない上，本件 PTCA よりもむしろ CABG のほうが危険性が低いこと，本件 PTCA を実施しても再狭窄の可能性が高く，そうなれば，さらに PTCA を実施する危険を冒すか，CABG を実施することになるが，本件 PTCA ではなく，CABG を実施すればそのような事態を防げることなど，患者がその自由意思によって PTCA と CABG の2つの選択肢のいずれかを選択することができるために必要な情報は何ら提供していない。

④ 以上の事実によれば，担当医師が，患者に対しても，その家族に対しても，本件 PTCA の具体的な危険性や本件 PTCA と比較した場合の CABG の利点について何ら説明せず，むしろ，CABG の実施が困難である旨の誤った情報を提供し，かつ，PTCA の侵襲性が CABG よりも低いことを強調したために，患者は，本件 PTCA は患者の症状に対して一般的適応を有するもので，特に難度（危険性）の高いものではないと誤解し，また，患者の症状に対して CABG を実施することは困難であると誤解して，本件 PTCA の実施に同意したものと認められる（前回 PTCA の実施についての同意も同様な説明のもとでなされたものと推認される）ので，担当医師に説明義務違反があることは明らかであり，本件 PTCA の実施についての患者の同意は，一般的適応に欠けるところのある本件 PTCA が正当な医療行為として認められるための同意としても，自己決定権の行使としての同意としても，その有効性を欠くものというべきである。

11 インフォームド・コンセントの今後のあり方を考えるために

インフォームド・コンセントの実施においては，十分な情報に基づいた患者の自己決定が重要とされている。しかし，患者は本当に自己決定を望んでいるのだろうか。患者によって情報を求める度合い（情報希求度）と自己決定を望む度合い（自己決定希求度）は異なるのではないだろうか。また，患者は提供された情報をどれだけ理解しているのだろうか。

本章では，インフォームド・コンセントの今後のあり方を考えるためにこれらのインフォームド・コンセントをめぐる諸問題について，欧米の知見をもとに簡単に検討する。

1 アメリカにおける自己決定権の勝利と危機

アメリカ医師会の倫理規定2000年版には，「患者は医師から情報を受け取り，適切な治療方法の選択肢による利益，リスクおよび費用について話し合う権利を有する」「患者は，医師の勧める医療について決定する権利を有する」と明記されている[1]。この患者の自己決定権については，アメリカでは，裁判所も早くからその重要性を指摘してきた。現在では，これはアメリカ医療の中で確固たる地位を築いている。

ところが，「アメリカ医事法においては自己決定権の勝利とともに危機も始まった」とSchneiderは指摘している[2]。この危機は2つの発展によってもたらされたという。1つは，自己決定権が次第に強められ過ぎたことであり，もう1つは，多くの患者から自己決定の原則の拒絶がみられるという現象である。

自己決定権のとらえ方が，あまりに強い意味をもたらされる方向へ変化してきたことについて，Schneiderは自己決定論者を「許容的自己決定論者」と「義務的自己決定論者」の2つに分類して説明している。許容的自己決定論者は，治療に関する決定に患者が積極的な役割を果たすことは，患者の権利であって，決して義務ではないと考える。これに対して，義務的自己決定論者は，患者が自分のためとされているサービスの内容を決定する際に積極的に参加することは，患者の基本的権利であるばかりか義務であるととらえるという。

Schneiderによれば，義務的自己決定論者の主張は，「望まない者に対しても，自己決定をパターナリスティックに押しつけるべきだ」とする主張に限りなく近い。

しかし，患者たちは，自分が医療に関して賢明な判断能力があるかどうか疑いをもっており，自分だけで決定したくないという意思を表示してきた。こうした中で，アメリカ医事法

においては，法律家のみならず患者にもふさわしい解決法を手探りで徐々に探る方が賢明だとしている。

ここで注意しておかなければならないことは，患者の情報希求度と自己決定希求度は異なるという点であり，両者を整理して考える必要があるということである。

2 情報希求度と自己決定希求度

たとえば，Ziegler らは外来患者 2,500 名を対象に，(a) 薬の副作用のリスクを知らせてほしいかどうか，(b) 医師が与える情報の量を加減するのは許されるべきか，の 2 点について調査を行った[3]。その結果，(a) についてはどんなにまれな副作用でもすべて知らせてほしいと答えた人が 76.2 % であったのに対し，1 万分の 1 以上の確率なら知らせてほしいと答えた人は 13.3 %，100 分の 1 の確率なら知らせてほしいと答えた人は 10.2 % であった。また，(b) については，医師はすべての患者に等しく情報を提供するべきだと答えたのは 67.6 %，医師が副作用の情報を控えることは決して正当化されないと答えたのは 73.4 % であった。

このように多くの患者はまれな情報も知らされることを望んでいた。ただ同程度に医療上の決定への参加を希望しているわけではない。

興味深いのは，医師たちが，患者の自己決定の希望を過大評価しているとの指摘である。Strull らが高血圧症の患者 210 名と医師 50 名に対して行った調査によると，53 % の患者が（治療に関する）自己決定への参加を望んでいるのに対し，医師たちは 78 % の患者が自己決定への参加を望んでいると信じていた[4]。この研究から，医師は患者の望む情報と対話の量を過小評価する一方で，患者の（治療に関する）自己決定への参加を望む度合いを過大評価していることが明らかになった。

3 情報希求度と自己決定希求度に影響を与える要因

次に重要なことはすべての患者が同じように情報を求め，自己決定したいと望んでいるわけではないということである。欧米の研究によれば患者の情報希求度と自己決定希求度は，年齢，性別，人種，教育水準，収入などに影響される。

Strull らは，患者の背景（年齢，人種，教育水準，高血圧症の期間と重症度，診療所の保健医療システムなど）によって，情報希求度と自己決定希求度に影響があるかどうかを分析した[4]。この研究によれば治療に関する自己決定への参加を望む人の割合が高いのは，白人，高学歴，高収入の患者であった。自己決定を望む患者については，高学歴，高収入という特徴は医師たちの予測と合致していたが，医師たちが予測した若い，高血圧症の期間が長いという特徴は実際と異なっていた。

Ziegler らの研究によれば，女性では高齢になるほどすべての副作用を知りたいと希望する患者が多かった[3]。また，低学歴の患者，過去に副作用を頻回に経験した患者はすべての副作用情報を求める割合が高かった。

この研究との関係で興味深い別の研究がある。ERCP のインフォームド・コンセントに関

するO'Sullivanらの報告である[5]。彼らはERCPを施行する医師82名を対象に，説明の内容，同意の取得方法，高齢者における同意のプロセスの変更について調査を行った。その結果によると，75歳を超える患者に対するリスクの説明は，38％の医師が簡略化すると答え，31％の医師は通常と同じように説明すると答え，31％の医師は若い患者よりも詳しく説明すると答えている。また，他に選択しうる方法の提示については，高齢者には簡略化すると答えた医師が35％，通常通り説明すると答えた医師が65％で，若い患者より詳しく説明すると答えた医師はいなかった。このように，高齢者はしばしば容態が重篤でインフォームド・コンセントについても特別な留意を要するにもかかわらず，若い患者よりも説明が省略されやすい傾向が認められた。

またアメリカにおいては，患者の人種が情報希求度・自己決定希求度に与える影響について研究が行われている。Blackhallらは65歳以上のロサンゼルス市民800名を対象に終末期医療における情報開示と自己決定に関する人種差を調べた[6]。その結果，韓国系アメリカ人，メキシコ系アメリカ人は，ヨーロッパ系アメリカ人，アフリカ系アメリカ人に比べて「患者は癌の転移の診断を知らされるべきだ」と考える人の割合は少なかった。また，韓国系アメリカ人，メキシコ系アメリカ人は，「延命に関する決定は家族がするべきだ」とする傾向が強かった。

4 患者への説明とその理解度

上で示したように，患者は情報を与えられることを強く望んでいるという傾向が認められている。それでは，患者は，与えられた情報を正しく理解できているのであろうか。

Osunaらは手術を受ける患者300名（予定手術150名，緊急手術150名）に対して情報の理解度を調査した[7]。その結果，予定手術を受ける患者の14％は自分の診断を知らず，26.7％は部分的にしか理解していなかったという驚くべきものであった。手術の同意書にサインをした患者のうち，55.6％が手術のリスクに関する説明を受けていないと回答し，63.2％が麻酔のリスクに関する説明を受けていないと回答した。

インフォームド・コンセントの実施にあたっては，できるだけ分かりやすく説明することが求められている。適切な情報提供，とくにリスクに関する説明は紛争防止の点でも大変重要であり，今後さらに普及が進むことが期待される。

5 個々の患者の要求度に応じたきめ細やかな対応を

以上，簡単にインフォームド・コンセントをめぐる諸問題について，欧米の研究をもとに考察した。医師は患者の望む情報と対話の量を過小評価する一方で，治療に関する患者の自己決定への参加を望む度合いを過大評価する傾向がある。この認識のずれを理解しておくことは，インフォームド・コンセントの実施におけるトラブルの予防に役立つであろうと思われる。

また，医師が十分に説明をしたつもりでも，患者の理解が不足している場合が少なくないようである。適切で分かりやすい説明は，不毛な紛争を防止するためにもきわめて重要であ

る。

　医師の中には高齢者に対して説明を省略する傾向も見受けられるが，先に示したように一般に高齢者のほうが情報希求度・自己決定希求度が低いとはいえない．しかも，高齢者は加齢による全身状態の変化や合併症などにより，医療におけるリスクは高い．したがって高齢者に対するインフォームド・コンセントに際しては，説明内容を省略することは勧められない．特にリスクに関しては若年者より詳しく，患者の理解力に応じて分かりやすく説明するよう心がけたい．

　患者の教育水準，収入などその他の要因については参考程度にとどまるものと考えられるが，重要なことは，個々の患者の要求度に応じたきめ細やかな対応が求められているという点であろう．特に，過去に有害事象の経験がある患者は医療に対して不信感をもっていることがあるので，このような患者にさらなる医療不信を引き起こすことのないよう，細心の注意が必要である．

　人種や文化による差があるため，海外における諸研究のデータを日本に適用することは難しい．日本における患者の情報希求度と自己決定希求度の現状，および諸外国との人種・文化・国民性などによる違いについては，今後さらなる研究が待たれるところである．

●参考文献

1）樋口範雄：医師・患者関係のとらえ方―アメリカ医師会の倫理規定に学ぶ．井上通敏，森脇要（編）：21世紀の病院医療―病院経営とリスクマネジメント．南江堂，2003．
2）カール・シュナイダー著（樋口範雄訳）：アメリカ医事法における患者の自己決定権―その勝利と危機．ジュリスト 1064：86-93, 1995．
3）Ziegler DK, Mosier MC, Buenaver M, Okuyemi: How much information about adverse effects of medication do patients want from physicians? Arch Intern Med 161: 706-713, 2001.
4）Strull WM, Lo B, Charles G: Do patients want to participate in medical decision making? JAMA 252: 2990-2994, 1984.
5）O'Sullivan S, Crippen C, Ponich T: Are patients informed when they consent to ERCP? Can J Gastroenterol 16: 154-158, 2002.
6）Blackhall LJ, Murphy ST, Frank G et al: Ethnicity and attitudes toward patient autonomy. JAMA 274: 820-825, 1995.
7）Osuna E, Perez-Carceles MD, Perez-Moreno JA et al: Informed consent; Evaluation of the information provided to patients before anaesthesia and surgery. Med Law 17: 511-518, 1998.

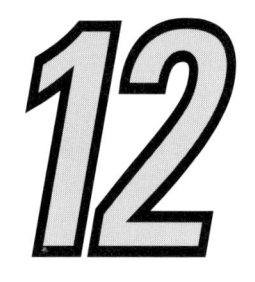

12 診療記録の開示と十分な記録

――診療記録の開示をめぐるこれまでの議論の動向と
個人情報保護法の概要

インフォームド・コンセントにおいて十分な説明文書が作成されることは，患者・医療従事者の双方にとってきわめて重要な意味がある。このことは，本書の冒頭から示し続けているが，説明文書に限らず，その他の診療記録全般についてもまったく同様のことがいえる。

特に紛争解決との関係では，その意義は大きい。つまり，医療行為をめぐり紛争が発生した場合，あらかじめ十分な診療記録が作成されていてはじめて，当時の患者の状態やなされた医療行為等を再現できるのであり，これによってこそ，発生した紛争は真に解決されると思われるからである。しかし，少なくともこれまで，わが国の医療関係者の教育課程では，診療記録の作成については十分な教育がなされてこなかった。こうした状況の中で，実際に存在する診療記録の中には，医療の専門家が見ても，当時の状況を再現できないものがある。

ところで，2005年4月，個人情報の保護に関する法律が全面的に施行された。この法律との関係で，診療記録の開示は実質上法制化されたことになる。ただ，**診療記録が開示されても，行われた診療等があらかじめ十分に記録されていなければ，開示の意味はない。つまり，本格的な「開示」時代を迎えた今日，十分な診療記録を作成する必要性は，これまで以上に高まっているといえるのである。**

今後，十分な診療記録が作成されるよう，まずはこのための教育が開始されなければならないだろう。そこで，このことを促すためにも，本書の最後に，日本における診療記録の開示に関するこれまでの動向と診療記録の開示を実質上法制化した個人情報の保護に関する法律を概説する。

1 診療記録の開示に関わる日本の動向

a．旧厚生省・厚生労働省

日本では，1990年前後から患者の自己決定権を訴える市民団体の活動が本格的に開始されるようになったが，これらを契機として，インフォームド・コンセントに関する議論が行われるようになった。

1995年6月，旧厚生省は「インフォームド・コンセントのあり方に関する検討会」を発

足させた。また，翌1996年7月には，「カルテ等に記載された内容は，患者の診療内容等に関する重要な情報である」として，診療記録等の開示に関する検討を開始した。このような経緯から1997年6月，旧厚生省は，「カルテ等の診療情報の活用に関する検討会」を発足させた。約1年間の検討を重ね，1998年6月，「カルテ等の診療情報の活用に関する検討会報告書」において，カルテは患者の求めに応じて開示されるべきもの，と明言した。2002年7月，厚生労働省は「診療に関する情報提供等の在り方に関する検討会」を発足させ，2003年9月，「診療情報の提供等に関する指針の策定について」という通知を出した。これにより厚生労働省は診療記録等の開示に関する基本概念や具体的手続き等を改めて示した（**表1**）。

1998年に旧厚生省が診療記録等の開示に関する法制化を提言して以来，これに対するかたちで各方面から検討や報告がなされた。たとえば，日本医師会は，1998年7月，患者に診療情報を提供することは当然である，と診療情報の開示に肯定的見解を示した。ただ，その際，法制化することには反対との立場をとった。また，1999年4月には，診療情報の開示は日本医師会員の倫理規範であるとして「診療情報の提供に関する指針」を作成した。このような，日本医師会による法制化への反対の影響は大きく，当時，診療記録等の開示に関する法制化は見送られた。

表1　診療記録の開示に関わる日本の動向

	厚生労働省	日本医師会	その他
1997年6月	「カルテ等の診療情報の活用に関する検討会」を発足		
1998年6月	「カルテ等の診療情報の活用に関する検討会」報告書において，診療記録等の開示の法制化を提言		
1998年7月		「診療情報の提供に関するガイドライン検討委員会」（以下，検討委員会）を設置し，独自のガイドラインを策定することについて検討を開始	
1999年1月		検討委員会は「診療情報の適切な提供を実践するための指針について」を中間報告	
1999年2月		検討委員会は「診療情報の適切な提供を実践するための指針について」最終報告	国立大学附属病院長会議常置委員会広報問題検討小委員会が「国立大学附属病院における診療情報の提供に関する指針」を発表

	厚生労働省	日本医師会	その他
1999年4月		「診療情報の提供に関する指針」を作成	
2000年1月		医事法関係検討委員会が「診療録のあり方について―適切な診療情報の提供を促進するために」を報告	
2000年5月			日本看護協会が「看護記録の開示に関するガイドライン」を発表
2000年7月	厚生省保健医療局国立病院部政策医療課が,「国立病院,国立療養所及び国立高度専門医療センターにおける診療情報の提供に関する指針」を発表		
2002年3月			日本歯科医師会が,「診療情報を適切に提供するために」を発表
2002年7月	「診療に関する情報提供等の在り方に関する検討会」を設置		
2002年8月		「診療情報の提供に関する指針」検討委員会が「『診療情報の提供に関する指針』の改定について」を報告	
2002年10月		「診療情報の提供に関する指針(第2版)」を作成	
2003年6月	「診療に関する情報提供等の在り方に関する検討会」が「診療情報の提供等に関する指針」の策定案を発表		
2003年9月	医政局長名にて「診療情報の提供等に関する指針」を各都道府県知事宛に通知		

b. 日本医師会の「診療情報の提供に関する指針」

前述したように日本医師会は，1999年4月，「診療情報の提供に関する指針」第1版を作成した。その後，2002年10月には指針の改定を行い，「診療情報の提供に関する指針」第2版を発表した。日本医師会の指針は，医師が診療記録等を開示することにより，医師と患者とが共同して疾病を克服し，より良い信頼関係を築くことを目的として作成された。なお，裁判を前提とした診療記録等の開示は，指針の対象とならないことが示されている。

指針の第1版から第2版にかけては，診療記録等の開示の手続きに関する改定が行われた。たとえば，指針の第2版では，これまでなかった「遺族に対する診療情報の提供」という項目が新たに加えられた。その中では，「医師および医療施設の管理者は，患者が死亡した際には遅滞なく，遺族に対して死亡に至るまでの診療経過，死亡原因等についての診療情報を提供する」と示されている。そして同時に，医療従事者は，死亡した患者の生前の意思や名誉等にも配慮する必要があることが示されている。つまり，患者が生前のうちに，自分の死後，診療記録等を家族へ開示しないように決めていた場合等には，医療従事者はその患者の意思を尊重し，遺族への診療記録等の開示は行わないことが示されているのである。なお，指針の第2版では，患者の生前の意思や名誉が最大限に尊重されるように，診療情報の開示を求めることができる遺族の範囲は，法定相続人に限定された。

2 「診療記録」に関わる用語の定義

診療記録等の開示について検討する際には，「診療記録」や「診療情報」という用語の定義を，明確に行う必要がある。なぜならば用語の定義によって，開示される情報の範囲などが異なってくるからである。1998年6月に作成された旧厚生省の「カルテ等の診療情報の活用に関する検討会」においても，「診療記録」や「診療情報」に関わる用語の定義をめぐって議論がなされた。表2において，厚生労働省と日本医師会がそれぞれ示している，「診療記録」等に関わる用語の定義を挙げた。

表2 「診療記録」とそれに関連する用語の定義

	診療情報の提供等に関する指針 （厚生労働省，2003）	診療情報の提供に関する指針・第2版 （日本医師会，2002）
診療記録	診療録，処方せん，手術記録，看護記録，検査所見記録，エックス線写真，紹介状，退院した患者に係る入院期間中の診療経過の要約その他の診療の過程で患者の身体状況，病状，治療等について作成，記録又は保存された書類，画像等の記録	診療録，手術記録，麻酔記録，各種検査記録，検査成績表，エックス線写真，助産録，看護記録，その他，診療の過程で患者の身体状況，病状等について作成，記録された書面，画像等の一切
診療録	（なし）	医師法第24条所定の文書
診療情報	診療の過程で，患者の身体状況，病状，治療等について，医療従事者が知り得た情報	診療の過程で，患者の身体状況，病状，治療等について，医師またはその指揮・監督下にある医療従事者が知り得た情報

	診療情報の提供等に関する指針 （厚生労働省，2003）	診療情報の提供に関する指針・第2版 （日本医師会，2002）
診療記録の開示	患者等の求めに応じ，診療記録を閲覧に供すること又は診療記録の写しを交付すること	患者など特定の者に対して，診療記録等の閲覧，謄写の求めに応ずること
診療情報の提供に関する一般原則	・医療従事者等は，患者等にとって理解を得やすいように，懇切丁寧に診療情報を提供するよう努めなければならない。 ・診療情報の提供は，①口頭による説明，②説明文書の交付，③診療記録の開示等具体的な状況に即した適切な方法により行われなければならない。	・医師は，患者に対して懇切に診療情報を説明・提供するよう努める。 ・診療情報は，口頭による説明，説明文書の交付，診療記録等の開示等，具体的状況に即した適切な方法により提供する。
診療記録の開示を求め得る者	①原則として，患者本人②患者に法定代理人がある場合は，法定代理人。但し，満15歳以上の未成年者については，疾病の内容によっては本人のみの請求を認めることができる。③診療契約に関する代理権が付与されている任意後見人④患者本人から代理権を与えられた親族及びこれに準ずる者⑤患者が成人で判断能力に疑義がある場合は，現実に患者の世話をしている親族及びこれに準ずる者	①患者が成人で判断能力ある場合は，患者本人②患者に法定代理人がある場合は，法定代理人。但し，満15歳以上の未成年者については，疾病の内容によっては本人のみの請求を認めることができる。③診療契約に関する代理権が付与されている任意後見人④患者本人から代理権を与えられた親族⑤患者が成人で判断能力に疑義がある場合は，現実に患者の世話をしている親族およびこれに準ずる縁故者
診療情報の提供を拒み得る場合	①診療情報の提供が，第三者の利益を害するおそれがあるとき②診療情報の提供が，患者本人の心身の状況を著しく損なうおそれがあるとき ＊医療従事者等は，診療記録の開示申立てを拒む場合には，申立人に対して文書によりその理由を示さなければならない。苦情処理の体制についても合わせて説明しなければならない。	①対象となる診療情報の提供，診療記録等の開示が，第三者の利益を害する恐れがあるとき②診療情報の提供，診療記録等の開示が，患者本人の心身の状況を著しく損なう恐れがあるとき③前2号のほか，診療情報の提供，診療記録等の開示を不適当とする相当な事由が存するとき ＊医師及び医療施設の管理者は，申立を拒むときは，申立人に対して苦情処理機関があることを教示すること。
遺族に対する診療情報の提供	医療従事者は，患者が死亡した際には遅滞なく，遺族に対して，死亡に至るまでの診療経過，死亡原因等についての診療情報を提供しなければならない。但し，診療記録の開示を求め得る者の範囲は，患者の配偶者，子，父母及びこれに準ずる者（これらの者に法定代理人がいる場合の法定相続人を含む）とする。	医師および医療施設の管理者は，患者が死亡した際には遅滞なく，遺族に対して死亡に至るまでの診療経過，死亡原因などについての診療情報を提供する。但し，診療記録等の開示を求めることができる者は，患者の法定相続人とする。

（引用）・厚生労働省「診療情報の提供等に関する指針」2003.
　　　　・日本医師会「診療情報の提供に関する指針」〔第2版〕2002.

3 個人情報の保護に関する法律と厚生労働省のガイドライン

　冒頭に示したように，日本において，2003年5月，個人情報の保護に関する法律（以下，個人情報保護法）が成立し，2005年4月から，全面的に施行された。個人情報保護法との関係で，診療記録等の開示は実質上法制化されたことになる。

　この個人情報保護法は，個人情報の有用性に配慮しつつ，個人の権利利益を保護することを目的として制定された（第1条）。この法律の中では，「個人情報取扱事業者」は，あらかじめ本人の同意を得ないで個人データを第三者に提供してはならないことや，本人が識別される個人データの開示を求められたときは本人に対し遅滞なく開示しなければならないことなどが規定されている*。

　なお，個人情報保護法の内容は，個人情報とプライバシーの保護を目的として1980年に提示されていた，OECD（経済協力開発機構）のプライバシーガイドラインに影響を受けたものとなっている**。

a. 厚生労働省の「医療・介護関係事業者における個人情報の適切な取扱いのためのガイドライン」

　個人情報保護法の成立を受け，2004年12月，厚生労働省は，法の趣旨を踏まえ医療・介護関係事業者における個人情報の適正な取扱いが確保されるよう，「医療・介護関係事業者における個人情報の適切な取扱いのためのガイドライン」（以下，ガイドラインと記す）を作成した。このガイドラインには，医療機関等が個人情報を取り扱う際の義務や具体策が示されている。また，医療機関等が特に慎重に取り組むべき事柄として，個人情報の漏洩防止等のための安全管理措置や，診療記録等の開示を含む患者の権利の尊重，死者の情報の保護に関することが示されている（表3）。

b. ガイドラインにおける診療記録の開示

　先に述べたように，ガイドラインでは，診療記録等の開示は，医療機関等が特に慎重に取り組むべき事柄として示されている。

　ガイドラインでは，医療機関等が患者等から診療記録等の開示を求められた際には，書面の交付等により，遅滞なく，開示しなければならないことが示されている。また同時に，ガイドラインでは，個人情報保護法第25条を根拠に，医療機関等が診療記録等の開示を拒み得る場合があることが示されている。診療記録等の開示を拒み得る場合とは，「本人又は第三者の生命，身体，財産その他の権利利益を害するおそれがある場合，当該個人情報取扱事

＊　国の行政機関の具体的義務については「行政機関の保有する個人情報の保護に関する法律」において，独立行政法人等の具体的義務については「独立行政法人等の保有する個人情報の保護に関する法律」において，地方公共団体についてはそれぞれの個人情報保護条例において，規定されている。
＊＊OECDのプライバシーガイドラインでは，8原則として，①収集制限の原則，②データ内容の原則，③目的明確化の原則，④利用制限の原則，⑤安全保護の原則，⑥公開の原則，⑦個人参加の原則，⑧責任の原則が示されている。

表3 「個人情報の保護に関する法律」と「医療・介護関係事業者における個人情報の適切な取扱いのためのガイドライン」の関係

	個人情報の保護に関する法律	医療・介護関係事業者における個人情報の適切な取扱いのためのガイドライン
基本的理念	第3条　個人情報は，個人の人格尊重の理念の下に慎重に取り扱われるべきものであることにかんがみ，その適正な取扱いが図られなければならない。	個人情報の取扱いについては，法第3条を踏まえ，個人情報を取り扱うすべての者は，その目的や様態を問わず，個人情報の性格と重要性を十分認識し，その適正な取扱いを図らなければならない。特に，医療・介護分野は，個人情報の性質や利用方法等から，特に適正な取扱いの厳格な実施を確保する必要がある分野の一つであり，各医療機関等における積極的な取組みが求められる。
個人情報	第2条第1項　生存する個人に関する情報であって，当該情報に含まれる氏名，生年月日その他の記述等により特定の個人を識別することができるもの（他の情報と容易に照合することができ，それにより特定の個人を識別することができることとなるものを含む。）をいう。	「個人に関する情報」は，氏名，性別，生年月日等個人を識別する情報に限られず，個人の身体，財産，職種，肩書き等の属性に関して，事実，判断，評価を表すすべての情報であり，評価情報，公刊物等によって公にされている情報や，映像，音声による情報も含まれ，暗号化されているか否かを問わない。また，例えば診療録には，患者について客観的な検査をしたデータもあれば，それに対して医師が行った判断や評価も書かれている。これら全体が患者個人に関する情報に当たる。診療録等の形態に整理されていない場合でも個人情報に該当する。 （例）診療録，処方せん，手術記録，助産録，看護記録，検査所見記録，エックス線写真，紹介状，退院した患者に係る入院期間中の診療経過の要約，調剤録等
個人情報取扱事業者	第2条第3項　個人情報データベース等を事業の用に供している者をいう。ただし，次に掲げる者を除く。 　一　国の機関 　二　地方公共団体 　三　独立行政法人等 　四　地方独立行政法人 　五　その取り扱う個人情報の量及び利用方法からみて個人の権利利益を害するおそれが少ないものとして政令で定める者	①病院，診療所，助産所，薬局，訪問看護ステーション等の患者に対し直接医療を提供する事業者，②介護保険法に規定する居宅サービス事業，居宅介護支援事業及び介護保険施設を経営する事業，老人福祉法に規定する老人居宅生活支援事業及び老人福祉施設を経営する事業その他高齢者福祉サービス事業を行う者であり，いずれについても，個人情報保護に関する他の法律や条例が適用される，国，地方公共団体，独立行政法人等が設置するものを除く。ただし，医療・介護分野における個人情報保護の精神は同一であることから，これらの事業者も本ガイドラインに十分配慮することが望ましい。 　法令上，「個人情報取扱事業者」としての義務等を負うのは医療・介護関係事業者のうち，識別される特定の個人の数の合計が過去6ヶ月以内のいずれの日においても5,000を超えない事業者（小規模事業者）を除くものとされている。しかし，医療・介護関係事業者は，個人情報を提供して医療・介護関係事業者からサービスを受ける患者・利用者等から，その規模等によらず良質かつ適切

	個人情報の保護に関する法律	医療・介護関係事業者における個人情報の適切な取扱いのためのガイドライン
個人情報取扱事業者		な医療・介護サービスの提供が期待されていること，そのため，良質かつ適切な医療・介護サービスの提供のために最善の努力を行う必要があること，また，患者・利用者の立場からは，どの医療・介護関係事業者が法令上の義務を負う個人情報取扱事業者に該当するかが分かりにくいこと等から，個人情報取扱事業者としての法令上の義務等を負わない医療・介護関係事業者にも本ガイドラインを遵守する努力を求める。
開示	**第25条** 個人情報取扱事業者は，本人から，当該本人が識別される保有個人データの開示（当該本人が識別される保有個人データが存在しないときにその旨を知らせることを含む。以下同じ。）を求められたときは，本人に対し，政令で定める方法により，遅滞なく，当該保有個人データを開示しなければならない。ただし，開示することにより次の各号のいずれかに該当する場合は，その全部又は一部を開示しないことができる。 　一　本人又は第三者の生命，身体，財産その他の権利利益を害するおそれがある場合 　二　当該個人情報取扱事業者の業務の適正な実施に著しい支障を及ぼすおそれがある場合 　三　他の法令に違反することとなる場合 2　個人情報取扱事業者は，前項の規定に基づき求められた保有個人データの全部又は一部について開示しない旨の決定をしたときは，本人に対し，遅滞なく，その旨を通知しなければならない。 3　他の法令の規定により，本人に対し第一項本文に規定する方法に相当する方法により当該本人が識別される保有個人データの全部又は一部を開示することとされている場合には，当該全部又は一部の保有個人データについては，同項の規定は，適用しない。	(1) 開示の原則 医療機関等は，本人から，当該本人が識別される保有個人データの開示を求められたときは，本人に対し，書面の交付による方法等により，遅滞なく，当該保有個人データを開示しなければならない。 (2) 開示の例外 開示することで，法第25条第1項の各号のいずれかに該当する場合は，その全部又は一部を開示しないことができる。 (3) その他 ・医療機関等は，求められた保有個人データの全部又は一部について開示しない旨を決定したときは，本人に対し，遅滞なく，その旨を通知しなければならない。また，本人に通知する場合には，本人に対してその理由を説明するよう努めなければならない。 ・他の法令の規定により，保有個人データの開示について定めがある場合には，当該法令の規定によるものとする。また，保有個人データである診療情報の開示に当たっては，「診療情報の提供等に関する指針」の内容にも配慮する必要がある。

	個人情報の保護に関する法律	医療・介護関係事業者における個人情報の適切な取扱いのためのガイドライン
個人情報取扱事業者による苦情の処理	第31条　個人情報取扱事業者は，個人情報の取扱いに関する苦情の適切かつ迅速な処理に努めなければならない。 2　個人情報取扱事業者は，前項の目的を達成するために必要な体制の整備に努めなければならない。	医療機関等は，個人情報の取扱いに関する苦情の適切かつ迅速な対応に努めなければならない。また，医療機関等は，苦情の適切かつ迅速な対応を行うにあたり，苦情への対応を行う窓口機能等の整備や苦情への対応の手順を定めるなど必要な体制の整備に努めなければならない。
死者に関する情報の取扱い	（原則として，生存する個人の情報を適用対象としており，死者に関する情報は，法及び本ガイドラインの対象とはならない。）	・原則として，死者に関する情報は，法及び本ガイドラインの対象とはならない。しかし，死者に関する情報の開示を遺族から求められた場合，医療機関等は，患者等の生前の意思，名誉等を十分に尊重しつつ，特段の配慮を行う必要がある。このため，患者等が死亡した際の遺族に対する診療情報の提供については，「診療情報の提供等に関する指針」に従って，医療機関等は，診療情報の提供を行う。 ・死者に関する情報が，同時に，遺族等の生存する個人に関する情報でもある場合には，当該生存する個人に関する情報となる。

業者の業務の適正な実施に著しい支障を及ぼすおそれがある場合，他の法令に違反することとなる場合」である。たとえば，がんの治療に際して患者に告知を行っていない場合，患者が診療記録を見れば，その後の治療効果に悪影響が生じる可能性がある。このような場合，医療機関等は診療記録等の開示の求めを拒むこともできるということである。

　ただ，診療記録等の開示を拒み得る理由を医療機関側が拡大解釈すると，診療記録等の開示が制限されたり，医療機関によって開示の取り扱いが異なったりすることになる。この開示を拒み得る理由については，先に示した日本医師会の「診療情報の提供に関する指針」や厚生労働省の「診療情報の提供等に関する指針」にも示されているが，今後，議論が待たれるところである。

　また，ガイドラインでは，医療機関等が診療記録等の開示を行わない場合は，その理由を患者等へ説明しなければならないことなどが示されている。

c．ガイドラインと「診療情報の提供等に関する指針」

　ところで，先にも示したように，診療記録等の開示については，2003年，厚生労働省による「診療情報の提供等に関する指針」（以下，厚労省指針と記す）が出されている。そこで，医療機関等において診療記録等の開示が行われる際には，ガイドラインと厚労省指針のうち，どちらが適用されるのかという問題が出る。

　ガイドラインと厚労省指針のすみ分けについて，ガイドラインでは，診療記録等の開示を行う際には，厚労省指針の内容にも配慮する必要があると示されている。たとえば，患者が

死亡した場合の遺族への診療記録等の開示については，厚労省指針を適用することが示されているのである．

　本章では，日本における診療記録の開示に関するこれまでの議論の動向と，2005年4月から全面的に施行された個人情報保護法の概要を示した．
　このことからも，今日，インフォームド・コンセントにおける説明文書と同様にその他の診療記録を十分なものにする意義は，これまで以上に大きくなっていることがわかる．つまり，日本の医療関係者教育では，診療記録の作成に関する教育を，本格的に開始しなければならないといえるのであり，この意味で，本書の終章において，次に取り組むべき問題を提起し，本章および本書のまとめとする．

●参考文献
1) 宇都木伸，菅野純夫，米本昌平：人体の個人情報．日本評論社，2004．
2) 開原成允，樋口範雄（編）：医療の個人情報保護とセキュリティ―個人情報保護法とHIPAA法―．有斐閣，2003．
3) 特集「診療記録の開示と法制化の課題」．ジュリスト1142号，1998．
4) 中島和江，児玉安司：ヘルスケアリスクマネジメント．医学書院，2000．
5) 増成直美：診療情報の法的保護の研究．成文堂，2004．
6) 丸山英二：カルテ開示とインフォームド・コンセントの法律問題．法と精神医療 17号，成文堂，2003．

索 引

〔和文索引〕

あ

アドリアシン　154
アナフィラキシー　157
アナフィラキシーショック　203
アナフィラキシー反応　168
アレルギー　145
　　──，キシロカインによる　182
悪性高熱症　129
悪性細胞の播種，生検による　188
悪性リンパ腫　152

い

イダルビシン＋キロサイド療法　149
インターフェロン療法　145
インフォームド・コンセント　1
　　──，治験および臨床研究における　212
　　──に関する訴訟　6
　　──の成立要件　4
　　──の法原則　1, 2, 7, 232
　　──の要件を満たすことが免除される場合　13
　　──を得なければならない行為　4
　　──を支える基本的理念　1
インフォームド・コンセント訴訟　7
インフォームド・チョイス　2
インプラント　118
医師主導型治験　212, 214, 216
医薬品の臨床試験の実施の基準（GCP）
　　　　　　　　　　　　3, 214, 223
医療過誤訴訟　7
医療水準　12
医療専門職基準　8
医療に伴うリスク　8
胃がん
　　──の3大転移　57
　　──の深達度　44, 50, 56
　　──の進み具合　44, 50
　　──の治療成績　45, 51
　　──の転移　56
　　──の病期　43
胃がん治療ガイドライン　45, 51

胃がんリンパ節転移の分類　44, 50
胃切除後再建法　60
胃切除後障害　46, 52
胃切除術　49
胃全摘術　42, 43
胃壁深達度　43, 49
維持療法　148, 149
遺残結石　74
遺伝子治療臨床研究に関する倫理指針　214
因果関係　11

う・え

右冠動脈　200
エイズ　145
エコノミークラス症候群　67
エタノール注入療法　171
エンドキサン　154
疫学研究に関する倫理指針　3, 214
遠隔転移　44, 45, 49, 51
塩酸ドキソルビシン　154

お

オンコビン　154
悪心　150
嘔吐　133, 138, 150, 156
太田母斑　159
温熱療法　90

か

カルテ等の診療情報の活用に関する検討会　253
下顎骨インプラント手術　118
下顎神経への伝達麻酔　141
下垂体機能低下　164
下部胸部腹部大動脈瘤の手術の裁判例　236
下部消化管内視鏡検査　184
化学療法
　　──，悪性リンパ腫に対する　150
　　──，未分化型急性骨髄性白血病に対する　148
仮性動脈瘤　174, 198
画像診断検査　205
開腹によるS状結腸がんの手術　64

外頸静脈　176
角膜混濁　112
学術研究への協力に関する説明・同意文書　23
肝炎　145
肝障害　150
　──，薬剤性の　157
肝生検　187
　──，超音波ガイド下　187
肝転移　45, 51
肝動注リザーバー留置術　171
肝動脈塞栓術　171, 188
肝不全　174, 198
看護に関する説明文書の実例　208
冠動脈　200
冠動脈造影検査　200
冠動脈バイパス術　201, 204
患者
　──に説明すべき事項　16
　──に同意能力がない場合　13, 14
　──による説明の理解　11
　──の具体的な希望　20, 26
　──の自己決定　8
　──の自発的な同意　12
　──の同意能力　4
　──への十分な説明　5
患者自身がインフォームド・コンセントを与えることを拒否した場合　13
患者自身の拒否　13
間質性肺炎　150, 157
寛解後療法　148
寛解導入療法　148, 149
感染　189, 202
感染症　83, 134, 169, 174
観血的摘出術　90
眼圧上昇　112
眼球の障害　164
眼内レンズ　110
癌の告知　13

き

キロサイド大量療法　149
気管支痙攣　157
気管挿管　127
気胸　177, 188
企業主導型治験　212, 214, 216

記憶力低下　164
記載方法
　──，学術研究への協力に関する説明・同意文書の　23
　──，説明文書の　18
　──，同意文書の　22
基靱帯　103
偽閉経療法　104
義務的自己決定論　248
逆行性射精　89
急性心筋梗塞　61, 200, 203
急性心膜炎　150
許容的自己決定論者　248
狭心症　200, 201
胸筋温存乳房切除術の裁判例　239
胸腔ドレナージ　177
胸腔内出血　189
強制措置　13, 14
行政機関の保有する個人情報の保護に関する法律　214
局所麻酔薬中毒　168
筋肉痛　151
緊急事態　13
緊急やむを得ない身体拘束
　──，高齢者に対する　209
　──に関する説明書　211

く

くも膜下ブロック　169
駆出性出血　112
具体的患者基準説　8, 29
空気塞栓　178
偶発症発生時の対応　20, 26, 31

け

下痢　150
外科的肝切除術　171
経尿道的前立腺切除術　86
経皮経肝胆道ドレナージ術　195
経皮的冠動脈形成術　201, 204
　──の裁判例　242
経皮的髄核摘出術　125
血管造影検査　196, 189
血管損傷　203
血球減少　156

血胸　178
血行性転移　57
血腫　177, 202
血小板減少症　150
血栓症　174, 178
血栓性静脈炎　150
血栓塞栓症　203
血圧低下　133, 138, 202
　　――, 鎮静剤による　182
結膜炎　150
倦怠感　150
健康被害　228
検査
　　――に伴う危険性とその発生率　19, 26, 31
　　――の説明文書の実例　180
　　――の同意を撤回する場合　20
　　――の内容と性格および注意事項　19, 26, 29
　　――の目的・必要性・有効性　19, 26
　　――を行わなかった場合に予想される経過
　　　　　　　　　　　　　　　　　　20, 26

こ

コレステロール塞栓症　203
呼吸器障害　150
呼吸困難　150
呼吸促迫　150
呼吸不全　78
呼吸抑制　133, 138, 182, 185
個人情報の適切な取扱いのためのガイドライン,
　医療・介護関係事業者における　257
個人情報の保護に関する法律　214, 257
　　――, 行政機関の保有する　214
　　――, 独立行政法人等の保有する　214
個人情報保護法　252, 257
誤嚥　126
誤嚥性肺炎　126
口内炎　150, 156
後遺症
　　――, 胃切除術後の　52
　　――, 胃全摘術の　46
後発性白内障　111
後方椎間板切除術　121, 123
後房レンズ　111
喉頭微細手術　114
硬膜外血腫　169

硬膜外ブロック　166
硬膜外麻酔　136
硬膜下ブロック　139
合理的医師基準説　8
合理的患者基準説　8
国家研究法　214
骨髄抑制　150

さ

左冠動脈回旋枝　200
左冠動脈前下行枝　200
鎖骨下静脈　176
再出血　102
細菌性眼内炎　112
裁判例
　　――, 下部胸部腹部大動脈瘤の手術の　236
　　――, 胸筋温存乳房切除術の　239
　　――, 経皮的冠動脈形成術の　242
　　――, 子宮摘出術の　234
　　――, 美容整形外科手術の　237
　　――, 補綴療法の　232

し

シクロホスファミド　154
シュレンドルフ対ニューヨーク病院協会事件　2
ショック　150
　　――, 抗コリン薬による　182, 185
子宮筋腫　99
　　――に対する開腹式の単純子宮全摘出術　99
子宮筋腫核出術　104
子宮摘出術　108
　　――の裁判例　234
梶神経の障害　164
歯周病　118
歯槽膿漏　118
地固め・強化療法　148, 149
自己決定, 患者の　248
自己決定希求度　248, 249
自己造血幹細胞移植　158
字の大きさ　38
児頭骨盤不均衡　106
　　――に対する帝王切開術　106
直達喉頭鏡　115
実例
　　――, 看護に関する説明文書の　208

―――, 検査の説明文書の　180
―――, 手術の説明文書の　41
―――, 治療の説明文書の　147
―――, 要件を満たさない説明文書の　24
腫瘍生検, 超音波ガイド下　187
十二指腸乳頭(開口)部　191, 193
重症急性膵炎　71
出血　169, 202
出血性膀胱炎　157
術後感染症　102, 108
術後血栓症　102, 108
術後再出血　108
術後膵炎　61
術後せん妄　61
術後胆汁漏　73
術後肺高血圧症　84
術後病理検索　73
術後癒着　102, 108
術中大量出血　108
徐脈　133, 138, 189, 202
消化管壊死　174
消化管再建　65
消化管出血　174
消化管穿孔　74
消化器障害　150
消化器症状　150, 156
症例報告書, 治験の　216
上部消化管X線検査　183
上部消化管内視鏡検査　181
常位胎盤早期剥離　108
情報希求度　248, 249
静脈血栓症　203
食欲不振　150, 156, 164
心拡大　80
心筋虚血　201
心筋梗塞　174, 198
心筋障害　150
心筋毒性　157
心室細動　203
心室中隔欠損修復術　80
心室中隔欠損症　80
心室頻拍　203
心障害　157
心穿孔　203
心臓シンチグラム検査　203

心臓の異常　150
心タンポナーデ　203
心囊液貯留　150
心不全　78, 83, 174, 198
心不全状態　76
身体拘束　209
―――, 高齢者に対する緊急やむを得ない　209
―――に関する説明書　211
―――, ゼロへの手引き　210
神経根症状　134
神経障害　134
神経損傷　168
進行胃がん　56
進行がん　55, 154
深部静脈血栓症　67
診療記録の開示　252
診療契約　2, 5
診療情報の提供等に関する指針　253, 255, 260
診療に関する情報提供等の在り方に関する検討会　253
新GCP　214, 215
人工心肺　77, 81
腎機能異常　150
腎障害　151, 202
腎不全　174, 198
蕁麻疹　145, 205

す

スティーブンス・ジョンソン症候群　157
頭痛　133, 139, 150
水晶体カプセル　111
水晶体の脱臼　112
膵液瘻　61
膵炎　174
膵管結石症　71
髄核　121

せ

センチネルリンパ節　96
声帯結節　116
声帯ポリープ　114
精巣上体炎　89
脊髄くも膜下腔の穿刺　132
脊髄くも膜下麻酔　131
脊髄神経麻痺　134

和文索引

脊髄の障害　164
脊椎麻酔　131
説明
　——，医療従事者の技術力の　10
　——，代替可能な医療の　10
　——，病名と病態の　26
　——，リスクの　8
　——の適否を問題にする訴訟　6
説明義務　8,9
　——の内容　7
説明すべき事項　6
説明文書
　——，治験の　223
　——作成のポイント　16
　——に必要な項目　26
　——の記載方法　18
仙骨子宮靱帯　103
穿孔　174,203
線維輪　121
全血球減少症　150
全身倦怠感　164
全身麻酔　126
前置胎盤　108
前立腺切除術，レーザーによる　90
前立腺肥大症　86

そ

訴訟
　——，インフォームド・コンセントに関する　6
　——，説明の適否を問題にする　6
早期胃がん　55,56
　——に対する腹腔鏡補助下胃切除術　55
早期がん　55,154
創感染　67
創部離開　102,108
僧帽弁膜症手術　76,78
僧帽弁膜閉鎖不全症　76
総胆管結石症　71
造影剤　205
　——を用いたCT検査　205
即時型副作用　205
損害賠償　7,11
損害賠償責任　1,2,11
　——，医療従事者の　16

た

大食細胞　152
大量出血　102
大腿静脈　176
大動脈瘤破裂　174,198
体外衝撃波結石破砕術　70
代替可能な医療の説明　10
代替可能な検査　20,26
代替可能な治療　20,26
代諾者　14
第Ⅰ相試験　224
第Ⅱ相試験　224
第Ⅲ相試験　224
脱毛　157,164
胆管狭窄　74
胆汁性腹膜炎　73,189
胆石腹腔内遺残　74
胆道出血　188
胆嚢がん　71
胆嚢結石症　69
　——に対する腹腔鏡補助下胆嚢摘出術　69
胆嚢摘出後症候群　74
胆嚢摘出術　70,71
単純子宮全摘出術，子宮筋腫に対する開腹式の
　　　　　　　　　　　　　　　99

ち

知覚障害　96
治験　212
　——におけるインフォームド・コンセント
　　　　　　　　　　　　　　　212
　　の説明文書　222,223
　——の同意書　223
治験実施計画書　216
治験審査委員会　216,223
治験責任医師　216
治療
　——に伴う危険性とその発生率　19,26,31
　——の説明文書の実例　147
　——の同意を撤回する場合　20
　——の内容と性格および注意事項　19,26,29
　——の目的・必要性・有効性　19,26
　——を行わなかった場合に予想される経過
　　　　　　　　　　　　　　　20,26

遅発型副作用　205
腟式子宮摘出術　103
腟上部切断術　103
中耳炎　164
中心静脈カテーテル　176
超音波ガイド下肝生検　187, 188
超音波ガイド下腫瘍生検　187
腸管狭窄　185
腸捻転　67
腸閉塞　61, 67, 74

つ

椎間板　121
　── ヘルニア　121
椎間板蒸散法　125

て

手足のむくみ　205
低Na血症　88
帝王切開術, 児頭骨盤不均衡に対する　106
伝達麻酔, 下顎神経への　141

と

疼痛　89, 202
同意能力の有無　5
同意文書の記載方法　22
動静脈瘻　203
動脈硬化病変　200
動脈閉塞　174
動脈穿刺　178
動脈損傷　174, 198
特定胚の取扱いに関する指針　3
独立行政法人等の保有する個人情報の保護に関する法律　214

な

内頸静脈　176
内視鏡　182
内視鏡的胃粘膜切除　58
内視鏡的逆行性膵管胆道造影検査　190
内視鏡的処置　182
内視鏡的乳頭括約筋切開術　193
難聴　164

に

ニュールンベルク綱領　3, 213
ニュールンベルク裁判　213
二重盲検比較試験（二重盲検法）　217, 225, 226
日本製薬工業協会　218
日・米・EU三極医薬品規制調和国際会議　215
乳がん　92
　── に対する乳房温存療法　92
乳房温存療法　10, 92, 94
乳房全切除術
尿道狭窄　89

ね

眠気　186

の

脳梗塞　203, 83, 174, 198
脳腫瘍　162
脳出血　83
脳神経障害　78
囊外摘出術　110

は

ハイパーサーミア　90
吐き気　133, 138, 156, 164, 205
馬尾症候群　134
肺炎　74
肺塞栓　174, 198
肺塞栓症　67, 108, 129
肺呼吸器障害　157
肺高血圧症　80
肺梗塞症　203
肺障害　157
肺動脈絞扼術　84
肺動脈塞栓症　61, 74
敗血症　178
白内障手術　110
白血球減少症　150, 164
白血病　148
発がん　164
発熱　145, 151, 202
抜管　129
反復肝動注化学療法　171

ひ

ヒトES細胞の樹立及び使用に関する指針　3
ヒトゲノム・遺伝子解析研究に関する倫理指針
　　　　　　　　　　　　　　　　　3, 214
ビルロートⅠ法　53, 59
ビルロートⅡ法　53, 59
びまん性大細胞型B細胞リンパ腫　152
皮下出血　174
皮膚感染症　174
皮膚のかゆみ　205
非ホジキンリンパ腫　153
被験者の同意　217
美容整形外科手術の裁判例　237
病期, 胃がんの　44, 50
病名と病態　19
　── の説明　26
頻脈　150

ふ

プラーク　200
プラセボ　217, 226
プレドニゾロン　154
プレドニン　154
ふらつき　186
不安定狭心症　200
不整脈　178
腹腔鏡下子宮摘出術　103
腹腔鏡下胆囊摘出術（摘除術）　70
　──, 胆囊胆石症に対する　69
腹腔鏡補助下胃切除術, 早期胃がんに対する　55
腹腔鏡補助下子宮摘出術　103
腹腔内出血　188
腹腔内膿瘍　67
腹部CT　189
腹部超音波検査　189
腹膜播種性転移　45, 51, 57
複合基準説　8
吻合部狭窄　61
分化型胃がん　56

へ

ヘルシンキ宣言　3, 213
閉塞性黄疸　74
弁膜閉鎖不全　76
便秘　156

ほ

ホジキンリンパ腫　153
ホルモン療法　104
補綴療法の裁判例　232
法原則, インフォームド・コンセントの　1
放射線治療
　──, 乳房温存療法における　94
　──, 脳腫瘍に対する　162
放射線被曝　203
放射線皮膚炎　164
縫合不全　61, 66
膀胱炎　89
膀胱子宮靭帯　103
発疹　202

ま

マイクロ波凝固壊死療法　171
埋入, インプラントの　119
末梢神経障害　157
慢性胆囊炎　69

み

未分化型胃がん　56
未分化型急性骨髄性白血病　148
水中毒　88

む

むし歯　118
無気肺　74
無作為化　217, 225
メラニン色素　159

め・も

めまい　205
迷走神経反射　180
網膜剥離　112

や・ゆ

薬事法　212, 214, 215
輸血　79, 144, 182
輸血後移植片対宿主病　145

よ

ヨード系造影剤　205
要件を満たさない文書　24
腰椎椎間板ヘルニア　121
腰椎麻酔　131
腰痛症　166

ら

ラジオ波焼灼術　171
ラリンゴマイクロサージェリー　114

り

リスク
　── , 医療に伴う　8
　──の説明　8
　──の発生頻度　8, 9
リツキサン　155
リツキサン＋CHOP療法　155
リツキシマブ　155
リニアック　162, 163
リンパ液貯留　96
リンパ節郭清　65
リンパ節転移　45, 51, 57
　──の程度　44, 50
リンパ浮腫　96
硫酸ビンクリスチン　154
臨床研究　212
　──におけるインフォームド・コンセント　212
臨床研究倫理指針　3
臨床試験　212
倫理指針
　── , 遺伝子治療臨床研究に関する　214
　── , 疫学研究に関する　3, 214
　── , ヒトゲノム・遺伝子研究に関する　3, 214
　── , 臨床研究に関する　3, 214

れ・ろ

レーザー治療　159
連絡先　20, 27
ロバート・レフラー　11

〔欧文索引〕

C

C-CSF　156
CHOP　154
CHOP療法　154
CT　153
CT検査, 造影剤を用いた　205
CTAP　196
CTHA　196

E

ERCP　190
EST　193
ESWL　70

F

FDG-PET検査　153

G

Gaシンチ　153
Good Clinical Practice (GCP)　214, 223
GVHD　145

I

IABP　78
ICH　215
ICH-GCP　215
Infusion reaction　157
IRB　216

M

MRI検査　189

N

National Research Act　214

P

PCPS　78
PTCAの裁判例　242
PTCD　195

R

R-CHOP療法　155

S

S状結腸がん　64, 65

T

TUR-P　86

X

X線撮影　191